历代中医护理古籍荟萃

主　编　张先庚
主　审　范昕建　廖正烈
副主编　彭德忠　凌宗元

中医古籍出版社

图书在版编目（CIP）数据

历代中医护理古籍荟萃/张先庚主编. －北京：中医古籍出版社，2010.9

ISBN 978－7－80174－899－7

Ⅰ.①历… Ⅱ.①张… Ⅲ.中医学：护理学－古籍－汇编 Ⅳ.①R248

中国版本图书馆 CIP 数据核字（2010）第 182230 号

历代中医护理古籍荟萃

主编 张先庚

责任编辑 郝恩恩
封面设计 天水工作室
出版发行 中医古籍出版社
社　　址 北京东直门内南小街 16 号（100700）
印　　刷 北京金信诺印刷有限公司
开　　本 850mm×1168mm 1/32
印　　张 15.375
字　　数 398 千字
版　　次 2010 年 9 月第 1 版 2010 年 9 月第 1 次印刷
印　　数 0001～2000 册
书　　号 ISBN 978－7－80174－899－7
定　　价 28.00 元

历代中医护理古籍荟萃《编委会》

主　编　张先庚

主　审　范昕建　廖正烈

副主编　彭德忠　凌宗元

编　委　王佳琳　邓婷婷　付昌萍　刘红华

刘　琴　杨翔宇　李忠琼　李素莲

余雨枫　张先庚　张红利　张志芳

张　珊　张美林　张　洪　张　容

陈　霞　金　忠　赵清霞　胡中华

钟　萍　高建清　高　静　凌宗元

梁小利　梁清芳　彭德忠　雷　雪

廖正烈　廖海清

序

中医护理是祖国医学宝库中的重要组成部分，是中华民族的瑰宝，为中华民族的健康做出了巨大贡献。中医护理是祖国医学从长期的临床实践中总结出来的宝贵护理经验，然而这些经验却分散在浩瀚的古典医籍之中，医护混杂，不利于借鉴、弘扬和发展。

《历代中医护理古籍荟萃》是在20多年前《中医护理古籍汇要》编写的基础上，根据现代护理改革和发展的需要，进行深入研究和整理，历时5年编写而成的中医护理专著。由于历史的原因，中医学长期处于医护合一的诊疗形式，大量的护理理论、方法、经验散存于浩如烟海的历史文献中，自然就更谈不上护理专著了。而要从大量的古籍中仔细搜寻、筛选出与护理相关的重要文献，并将其分类汇编成册，该工作既重要又艰巨，谈何易哉，其中艰辛，笔者悉知。

随着科学技术的不断发展，人们生活水平的进一步提高，党和政府提出振兴中医，这是顺应时代发展、造福人类、具有战略意义的伟大决策。中医护理是中医的重要内容，护理古文献汇编是弘扬和发展中医护理的重要基础。

我校张先庚、廖正烈两位教授通力合作，不畏艰难，锲而不舍，历时5年，先后查阅上及战国、下至清末之大量古医籍200

余册，并以四大经典和金元四大家之著作为主，旁及其他，结合现代护理需求进行阐释，最终编著而成《历代中医护理古籍荟萃》。邀我作序，通篇观之，全书编写思路明晰，内容丰富，分门别类，集尽历代中医护理之精萃，不愧为中医护理学的奠基之作，也是了解和学习中医护理学的一座桥梁。阅后使人耳目一新，收益良多。尽管有的章节尚需深入研究与完善，但作为中医护理学奠基之作难能可贵，实乃可喜可贺，故乐为之序。

范昕建

2009 年夏

前 言

祖国医药学是一个伟大的宝库，中医护理是祖国医学不可分割的组成部分，振兴中医必然要振兴中医护理，而《历代中医护理古籍荟萃》是弘扬和发展中医护理学的奠基之作，具有重要的现实意义。

由于历史的原因，中医学长期处于医护合一的诊疗形式，大量的护理理论、方法、经验散存于浩如烟海的历史文献中，不便学习和应用推广。对中医古典文献的重要护理经验、内容和方法进行较为深入的整理和研究，是顺应社会发展需求，弘扬和发展中医护理的必然。目前虽有中医护理书籍问世，但多参照西医护理内容，不能反映中医护理原貌，更不能突出中医护理特色。本书在《中医护理古籍汇要》编写的基础上，搜集了历代医家有关中医护理的论述和经验，根据内容、性质进行系统化、条理化地深入研究和整理，根据便于学习和临床应用需要，分门别类地进行编写，使之如实地反映中医护理原貌、中医护理鲜明的特色。

通过编写组的共同努力，历时 5 年，终于编成《历代中医护理古籍荟萃》。本书按古籍中不同年代和不同类别的原文，按年代顺序从古至今排列。按不同的护理内容分门别类，使之纲目分明，调理清晰。该书共分上、中、下三篇，上篇为中医护理总论，中篇为中医护理技术，下篇为病症护理。查阅古典医籍 200 余种，引用古医籍 160 本，选用原文千余条。按照国家“古籍整理通则”的要求，对古籍原文中的古今字、异体字、繁体字等一律按照《汉字简化字总表》的要求进行简化统一；对原文中较难理解的字、词、药名、诊断等进行注音、注释；对原文中较难理解的内容进行释义，即对原文进行直译或意译，力求简明扼要，尽量做到“信、达、雅”和实用可行的原则；根据内容需要有的加以阐释，阐释主要对一条或多条类似原文进行评述，以突出其学术价值或与现代护理的紧密结合，以增强其学习和应用的价值，为国内外第一本整理中医护理古籍的专著。

本书是在四川省中医管理局徐涛处长的大力支持下，以科研资助形式完成的，在此，表示衷心感谢！同时，感谢范昕建校长的多方关心与指导，感谢成都中医药大学陈松惠老师为本书奠定的前期工作基础，感谢给予长期关心和指导本书编写的所有专家。

中医古籍浩如烟海，在有限的时间内所查古籍有限，本书遗漏、不足之处在所难免，恳请读者和同道斧正，使之为护理事业做出应有的贡献。

成都中医药大学 张先庚

2009 年 8 月于蓉城

目　录

上篇　调护总论

中篇　调护技术

下篇　病症护理

上篇　调护总论

第一章　调护总则

中医护理涵盖了中医古籍中的一切相关调护的内容。中医古籍中尚未发现“护理”一词，而较常见的相关护理内容的记载有调理、调养、调护、调慎、侍疾、扶侍等之说。因此，调护包括调理和护理两方面的内容。调理是指医护人员以病人为主体，以调动病人内在因素为目标，指导和协助病人调摄、养慎、避忌，如调情志、慎寒热、适劳逸、节房事、饮食宜忌、病后调养；护理则是指以医护人员为主体，护患双方互相配合施予病人的照料、扶侍、观察以及协助医生实施一些较简单的治疗、护理措施，如煎药、喂药、药后观察、急救、熏、蒸、淋、洗、吸痰、导便、降温、简单的针灸和推拿以及指导其运动锻炼等。

第一节　侍疾知要

侍疾即照料病人。历代医家对侍疾者的选择要求很高，认为护理人员应仁爱聪敏、勤恳耐心、顺应病情；对亲友等前来探视者要加强宣传、解释和教育工作，以免过多打扰，或有意、无意间对病人造成恶性刺激。另外，还应该做到经常打扫病室内外，尽量使环境幽静舒适，使患者心情愉快并能积极配合治疗，以利其尽快康复。

一、侍疾概要

护理人员的能力与素质与病人疾病的恢复与健康有着密切的关系，所以从古到今的医家对护理人员都有较高的要求。

1［原文］闭户塞牖[①]，系之病者，数问其情，以从其意。(《素问·移精变气论》)

［注释］

①牖（you 有）：窗户。

［释义］注意关闭好病房门窗以保暖、隔音，心中随时挂念着病人，耐心细致地探问病情及原因，尽量顺应病人的心意（尽量打消其思想顾虑，使他能毫无隐讳地倾诉病情或接受治疗护理，以取得良好的配合)。

［阐释］本段意在做好一般意义护理工作的基础上，关好门窗，不仅能保暖、隔音、减少外界刺激，还含有保护病人隐私权的意义。尽量使病人心情舒畅，以求得医、护、患三者良好的配合，字里行间，不言自明。

2［原文］入国问俗，入家问讳，上堂问礼，临病人问所便[①]。(《灵枢·师传篇》)

［注释］

①便：喜好、适合。

［释义］到一个国家，首先要问其风俗习惯；去别人家中，必须了解有什么忌讳；到了庄严隆重的高堂之上，千万不要失礼；遇到病人，要问清其喜好，才有利于与病人沟通、合作，使他心情舒畅，于病有利。

3［原文］黄帝曰：胃欲寒饮，肠欲热饮，两者相逆，使之奈何？且夫王公大人，血食[①]之君，骄恣从[②]欲，轻人而无能禁之，禁之则逆其志，顺之则加其病，使之奈何？治之何先？岐伯曰：人之情，莫不恶[3]死而乐生。告之以其败，语之以其善，导之以其所便，开之以其所苦，虽有无道之人，恶[4]有不听者乎？（《灵枢·师传篇》）

［**注释**］

①血食：以肉类为主食。

②从（zong 纵）：放纵。

③恶（wu 误）：这里为厌恶、害怕。

④恶（wu 乌）：这里为疑问代词，相当于“哪”。

［**释义**］黄帝问：胃热喜欢寒饮，肠寒喜欢热饮，两者寒热性质相反，应当怎样办才好呢？况且那些王公贵族，贪食肥甘厚味；性情骄横，纵欲妄行；轻视别人，更听不进逆耳忠言；我行我素，不能遵守医嘱禁忌。若强迫他们遵守，则会违逆其意志；若顺从他们的所作所为，又会加重其病情。此时，应怎样顺适其宜呢？应当先治什么呢？岐伯回答：乐生恶死是人之常情。如果告诉他不遵医嘱的危险，说明遵守医嘱对恢复健康的好处；再开导他怎样做于病有利，怎样做会加重疾病痛苦。这样，即使再骄横而不通情理的人，恐怕没有人敢不听医嘱的啊。

［**阐释**］调护者须对病人做耐心细致的思想工作，晓以利害，使其遵守医嘱，配合治疗护理。重视心理调护，调动病人的主观能动性，使其积极配合治疗护理，是中医护理的一大特点。

4［**原文**］凡作汤药，不可避晨夜……若或差迟，病即传变。虽欲除治，必难为力。（《伤寒论·伤寒例》）

［**释义**］凡是给病人熬汤煎药，无论早晚，不可迟疑……如有差错、推迟，将贻误病情，以致使病情急剧恶化，施治护理就非常困难了。

［**阐释**］强调危重病人及时救治给药，24 小时不间断地加强护理的重要性与必要性。

5［原文］若羸①著床不能行者，扶起行之。（《诸病源候论·解散病诸候》）

［注释］

①羸（lei 累）：瘦弱。

［阐释］“久卧伤气”、“动则生阳”，步行能活动筋骨，滑利关节，锻炼肌肉，促进气血流通，调和营卫，帮助消化而行药力，实为护理的重要内容，其作用不可小视。上述认识虽然没有清楚点明，其实与培根的“生命在于运动”有异曲同工之妙。即使瘦弱病患，护理人员也应适时帮助他在力所能及的范围内散步、活动。

6［原文］夫为医之法，不得多语调笑，谈谑①喧哗，道说是非，议论人物，炫耀声名，訾②毁诸医。（《备急千金要方·大医精诚》）

［注释］

①谈谑（xue 血）：开玩笑。

②訾（zi 滋）：说别人坏话，诋毁他人。

［释义］医护人员的职业道德标准必须做到：不可只顾自己多言取乐，高声开玩笑，喧哗吵闹；说长论短，非议别人；炫耀自己，诋毁其他医护人员。

7［原文］扶持患者，宜寿近中年，情性沉厚，勤谨耐烦，仁慈智慧，全在调以药粥，无失时节。（《东垣十书·外科精义》）

［阐释］对中医护理人员的素质，古人的要求很高。必须中年人，办事可靠；性情和善，为人忠厚老实；处事沉着冷静；勤勤恳恳，谨言慎行；宽仁大度又聪明能干的人，才可担当护理之责。

“全在调以药粥”应活看，作为补（脾）土派的李东垣当时是以内服药及粥（食）疗为主，但并不排除其他护理方法。

8［**原文**］扶持当缓缓，言语莫频频，坐卧情和恰，寒温服适均。(《望诊遵经·上卷·望常宜定静》)

［**释义**］护理时动作要求缓慢沉稳；言语要简洁明确，不要唠唠叨叨地使病人心烦；坐卧起居在时间、环境的安排上要恰到好处；病人的冷暖更要安排得适宜妥当。

［**阐释**］对中医护理人员，要求其动作、言语规范；对病人的坐卧起居、冷暖均要安排适宜妥当。总之，要使病人感到随时被关照并且感觉非常的舒适满意。而病人良好的情绪对战胜病魔无疑又大大增加了成功的机会。

9［**原文**］临症之际，宜察色观容，不可鲁莽。(《医学心悟·小儿科》)

［**释义**］诊治病情的时候，应该仔细观察病人的神色、容貌，不可粗心大意。

10［**原文**］病急而医来迟……取药既到，医不过目，服药致误。或醉后临病，误毙人命……凡此数端都宜切戒。(《王氏医存·十六卷》)

［**阐释**］作为医护人员，对危重病人必须争分夺秒、急病人所急。取药、煎药、送药，必须仔细核对清楚，确信准确无误以后才能让病人服用，与现代护理所强调的“三查七对”相对应。更要禁忌医护人员醉后给病人诊治护理，避免其在神志不清醒的状态下误人性命。

11［**原文**］以素所畏忌之人，令其服侍，则病者意之所不欲，每隐忍而不敢言，气机愈多抑郁。以素所厌恶之人，令其服侍，则病者肝胆之火易动，病变必多而且速。是必择一与病人素投契①者，令其在卧室调停②一切，使病人心中万分舒服。或病人嗜过当处，彼以婉言劝止，必易听从。较之前二项人，而病人之受用与不受用相隔天渊矣。(《医药卫生录·服侍部》)

［**注释**］

①投契：兴味相投。

②调停：安排。

［**阐释**］这里关注到选择护理人员，务必要患者充分信任、平素相处很融洽的人。凡病人平素害怕的、厌恶的、不愿与之相处的，对患者来说是个恶性刺激，反而添病。故慎择护理人员，千万不可小视。

12［**原文**］病人性情每与平日迥异①，为人子者本以养志为先，而当亲②病之时，尤须加意体察，务求转怒为欢，反悲为喜。所爱之人常坐床前，所喜之物恒置枕畔，忧③病则须说今日精神胜于昨日，忧贫则须说今年进益好似去年，勿露愁闷之容，常瞒医药之费……欢心日生，则病魔自退矣……勿得欠伸摩眼，稍露倦态，则亲心安矣……每在夜间侍奉者，非特夜不解衣，且亦不可暂时交睫④……或亲命使⑤睡，只可虚掩帐子，危坐⑥帐中，闻声即起……行步不可急遽，防作声且生风……递汤水或用小匙，或用芦管，须谨持之，尤须屏气不息，勿令鼻风相吹。

夏驱蚊用马尾帚，不可摇扇。

扶腋上厕，须轻重得宜，太紧必致疼痛，太宽又不着力。冬月马桶以布裹棉花套之。(《棣香斋丛书·侍疾要语》)

［**注释**］

①迥（jiong 窘）异：完全不同。

②亲：亲人。古时护理人员多由家庭成员担任。

③忧：担心，忧虑。

④交睫（jie 接）：合上眼睛，此处指睡眠。

⑤使：让。

⑥危坐：正坐。

［**阐释**］古时多无医院设置，护理多由医生或家属代理。上下文提示，上述诸多调护措施，涉及很广：既有心理调护——尽量减轻其心理负担，又有生活起居的精心安排；既有非常及时的护理措施，又有对病患具有高度责任感方面的要求；既有医护知识技能方面的专门要求，又要善于沟通，随时提醒有关的注意事项和专业指导。特别对病人关爱之情体现在生活起居每一个细微处，考虑周到，值得护理人员多加借鉴。

二、探视（问疾）

对前来探病者，护理人员要适当控制探视时间，多让病人安静休息；要加强宣传解释工作，尽量避免探视者的言谈举止对病人造成不良刺激，使其安心静养，以利早日康复。

1［**原文**］问疾者，可以预嘱徐行，低声款曲[①]侍候，礼毕躬退[②]，勿令嗟呀[③]惊怪，话旧引其远……牵引情怀，但恐病人心绪凄怅[④]。尤不可乱举方药……惑乱患人……不可久坐多言，劳倦病人……（《证治准绳·疡医·一卷》）

［**注释**］

①款曲：意为非常小心。

②躬退：很恭敬地退下。

③嗟（jie 接）呀：象声词，相当于“哎呀”。

④凄怅：凄凉、悲伤。

2 [原文] 问疾来者，勿得与之相接[1]，一人相接，势必人人相接，多费言语，以耗神气。心有契者，又因契[2]而忘倦；所憎者，又因憎而生瞋[3]；甚或坐盈一室，竟起谈风，纵不耐烦，又不敢直辞以去。嗟嗟[4]！有病之人，力克几何？……病已增剧矣……更有一等摇唇鼓舌，好生是非，病者一或听之，必致恼怒填胸……智者于此，休将性命做人情。（《养生三要》）

[注释]

①相接：接待来访者。

②契（qi 气）：志趣相投。

③瞋（chen 郴）：睁大眼睛瞪人，此处意为恼怒。

④嗟嗟（jie 接）：文言叹词，相当于现在的“哎呀”。

[阐释] 古人已经认识到，对患有某些疾病患者，应限制探视，以保证其稳定的情绪及安静的休息，并将此重要性提到“休将性命做人情”的高度，是很有见地的。我们也应该认识到适当与适度的亲友探视与祝福对病人是一种精神的鼓励与支持，有益其战胜疾病，所以对前来探视的人员也有一定的要求与限制。

3 [原文] 问疾……须先嘱其说吉祥语，或其人为病人所厌见者，须婉谢之，勿令进房。（《棣香斋丛书·侍疾要语》）

[阐释] 以上三段条文，对探视者预嘱其诸多注意事项很有必要，并限定探视时间，甚至对有的探视者婉言谢绝。这一切措施都是从保护病人、有利于康复的目的出发，也是每一个护理人员应尽的职责所在。

三、病室

周围环境条件对病人的康复有非常重要的影响，历代中医都认识到必须为患者创造一个舒适、幽静、清洁卫生的养病环境。

1 [**原文**] 于患人左右止息繁杂①，切忌打触器物诸恶音声，争辩是非，咒骂、斗殴及产妇淫男体气不洁②，带酒腥膻③，鸡犬乳儿，孽畜禽兽④，并须远离。(《证治准绳·疡医·一卷》)

[**注释**]

①繁杂：繁乱嘈杂。

②产妇淫男体气不洁：泛指不讲卫生、病人有所忌讳之人。

③腥膻（xing shan 星扇）：像鱼和羊肉一样的特殊气味。

④鸡犬乳儿，孽畜禽兽：泛指各种禽兽。乳儿，因其年幼无知，多所吵闹。均在“并须远离”之列。

2 [**原文**] 先要洒扫患房洁净……庶防苍蝇蜈蚣之属侵之。冬要温床暖室，夏宜净几明窗；冬必温帏，夏宜凉帐。(《外科正宗·杂忌须知第十四·一卷》)

[**阐释**] 古人对病室及周围环境考虑得非常周详：从各种噪声污染，不洁甚至有害的气味，畜禽动物，小儿的吵闹，蚊蝇、蜈蚣等有害昆虫的侵扰，皆在避免之列。同时，还要考虑到病室须冬暖夏凉，舒适、幽静、优美、整洁的养病环境对疾病的尽早康复至关重要。

3 [**原文**] 天行时气，宅舍怪异，用降真香烧焚，大解邪秽。(《景岳全书·杂证谟·十三卷》)

4 [**原文**] 屏诸秽气，忌见外人，毋①犯房色，及往来妇人月水并腋臭者，皆不可近。惟宜烧大黄、苍术，以辟恶气，勿宜烧沉檀、降真、乳香、脑麝②。帏帐之内，宜悬胡荽浸酒喷床帐，并烧木香为佳。(《医学正传·八卷·辨不药而愈》)

[注释]

①毋：不要。

②脑麝：樟脑、麝香。

[阐释] 降真香芳香醒脑，大黄、苍术、木香均气味芳香，焚烧后的香味使人清心舒适，解郁除烦，还能抑杀多种病菌。悬胡荽浸酒喷床帐等措施都能芳香辟秽，清洁病室，杀虫解毒。可见在当时条件下，医护人员已经非常注意消毒杀菌，保持良好的环境卫生。

5 [原文] 囊枕之物[①]，乃制枕之要。绿豆皮可清热，微嫌质重；茶叶可除烦，恐易成末；唯通草为佳妙……放翁[②]有头风[③]便菊枕之句。菊花香气可清头目……柳絮性凉，作枕亦宜。(《老老恒言·四卷·枕》)

[注释]

①囊枕之物：枕头内容物。

②放翁：南宋爱国诗人陆游。

③头风：顽固性头痛病。

[阐释] 养生治病可从生活中的各个微小细节处体现，选择适当的枕头不仅有助睡眠，还能起到防病治病的功效。护理人员的工作不仅包括照顾好病患还包括从病患的生活细节处出发，对病患进行知识宣教，普及健康的生活方式。

6 [原文] 病室切宜收拾清洁，凡病人脱换衣服，饮食器皿以及尿器等件须另置别处，勿使室内有一毫污浊腥秽之气。

凡患瘟疫时症，其卧室尤宜清洁，以其能传染也……二曰通气，所住房屋窗户不关闭，或半开或全开，按天气之寒暖又随时留心，不令病人感受风寒，以致病上加病。三曰消毒，用解毒药水洒于房内，或用布帘横挂房门口，浸过解毒药水，凡病人尿器等件亦置解毒药。四曰扫除，病愈之后必于房内各处用消毒药水揩洗其墙壁楼窗，粉刷油漆，焕然一新，而其床榻被褥须洗涤尽净，日光晒透，务去其毒气。(《医药卫生录·病室部》)

[**阐释**] 此段文字中所提方法可以说是现代护理对传染病控制所采取的消毒隔离制度的雏形，体现了先进的护理思想。

7 [**原文**] 病人垫枕须较平时略高，半睡半卧，置褥作靠背，须层层加阔，状如楼梯，不可裹作一卷。

久病消瘦须垫以灯草圈则痛处不着褥席。(《棣香斋丛书·侍疾要语》)

[**阐释**] 以上数段条文充分显示了古代护理人员对病人体贴入微的关怀：从枕头内容物的选择、病室清洁，到换洗病人的衣裤帐被、饮食器皿、尿器的放置与清洁消毒，特别是瘟疫流行时对病室的清洁、扫除、开窗通气，被褥洗净后日光晒透、消毒杀菌等措施至今仍有值得借鉴之处。至于某些病人须垫枕半卧，久病消瘦者垫灯草圈以防止褥疮发生；虽然方法、使用器具较现在粗燥简陋，但其先进的护理思想内涵在当时是非常难能可贵的。

第二章　调护内容

本章摘引中医古籍原文，重点阐释对病人的情致、起居、饮食等调护方法，使之恰到好处而不乱，顺应病情而不悖。调护者若能帮助和督促患者做好上述各项调理措施，对于患者的早日康复显然大有助益。

第一节　调情志

喜怒忧思悲恐惊，古人谓之七情。七情过激，引发多种疾病。其治不单单重药疗，尤重疗人之心。调护者须注意病人的精神状态，力求消除其紧张、焦虑、愤怒、恐惧、烦恼等不良情绪，使其尽早平静，以便安心静养，于病有益。

1［**原文**］恬憺虚无①，真气从之，精神内守，病安从来。(《素问·上古天真论》)

［**注释**］

①恬憺（tian dan 甜但）虚无：恬憺，安静。虚无，张景岳说："漠然无动于中也"。

［**释义**］思想上要保持安静，不为各种欲望所动，真气就能够顺从人体的机能；精神要守护在内，不要过多地耗散；那么疾病从何处产生呢?

2［**原文**］肝气虚则恐，实则怒，心气虚则悲，实则笑不休。(《灵枢·本神》)

［**阐释**］根据辨证统一的观点，疾病也可以使有机整体的情

志发生变化，那么作为护理人员，应该充分认识到这一点，因人施护，注意其患病后的心理变化，根据患病后的不同心理反映予以正面引导，以减轻心理压力。

3［原文］人有五脏化五气，以生喜、怒、悲[1]、忧、恐。怒伤肝，悲胜怒……喜伤心，恐胜喜……思伤脾，怒胜思……忧伤肺，喜胜忧……恐伤肾，思胜恐。（《素问·阴阳应象大论》）

［注释］

①悲：按《素问·天元纪大论》“悲”作“思”。

［释义］人有五脏之气化为五志，形成喜、怒、忧、思、悲、恐、惊等不同的情志状态。怒能伤肝，悲哀能抑制怒气……喜能伤心，恐惧能抑制喜悦状态……思能伤脾，愤怒能抑制思虑状态……忧能伤肺，喜悦能抑制忧愁情绪……恐能伤肾，思虑能抑制恐惧情绪。

［阐释］中医古籍中应用五行配五脏、五志，用五行生克制化的理论来治疗因七情刺激引起的疾病，其病例屡见不鲜，给我们的临床治疗、护理提供了新的思路。这里面有许多值得发掘的宝藏，但一定要灵活对待五行配五脏，过于刻板地套用就不太适宜。

4［原文］故凡思虑伤心，忧悲伤肺，忿怒伤肝，饮食伤脾，淫欲伤肾。药之所治，只有一半，其一半则全不系药力，唯要在心药也。何谓心药？予引林鉴堂诗曰：自家心病自家知，起念还当把念医，只是心生心作病，心安哪有病来时，此之谓心药。以心药治七情内起之病，此之谓疗心。（《寿世青编·卷上·勿药须知》）

［阐释］心病还须心药治，以情治情，一方面要靠病人自己疏导情志，另一方面尤其需要医护人员予以春风雨露般的开导劝

解。药物的作用固然重要，但病人良性情绪的保持及积极主动配合治疗护理，其作用不可小视。古人认为药物和心理疏导的作用是一半对一半，强调了心理护理的重要性。

5［**原文**］谚有之曰[①]：药补不如食补。我则曰：食补不如精补[②]，精补不如神补。节饮食，惜精神，用药得宜，病有不痊焉者寡矣。（《医学切要全集·论补法》）

［**注释**］

①谚有之曰：民间有谚语说。

②精补：指补充物质精微，爱惜精、气、神。

［**阐释**］药补不如食补，食补不如精补，精补不如神补。古人注重从饮食起居等做起，防微杜渐，把疾病消灭在萌芽状态，防重于治，不让其发病，或即使发病也较轻，经过恰当护理治疗，痊愈也快。

6［**原文**］往古，人居禽兽之间，动作以避寒，阴居以避暑，内无眷慕[①]之累，外无伸宦之形[②]，此恬憺之世，邪不能深入也。故毒药[③]不能治其内，针石不能治其外，故可移精祝由[④]而已。（《素问·移精变气论》）

［**注释**］

①眷慕：追求，羡慕。

②外无伸宦之形：在外不因追逐名利以劳碌形体。

③毒药：古代泛指一切药物。凡能治病的药物都可以称为毒药。

④祝由：祝说病由，不用针灸，不用药物而用口说劝祝这种方式给病人心理安慰、救护信心来治病。类似于现在的心理咨询，但当时难免参杂有迷信色彩。

［**释义**］古代人巢居穴处，追逐生存于禽兽之间，以运动形体来御寒，到阴凉之处以避暑，在内无追求羡慕以累其精神，在

外无追逐名利以劳其体形，处在这种安静闲适的环境中，则人们精神内守，邪不能深入侵犯。所以，当其得病时，既不需要药物治疗其内，也不需要针石治疗其外，只是用祝说病由的方法来移易改变精气，病就可以治愈了。

[阐释]“祝由”是我国最早的一种精神疗法。可起到分散病人的注意力，转移精神，对其内心有着安慰和思想寄托作用，使之去掉思想包袱、安心养病。此法后来被巫医利用，变成迷信的符咒。现代的“心理疾病咨询科”，类似于古代的“祝由科”，但由科学代替了迷信。

7 [原文] 又有一郡守①病，佗②以为其人盛怒则差，乃多受其货③而不加治，无何④弃去留书骂之。郡守果大怒，令人捉杀佗。郡守子知之，嘱⑤使勿逐，守①瞋恚⑥既甚，吐黑血数升而愈。(《三国志·魏书·方技传》)

[注释]

①郡守：古代地方官名，相当于现在的省长。守，郡守之简称。

②佗：即名医华佗。

③货：钱财、礼物。

④无何：不久。

⑤嘱：嘱咐。

⑥瞋恚（chen hui 抻会）：愤怒。

[释义] 又有一个太守患了病，华佗（替他诊断后）认为（服药不会有效），需要让他大发一顿脾气才能治好。于是向他索取了丰厚的诊金财物却不进行治疗，不久又无故丢下病人离去，并留下一封信骂他。太守果然大怒，派人追捕并要杀死华佗。太守的儿子知道事情的原委，就嘱咐差役不去追赶。太守愤怒到了极点，气得吐出几升黑血，病也就随黑血的吐出而痊愈了。

［阐释］情志之间存在五行生克制化规律，可以激发相应的情志加以克制，借以协调情志，恢复和重建精神平和的状态。思伤脾，以怒胜之，适用于长期思虑过度，气结成疾的病症。此因太守思虑太过，故以怒胜思的治法获得显效。

8［原文］故悲可以治怒，以怆恻[①]苦楚之言感之；喜可以胜悲，以谑狎[②]之言娱之；恐可以治喜，以恐惧死亡之言怖之；怒可以治思，以污辱欺罔[③]之言触之；思可以治恐，以虑彼志此之言夺之。凡此五者，必诡诈谲怪[④]无所不至，然后以动人耳目，易人听视，若胸中无材器[⑤]之人，也不能用此五法也。(《儒门事亲·三卷》)

［注释］

①怆恻（chuang ce 创策）：悲伤。

②谑狎（xue xia 血下）：亲近而不严肃地开玩笑。

③欺罔（wang 枉）：欺骗。

④诡诈谲（jue 决）怪：奇异怪诞的手段。

⑤材器：此处指医护技术高明。

［阐释］此文为金元时期著名医家张子和对“以情制情”疗法的阐述，但在运用此方法治疗相应病变时，应该根据不同的刺激对象，采用不同的刺激方法，或突然的强大刺激，或持续不断的刺激，使治疗的情致超过致病的情致，以达到治疗效果。

9［原文］病人自克[①]，不可恚、怒、悲、忧、叫呼、愤恨、骄恣情性，信任口腹[②]，驰骋劳役[③]，惟宜清静恬淡耐烦[④]为宜。(《东垣十书·外科精义·上卷》)

［注释］

①自克：自我克制，自我调适。

②信任口腹：毫无节制地胡吃海喝。

③驰骋劳役：过度劳累，不知适当地休息，类似于现在的工作狂。

④耐烦：意指长期坚持不懈。

［阐释］护理人员可通过调动病人的内在动力，促使病人进行自我克制以改正有害身体健康的生活方式，坚持一种良好的生活状态以获得健康。

10［原文］人当卧病，务须常存退步心[①]，心能退步，则方寸[②]之间，可使天宽地旷，世情俗味，必不致过恋于心，纵有病焉，可计日[③]而起矣。不则，今日当归、芍药，明日人参、甘草，是以江河填漏卮[④]，虽多无益也。先儒[⑤]有言，予卧病时，常于胸中多书死字，每书数过，顿觉此心寂然不动，万念俱灰，四大[⑥]皆非我有，又何病之足虑哉！(《养身三要·病家须知》)

［注释］

①退步心：即退一步海阔天空之意。

②方寸：此处指心中。

③计日：意指时间很快。

④卮（zhi 之）：古代盛酒的器皿。

⑤先儒：古代有学问的人。

⑥四大：佛教名词，指水、火、地、风四种构成色法（相当于物质现象）的基本元素。

11［原文］人赖元气以生，元气耗尽则死，脏腑阴阳无偏则无病。偏则有病，医之使无偏也。善养病者调之护之，务期安静，医药有当，自能速愈。奈骄傲暴肆之人，病则难愈，因其不静，使气血乱动，以既偏之阴阳无可复归之时。而又不静，助其偏胜，四窜于相克之径，妄生杂证。助六淫之外邪，则见实证，助七情之内伤，则见虚证。若耑[1]成一病，则对证施治尚属易愈。若前证未愈，后证又成，而病者任发七情，其阴阳时刻妄窜，所见脉证无定，医者但据诊时脉证立方，其误非轻。故戒骄躁，节喜怒，使元气归复，为愈病第一要务。(《王氏医存·四卷·病养》)

[注释]

①耑（zhuan 专）：“专”的异体字，单纯的意思。

[阐释] 调护者应当劝勉病人，病“既来之，则安之”，丢掉思想包袱，去除各种杂念，积极主动地配合治疗调理，才能提高临床疗效。否则再高明的医护人员，再多的药物，治疗“心病”也是无益的。

陶冶性情，防止七情过激，使心理平衡不仅是疾病治疗和恢复的基础，同时还能提高机体免疫力，使机体各器官功能协调一致，减少疾病的发生。

12 [原文] 七情之病也，看花解闷，听曲消愁，有胜于服药者矣。(《理瀹骈文·续增略言》)

[阐释] 在烦闷不安、情绪不佳时，以琴棋书画的形式改变人的意志，使紧张和苦闷的情绪消失，有益于身心健康。

13 [原文] 病时烦躁，急难解释，惟弦索[1]之声可以悦耳，可以引睡；或令盲妇、歌女，轻拨琵琶，浅度一曲，亦驱病之一助也。(《棣香斋丛书·侍疾要语》)

[注释]

①弦索：泛指音乐。

[阐释] 欣赏音乐舞蹈，漫步于红花绿叶之间，优美的环境，轻松的散步等健身运动，可分散病人注意力，减轻患者的病痛，还可以养神怡情，甚至还可以使患者产生欣快感，于病相当有益。当代宜以现代化音响设施代替歌女盲妇，若于病房，应允

许病人戴上耳塞使用随身听之类，以免影响他人休息。若在诊所、医院、疗养院，无论诊断、治疗、住院、休养，都配以精心选择的背景音乐，能放松病人紧张情绪，更加有利于疾病的治疗、护理。所谓“音乐疗法”越来越受到重视。万不可专以为“静”才利于养病，悦耳动听的音乐又未尝不利于养病呢？

14［**原文**］人当有疾病时，其气血循环势多阻竭，方寸间自多烦恼。在平日涵养有素之士，夷然①处之，当无问题。在性情急躁之人，凡患疾病，因其意识卑怯②，偶尔稍拂③其旨，即心情不快，则易愤怒，愤怒之时，血液上升，心肝二经之火大动，若不自加忍耐，终受大害。倘遇不情之事，只须逆来顺受。至侍疾人或有不周到处，亦姑且宽恕，在彼得免责罚，在我省却烦恼，静心调养，病自易愈。(《医药卫生录·服侍部》)

［**注释**］

①夷然：泰然、镇定的样子。

②意识卑怯：意为见识短浅。

③拂：违背。

［**阐释**］旨在教导病患也应该有宽广的胸襟，接受生活中的不如意，不要斤斤计较，保持平和心态对疾病康复大有好处。

15［**原文**］病有十可治；静坐观空，诸事凭天，一也；烦恼面前，以死譬之，二也；常将不如我者强自宽解，三也；造物劳我以生遇病，稍间反生庆幸，四也；宿业现逢，不可逃避，欢喜领受，五也；家室和睦无谪①之言，六也；众生各有病根，常自观察古治，七也；风露谨防，嗜欲淡泊，八也；饮食宁节毋多，起居务适毋强，九也；觅高明亲友，讲开怀出世之谈，十也。

一切世味淡然，但得自在逍遥随缘度日，此即却病神方，又是长生妙法。未病者能依此言，即可免病。既病者能依此言，即可速愈。病后之人，能依此言，又可以久长无病而久长康健矣。

病有十不治……窘[②]若拘囚，无潇洒之趣，二也；怨天尤人，病生烦恼，三也；今日预愁明日，一年常计百年，四也；室人躁刮，耳目尽荆棘[③]，五也；……以死为苦，与六亲眷属常生难割难舍之想，十也。(《医药卫生录·调养部》)

[**注释**]

①谪（zhe 哲）：指责，责备。

②窘（jiong 迥）：十分为难，无法摆脱的处境。

③室人……尽荆棘：意指周围的人多浅薄无聊，而且多言罗嗦，为病人所见所闻，尽是不利于养病的烦躁环境。

附：劝解方

[**原文**] 快活无忧散

除烦恼，断妄想，左二味等分为细末，用清静汤调服。

铭心快活方

治一切忧愁思虑不宁，以及厚欲不遂等症。(醒世良方)

足，时刻存想此字，能除一切妄念。乐，时刻存想此字，能除一切烦恼。此二味用清静汤调用……但不饥不寒，无灾无病，即是现享大福。试将不如我者比量，则我之受享多矣。以此为乐，方是真乐，知足常乐四字乃铭心法也。

和气汤

忍、忘，左二味和匀，用不语唾送下此方。先之以忍，可以除一朝之忿也；继之以忘，可无终身之戚也；更饮醇酒数杯，使醺然半酣尤佳。

延年独睡方

治一切虚弱、劳伤、吐血、痰喘等症。（醒世良方）独睡，须要静乐，切忌思扰，此一味久服，令人精神康健，却病延年。

无比逍遥汤

治伦理难医之症。宁耐一个，糊涂一个，学聋一个，正经三分，痴呆七分，五味调匀，用感化汤下。如前症未便即愈，再加逍遥一味服之。（《卫济余编·上册·卷二》）

[**阐释**] 以上数方用于治疗情志致病，或病中遇事伤及七情者，其方各有所宜。快活无忧散用于烦恼、妄想不断的患者；铭心快活方用于所愿不遂、忧愁思虑不安致疾的患者；和气汤用于受人凌辱，不堪忍受而想不开者；延年独睡方用于疾病缠身、体弱多病而又不甘寂寞的患者；无比逍遥汤适用于郁怒伤肝、思虑伤脾者。需要注意的是：无病者切不可滥用上述诸方，以免适得其反。

各方的要点，在于心理调适，使心情舒畅，尽量减少或避免恶性精神刺激。

第二节　慎起居

凡寒温调适，作息劳逸，房事生活等均属于生活起居范畴。如果起居不慎，房事太过，劳逸失度，寒温失调均会导致疾病发生。既病之后，尤当谨慎，否则轻病加重，重病致死。这一点应当引起医护人员及病人的高度重视，不得马虎大意。

一、适寒温

1［原文］病在肝……禁当风。病在心……禁温食热衣。病在脾……禁温食饱食湿地濡衣。病在肺……禁寒饮食寒衣。病在肾……禁犯焠[①]热食温炙衣。(《素问·脏气法时论》)

［注释］

①焠（cui 翠）：这里指煎炒油炸、炙煿过热的食物。

［释义］肝属风木应春……故肝病禁忌当风吹。心属火应夏……故心病禁忌热饮食，热衣。脾属土应长夏，喜燥恶湿……故脾病宜忌饮食过温、过饱，接触湿地、湿衣被等潮湿的居处环境。肺属燥金应秋，寒易伤肺……故肺病宜禁忌寒冷饮食及衣被过于单薄。肾属水应冬，若肾阴虚阳亢则恶火……故肾病应禁忌火熨和烘烤的衣被及炙烤过热的饮食。

［阐释］脏腑属性不同，季节气候有别，调护各异。必须辨证施护，方合病情。

2［原文］黄帝曰：使其相逆奈何？岐伯曰：便此者，饮食衣服，亦欲适寒温，寒无凄怆[①]，暑无汗出；食饮者，热无灼灼[②]，寒无沧沧[③]，寒温中适，故气将持，及不致邪僻[④]也。(《灵枢·师传》)

［注释］

①凄怆（chuang 窗）：寒甚彻骨的样子。

②灼灼：热烫。

③沧沧：沧凉寒冷之状。

④邪僻：此指病邪侵害人体。

［释义］黄帝问：病情寒热相反的，应当怎样顺应其宜呢？岐伯回答：顺应这样的患者，在饮食衣被方面应注意寒温适中，

天冷时饮食不要过冷，衣被要适当加厚，不要让他冻得凄怆难受；天热时饮食不要过烫，衣被要单薄一些，不要让他热得大汗淋漓。对于患者的饮食调护，既不能过热，也不能过冷，要做到寒温适中，患者才能保持正气充足，病邪就无法侵袭人体了。

3［**原文**］谓时当温，必将理以凉；时当暑，必将理以冷。凉冷合宜，不可太过，故能扶阴气以养阳气也。时当凉必将理以温；时当冷必将理以热，温热合宜，不可太过，故能扶阳气以养阴气也。阴阳相养，则人气和平。(《伤寒总病论·六卷》)

［**释义**］一般而言，当气候温暖之时，必须以凉的方法来将养；夏暑炎热之时，宜用寒冷的方法来将养。无论寒和凉总当适宜，不能过度，这样才能扶助人体的阴气以保养阳气。当气候凉爽之时，必须用温暖的方法来将养；当气候寒冷的时候，必须用温热的方法来将养。无论温和热总应适宜，不可过度，才能扶助人体的阳气以保养阴气。阴阳互相滋养，则人体正气旺盛，阴阳平和，健康无病。

［**阐释**］护理人员应随时督促和指导病人顺应四时寒温：关心病人的衣被是否与当时的气候环境相宜；门窗的开闭，总以空气流通而患者又不直接吹风为好。此等细微处，均当小心在意，使病人“正气旺盛，阴阳平和”，才能早日痊愈。

4［**原文**］手足厥者，厚衣护其厥。(《伤寒总病论·三卷》)

［**释义**］如果病人手足厥冷，应让其多穿衣裤，厚覆被褥以保暖御寒。

5［**原文**］热可以治寒……寒在内者，以热食温剂平之。寒可以治热，热在外者，以清房凉榻薄衣，以清剂汗之。(《儒门事亲·三卷·九气感疾更相为治衍二十

六》)

［释义］寒者热之，热可以治寒……寒气在内的，宜用热饮食、温热药以治其寒。热者寒之，寒可以治热。若热在外，宜使室内凉爽通风，用凉床凉席、薄衣薄被安置病人；用清热药或辛凉表散药以发其汗，清热或汗出后自然脉静身凉。

［阐释］寒者热之，热者寒之，既是治则，也是调护原则。其他如虚者补之，实者泻之等均可仿此类推。

6［原文］凡灸后切宜避风冷。(《红炉点雪·卷四·痰火灸法》)

［阐释］中医疗法“灸”是一种简单有效的治疗与保健方法，适合百姓在家中自我实施，其操作注意事项之一即为实施灸法后应保持温暖，不宜感受风寒，以免邪气入侵。

7［原文］(疮疡)患者又当安定心神……再顺天时，假如夏热，坐卧不可当风，忌置水于榻前床下，冬寒须避，起居常要温和。(《外科正宗·一卷·调理须知第十三》)

8［原文］(虚劳病者)春防风又防寒，夏防暑热又防因暑取凉而致感寒，长夏防湿，秋防燥，冬防寒又防风。此八者，病者与调理病人者，皆所当知……每当时序推迁，气候偏重，即宜预为调摄挽救，以补阴阳造化之偏……(《理虚元鉴·知防·上卷》)

［释义］春天要防备风和寒邪的侵袭，夏暑炎热要防热也要预防贪凉饮冷而致阴寒感冒，长夏要防湿邪侵袭人体，秋季要防止燥气伤人，冬季要防寒又要防风邪侵袭人体。这八者，病者和护理人员都应当了解……每当季节气候发生剧烈变化，应当预先注意调护保养或采取适当的补救措施，以顺应自然界阴阳变化的复杂多变性。

［阐释］上述几条不仅适合疮疡和虚劳病者的寒温将养，其他各种疾病均可仿此护理。

9［原文］养病歌

大病只宜治八分……病若好时莫受风，一受风时病又生；病若好时莫受寒，一受寒时病又添。头上有汗莫出门，身上无衣莫浪眠[①]。(《珍本医书集成·十四册·蠢子医·卷三》)

［注释］

①浪眠：指不择时间、地点、床被条件地胡乱睡眠，极易感受外邪而发病。

二、适劳逸

在疾病过程中，尤其应注意适当地休息和劳作。多数疾病适合休息静养，如虚劳、温热病、血证、水肿、眩晕等。因劳则生热，伤人元气，不但降低机体抗邪外出的力量，还因热伤阴津而加重病情。有的疾病则不宜过逸，如轻微感冒、食积腹胀、停饮、瘀血阻滞、癥瘕等，宜经常轻微活动以锻炼身体，使经络疏通、气血流畅，有利于祛散邪气，使病体早日康复。

1［原文］春三月……夜卧早起，广步与庭，披发缓形，以使志生……；夏三月……夜卧早起，无厌与日……；秋三月，早卧早起，与鸡俱兴……；冬三月，此为闭藏，水冰地坼，无扰乎阳；早卧晚起，必待日光……去寒就温，无泄皮肤，使气亟夺……(《素问·四气调神大论》)

［阐释］一年四季的更替、六气的变化都有一定的规律与特点，人类必须根据各季节的特点对自己的作息起居进行适时的调整，才能保持健康。

2［原文］劳聋为病，因劳则甚，有时将适得所①，血气平和，其聋则轻。(《诸病源候论·劳重聋侯·卷二十九》)

［注释］

①将适得所：将养适宜、调护得当。

［释义］劳聋一病表现为：每因劳累耗伤气血，耳聋的病情加剧。如果将养适宜，血气平和流畅，耳聋又会减轻。

3［原文］唯逸可以治劳……也谓休息之也。(《儒门事亲·三卷·九气感疾更相为治衍二十六》)

［释义］凡患劳伤诸疾，只有充分休息才能治愈……这就是所谓休息也可以治病的道理。

［阐释］休息静养是治愈过劳致疾的有效手段。人们要抛弃那种以为休息、静养没有多大作用的错误观念。相反，它们应当是调护的重要措施之一。

4［原文］（脾胃病患者）妄作劳役……皆令元气不行，气化为火，乃失生夭折之由耳。(《脾胃论·脾胃将理法》)

［释义］（脾胃病患者）若不注意适当地休息，劳累过度，都会损伤人体的元气，以致气郁不畅，郁而化火，这就是丧失生生之气乃至于过早夭折的原因。

［阐释］过劳则耗正气伤精血，凡病皆宜静养，以保存元气，固藏精血。“妄作劳役……乃失生夭折之由耳。”这里实际上已经提出“过劳死”的概念，这是中国将近一千年前的古代医护工作者对世界医学的一大贡献。

5［原文］妄作劳役，形气俱伤……故苍天之气贵清静，阳气恶烦劳。噫！……寒暑起居之际，可不慎欤。(《医方类聚·五册·脾胃门·东垣试效方》)

［阐释］内伤疾病一个重要的病因是过于劳累。既病之后，形体与正气两虚，仍劳累不休则使形气伤之又伤，一旦正不胜邪，病情急转直下，必然病难治愈。如病人阳热亢盛，尤忌烦劳多动，只宜静养。

6［原文］阴虚阳逆，是病遇劳即发，安养稍愈，身心不堪烦动。（《珍本医书集成·十三册·扫叶庄医案》）

［阐释］阴虚阳亢之人，劳累则生阳伤阴，两阳相加，其阳愈盛，故遇劳则发。必须静养以顾护阴精，才是此病唯一正确的调护方向。

7［原文］才所不胜而强思之，伤也；力所不任而强举之，伤也。孙思邈曰：多事则劳形，多言则气乏。

养病歌

病若好时莫贪眠，一贪眠时便流连；病若好时莫妄动，一妄动时生毛病。（《珍本医书集成·十四册·蠢子医》）

［阐释］上述条文告诉我们：劳逸也要辨证而施：健康无病时不要过于贪睡，过逸少动，那又会造成现代文明病——肥胖、糖尿病、高脂血病、心脑血管疾病等接踵而至。不可一味强调病中卧床休息，有许多疾病、或在疾病的某一阶段反而确实需要一定的轻微活动，有助于气血流通，否则会引起关节僵硬，肌肉萎缩等一系列不利影响，对病人危害极大。

总之，过劳过逸都不可取。古人很早就认识到这一点，并用于指导临床实践，是非常难能可贵的。

三、节房事

1［原文］色欲过度者多成劳损，盖人自有生以后，惟赖后天精气以为立命之本。故精强神强，神强必多寿；精虚气亦虚，气虚必多夭。其有先天所禀原不甚厚者，但知自惜而培以后天，则无不获寿。设禀赋本薄，而且恣情纵欲，再伐后天，则必成虚损，此而伤身，咎将谁委？（《景岳全书·杂证谟·卷十》）

[**阐释**] 节欲保精，与后面提到的慎房室是一个意思，它始终是中医护理方面的一个重要内容。要想健康长寿，适当地节欲保精可能是古今中外都一致认可的原则。

2 [**原文**] 独宿之妙，不但老人，少壮亦当如此。（《养身三要·卫生精义》）

[**阐释**] 正常人不论老少都提倡适当地独宿，病中尤宜独宿。顾护精气，恢复元气，才能扶正祛邪，尽快康复。

3 [**原文**] 夫四欲之中，惟色欲最甚……昧而失调，安能免于死哉！……噫，病至于此，非医者当凝神定虑以治病者之欲，病者也宜割情绝爱，以付医者之心，庶几可治耳。（《红炉点雪·卷四·痰火戒忌》）

[**阐释**] 节制房事，关键在病人自己把握。但调护人员应详细告知其利弊得失。病人自知其害，才能自我克制。

4 [**原文**] 人年十六则精泄，凡交一次则丧半合，有丧而无益，则精竭身惫。故欲不节则精耗，精耗则气衰，气衰则病至，病至则身危。（《养身三要·卫生精义》）

[**阐释**] 中医认为精是人体最宝贵的东西。大凡生病之人精气已经受到耗伤，加之再不节欲，那么正气愈加虚弱而无法抗邪。此时各种治疗、护理措施效果不大，纵欲的结果往往使病情进一步加重。这无异于自讨苦吃，其责任全在患者的自不爱惜。

5 [**原文**] 种种妄想（色欲、财欲、权力欲等）缠绵

纠结，杂乱其心，则欲火内生，气血复乘，前功尽废[①]矣。(《珍本医书集成·十四册·寿世青编·卷上·清心说》)

[**注释**]

①前功尽废：这里指患者的严重疾病，在用气功等方法治疗的过程中，初见成效。但是由于欲望不断、心理负担过重，而致病情加重，使前述种种护理治疗措施全部功夫白费。

[**阐释**] 病中仍然纵欲不断则往往服药无益；病初愈若不断欲，则病情会反复发作如初。而要断绝种种妄想，适当的心理治疗和自我调适非常重要。

6 [**原文**] 又云：色不顾病……当其未值，孰不明知，亦能劝人，及到自临其境，仍复昏迷，当此之时，再思猛省。(《珍本医书集成·十四册·寿世青编·卷上·修养余言》)

[**阐释**] 病中身临女色，应三思而行。只有注意节欲保精，顾护元阳，才能逐渐愈病，康复有望。

7 [**原文**] 要严防嗜欲攻心。(《珍本医书集成·十四册·寿世青编·卷下》)

[**释义**] 人的嗜好和欲望要有度，严防过度欲望的产生，这样会影响人体心脏功能。

8 [**原文**] 不惜元气，服药无益。(《身世准绳·检身·修养》)

[**阐释**] 精者为人身真元之气，房事伤精耗气。故疾病缠身必须绝禁房事，以免耗伤元气，降低机体抗病力而致服药无功，甚至前功尽废。调理者应劝告病人，住院期间不得随意离院归宿。在家休养者，更要注意节欲保精这个问题。

第三节 饮食宜忌

饮者水也，酒浆也；食者谷、肉、菜、果之类也。水谷为后天之本，人得水谷则生，人失水谷则亡。治病不仅依靠药力，而饮食调养尤为重要。饮食中的五谷、五果、五菜、五畜、水浆等，能补益精气，扶正抗邪。病情有寒热虚实之分，饮食有酸、苦、甘、辛、咸之异。所食之物有于病情适宜的，有于病情不利的，病人饮食宜忌、多少、冷热，总应根据病情辨证给予。

一、食物宜忌

1 **[原文]** 饮食自倍，肠胃乃伤。（《素问·痹论》）

[释义] 人若饮食过多，则使肠胃受到伤害。

2 **[原文]** 高粱之变，足生大丁①，受如持虚②……因而饱食，筋脉横解③，肠澼④为痔。（《素问·生气通天论》）

[注释]

①高粱之变，足生大丁：高粱，指肥美的食物。足，可能。丁，同“疔”，即疔毒疮疡。

②受如持虚：形容得病容易，犹如持空虚之器以受物一样。

③横解：纵缓懈弛。横：放纵；解：用作“懈”。

④肠澼（pi 皮）：痢疾的古称。

[释义] 嗜食肥甘厚味的人，内多滞热，足以导致疔毒疮疡一类疾病的发生。这种人得病就象拿了空的器皿去盛物一样容易……如果由于吃得过饱，胃肠间的筋脉，必因食物充满而弛缓松懈以致气血流通受阻，容易发生便下脓血或生痔疮一类的病变。

[阐释] 过饱损伤肠胃，过食肥美易生内热，平人如此则病，病人如此则加病。尤其胃肠病及热病患者宜忌饱食及肥甘厚味。

3［**原文**］帝曰：病热当何禁之？岐伯曰：病热少愈，食肉则复，多食则遗，此其禁也。(《素问·热论》)

［**释义**］黄帝问：发热的病人在饮食上有什么禁忌呢？岐伯回答说：病人热势稍衰，吃了热食，病即复发，如果饮食过多，则出现余热不尽，低热久久不退的困境，这就是热病所当禁忌的。

［**阐释**］以上数条，中医经典《内经》为饮食宜忌提供了理论依据，为后世对于饮食调理的理论及调护实践奠定了良好的基础。

4［**原文**］脾病者，宜食秔米①饭、牛肉、枣、葵；心病者，宜食麦、羊肉、杏、薤；肾病者，宜食大豆黄卷②、猪肉、栗③、藿④；肝病者，宜食麻、犬肉、李、韭；肺病者，宜食黄黍⑤、鸡、肉、桃、葱。五禁：肝病禁辛，心病禁咸，脾病禁酸，肾病禁甘，肺病禁苦。(《灵枢·五味》)

［**注释**］

①秔（jing 京，又音 geng 更）米：大米的一种，“秔”是“粳”的异体字。

②大豆黄卷：这里指黄豆芽。

③栗（li 力）：落叶乔木，果实叫栗子，果仁味甜，非常可口。

④藿：藿香，多年生草本植物，茎叶香气很浓，可入药。

⑤黍（shu 术）：一年生草本植物。子实叫黍子，碾成米叫黄米，性黏，可酿酒。

［**释义**］脾病患者，适合吃粳米饭、牛肉、大枣、冬葵之类的食物。心病患者，适合吃麦、羊肉、杏、薤等类食物。肾病患者，适合吃黄豆芽、猪肉、栗、豆叶类的食物。肝病之人，适合吃麻、犬肉、李、韭菜之类的食物。肺病患者，适合吃黄米、

鸡、肉、桃、葱之类的食物。

五脏之病，各有禁忌。肝属木，辛味归肺属金，金克木，所以肝病忌食辛味食物。心属火，咸味归肾属水，水克火，所以心病忌食咸味食物。脾属土，酸味归肝属木，木克土，所以脾病忌食酸味食物。肾属水，甘味归脾属土，土克水，所以肾病忌食甘味食物。肺属金，苦味归心属火，火克金，所以肺病忌食苦味食物。

5［**原文**］五味所禁，辛走气，气病无多食辛；咸走血，血病无多食咸；苦走骨，骨病无多食苦；甘走肉，肉病无多食甘；酸走筋，筋病无多食酸。是谓五禁，无令多食。(《素问·宣明五气篇》)

［**释义**］五味各有禁忌，辛味走气，辛属阳，气也属阳，多食则气益虚耗，故在所禁；咸味走血，血病不可多食咸，多食则血滞；苦走骨，骨病不可多食苦，多食则骨重而难举；甜味走肉，肉病不可多食甜，多食则滞中壅气而肿满；筋病不可多食酸味，多食则筋脉收缩。这些就是五味的禁忌，不可使之多食。

6［**原文**］毒药攻邪，五谷①为养，五果②为助，五畜③为益，五菜为充④，气味合而服之，以补精益气。此五者，有辛酸甘苦咸，各有所利，或散或收，或缓或急，或坚或软，四时五脏，病随五味所宜也。(《素问·脏气法时论》)

［**注释**］

①五谷：指粳米、小豆、麦、大豆、黍。

②五果：指桃、李、杏、栗、枣。

③五畜：指牛、羊、猪、狗、鸡。

④五菜为充：五菜，指冬葵、薤、藿、葱、韭。充，指充实、充养。

[**释义**] 凡用中药攻逐病邪，必须用五谷以帮助充养五脏之气；用五果协助五谷营养人体；用五畜来补益五脏；用五菜来充养脏腑。这五类食物各有辛、酸、甘、苦、咸的不同性味，对五脏发挥各自不同的补益及辅助治疗作用。食物中有的帮助辛散，有的帮助酸收，有的帮助缓急，有的帮助软坚散结等等。具体应用时应根据四季的不同和五脏之气的偏盛偏衰，所苦所欲等情况，随其所宜而给予恰当的饮食调理。

7 [**原文**] 肥者令人内热，甘者令人中满，故其气上溢，转为消渴。

[**阐释**] 中医主张饮食清淡，从古到今的养生经验告诉我们饮食清淡是长寿的重要原因之一，而食肥甘厚味是引起老年人高血压、糖尿病、动脉硬化、冠心病的重要因素，所以护理人员应对病人进行科学的饮食指导。

8 [**原文**] 阴之所生，本在五味，阴之五官，伤在五味。(《素问·生气通天论》)

[**阐释**] 阴精之化生来源于饮食五味，而五味过度又能损害五脏，所以饮食应尽可能多样化，以保证营养的全面和足量。

9 [**原文**] 凡饮食滋味，以养于生，食之有妨，反能为害，须知切忌者矣。所食之味，有与病相宜，有与身相害，若得其宜则益体，害则成疾，以此致危，例皆难疗。(《金匮要略·禽兽鱼虫禁忌并治第二十四》)

[**阐释**] 饮食滋味中也有四性五味之分，各有归经。疾病有寒热虚实和各脏各腑的不同，宜忌分明。饮食得宜则可助正祛邪，饮食失宜则会助病伤正。犹如水能载舟，亦能覆舟。由此可见对于病人的饮食调理，必须注意辨证。

10 [**原文**] 师曰：五脏病各有所得①者愈，五脏病各有所恶②，各随其所不喜者为病。病者素不应食，而反暴

思之，必发热也。(《金匮要略·脏腑经络先后病脉证第一》)

［注释］

①所得：指适合病人的饮食居处。

②所恶（wu 务）：指病人不喜欢的饮食居处。

［释义］老师说：心肝脾肺肾五脏的病，各有适合病情的饮食居处。适合者，为五脏病所得，所得则病愈。同样，五脏病对饮食居处各有所恶，各脏随其所不喜好的饮食居处而患病。病人平素不喜欢的饮食，现在反而非常想吃，这是因为脏气为邪气所改变，多半会引起发热症状。

［阐释］对病人的饮食调理，一要根据五脏之喜恶，二要根据脏气是否为邪气所改变，具体情况具体分析，示人以饮食调理方面的辨证施护。

11［原文］戴人①常曰：胃为水谷之海，不可虚怯②，虚怯则百邪皆入矣。或思荤茹③，虽与病相反，亦令少食，图引浆粥，此权变之道也。若专以淡粥④责之，则病人不悦而食减，久则病增损变，世俗误人矣。(《儒门事亲·九卷·杂记九门》)

［注释］

①戴人：金元四大家之一的张子和，又叫张从正。

②虚怯：这里不仅指空虚，而且指脾胃受到伤害。

③荤茹：泛指肉类食物。

④淡粥：清稀饭。

12［原文］凡风病，通忌五辛生冷甘滑油腻之类。凡伤寒时气，忌羊肉杂食，及病差①后，尤忌肉食。凡热病新瘥①及大病之后，食猪肉及腹、血、肥鱼、油腻等，必大下痢。又食饼饵②、粟、黍、诒脯、鲙炙③、枣、栗诸果及坚实难消之物，必更结热。以药下之，则胃中虚冷，下痢不禁难救。凡脚气之病，极须慎房室、羊肉、牛肉、鱼、蒜、蕺菜④、菘菜⑤、瓠子⑥、酒面、酥油、乳糜、猪、鸡、鹅、鸭，有方用鲤鱼头等。此并切禁，不得犯之，并忌大怒，生果子、酥酢⑦之食，又特忌瓠子、蕺菜，犯之一世治不愈。凡癥瘕癖积，忌生冷、酥、滑物。凡吐逆下痢等，忌生冷酥滑腻物。凡噎塞胀满，及痼冷诸气，并忌生冷。凡积热，忌鱼酒面等。凡咳嗽、咯血、吐血，忌诸热物。凡痰饮忌酒、酢。凡消渴，忌房室。凡水气，忌羊头蹄及盐，一切咸物。凡服药，不可食生胡荽、诸滑物及果实，肥猪犬肉，油腻羹、鱼鲙、腥臊⑧等物。(《普济方·第一册·五卷·论服饵》)

[**注释**]

①差（cuo 搓）：同“瘥”，病愈。

②饼饵：饼一类的面食。

③鲙（kuai 快）炙：鲙，细切的鱼肉。鲙炙，在此泛指美味佳肴。

④蕺（ji 击）菜：即鱼腥草，多年生草本植物，茎和叶有腥味，是一种受人喜欢的野菜。全草可入药，清热解毒。

⑤菘（song 松）菜：即白菜。

⑥瓠（hu 户）子：一年生草本植物，爬蔓，夏开白花，果实长圆形，嫩时可吃。

⑦酥酢（zuo 作）：有醋酸味的油炸松脆食品。

⑧腥臊（sao 嫂）：腥，像鱼一样的气味。臊，像尿味或某种难闻的气味。

13 [**原文**] 饮食何须忌口，冷腻硬物休餐……欲思食，但可喜者便可与之以接补脾胃。如思此物而不与，

恐逆其胃气，而反不致能食也，但不可太过。又生冷伤脾，硬物难化，肥甘滑肠，所当禁耳。(《外科正宗·卷一·痈疽》)

14［**原文**］若夫大病之后，客邪新去，胃口方开，几微[①]之气所为接续，多与[②]早与迟与，皆非所宜。宜先以粥饮，次糊饮，次糜饮，循序渐进，先后勿失其时。当设炉火，昼夜勿令断绝，以备不时[③]之用，思谷即与，稍缓则胃饥如灼，再缓则胃气伤，反不思食矣。即不思食，若照前与之，虽食而弗化，弗化则伤之又伤。不为食复者，当如初进法。若更多与，及黏硬之物，胃气壅甚，必胀满难支，气绝谷存，乃至反复颠倒，形神俱脱而死矣。(《温疫论·下卷·调理法》)

［**注释**］

①几微：微弱之意。

②与：给予。

③不时：即随时。

［**阐释**］大病之后，脾胃虚弱。饮食宜由稀到稠，由素到荤，由简单到复杂，脾胃方可逐渐适应。这是饮食调理至为精细的论述。

15［**原文**］古人治病，虽赖乎药，亦资于饵，药之所忌，关乎人之死生，饵之宜忌，涉乎病之轻重。

凡病人恣啖[①]无忌，以致证候因循反复，变态无常，固然不可，而每有断戒几尽[②]，若无可啖者，亦不通甚[③]也。(《外科证治全书·卷一·饮食宜忌论》)

［**注释**］

①啖（dan 但）：吃。

②断戒几尽：指禁忌过多，几乎到了无物可吃的地步。

③不通甚：指非常不通情理。

［**阐释**］对于病人来说，日常饮食和药疗同等重要，在疾病的过程中可因饮食的不当再次使病情恶化或反复，但不能因为忌怕食物引起不良作用而使病人得不到充足营养，所以护理人员有义务掌握正确的饮食禁忌，对病人进行指导。

16［**原文**］养病歌

大病只宜治八分，治得八分好温存，虽有余波莫用汤[①]，或丸或散最为良，只吃二分[②]善将养，全靠米面为主张。饮食不妨任所欲，或咸或淡不宜拘，纵然适口莫浪食[③]，只吃八分便已足，鸡鱼肉蛋莫轻尝[④]，青菜稀粥养生王[⑤]……久病之人多虚热，生梨生藕时一啜[⑥]；久病之人多好馋，美味美果时一餐，蜻蜓点水不宜多，用得好时养太和[⑦]，我说这话皆经过，养病之人细吟哦[⑧]。(《珍本医书集成·十四册·蠢子医》)

［**注释**］

①汤：指熬好的中药，又叫汤剂。

②二分：大病之后，开胃饮食只宜先吃两分饱。

③浪食：没有节制地胡乱吃饮食。

④鸡鱼肉蛋莫轻尝：意为鸡鱼肉蛋等“肥甘厚味”，难于消化的食物，脾胃功能不好时不要轻易去品尝。

⑤青菜稀粥养生王：意为蔬菜、稀粥等清淡之品，才是养生（包括病后饮食调理）最好的东西。

⑥啜（chuo 戳）：饮，喝。

⑦太和：指平安、祥和。

⑧吟哦：此指思量、考虑、斟酌。

［**阐释**］疾病康复期宜饮食清淡，少量多餐，使脾胃功能逐

渐得到恢复。

17［**原文**］凡病势方盛，气机郁遏之时，不可骤进食物、烟、酒、五辛，炙煿厚味，皆能助火生热。鱼腥、面食、油腻、生冷皆滞膈生痰，阻碍脾胃。服药之人谨遵禁忌，方保无虞①。每有骄矜②之人，以医药为儿戏，以禁忌当虚文，疾病患身，任性自便，强食厚味，饱食生冷，及至病变，反归咎于医之无效。殊不知医之受谤③不过损名，病至伤生，医何能代？知命者，可以此为戒。(《医药卫生录·饮食部》)

［**注释**］

①无虞（yu 于）：没有忧虑

②矜（jin 今）：自尊自大。

③受谤：受人诽谤。

［**阐释**］有关食物宜忌，各家论述不同。有的主张根据病人需求给食；有的主张禁忌不宜太过；有的主张凡生冷硬物休餐；有的主张久病之后食物应如蜻蜓点水，只吃很少一点；明代朱橚（xiao 萧）则总结了各种疾病的饮食禁忌。总之，不可拘泥一家之说，应根据病情的属性，辨证施食。

值得注意的是：大病之后只吃二分饱，一般病人只吃八分饱；饮食先稀后稠，先素后荤，先简单后复杂，脾胃方可逐渐适应。这些饮食调理至为精细的论述，即使在今天看来，其科学性、先进性、实用性，仍有其相当的价值。世界卫生组织 WHO 极力推介的维多利亚宣言中，三个里程碑的第一个“平衡饮食”里的许多内容，与上述观点不谋而合。相信中国古代先贤的睿智对见多识广的 WHO 专家教授们是有深远而广泛影响的。

二、饮水宜忌

1［**原文**］发汗后，饮水多，必喘，以水灌之亦喘。

（《伤寒论·辨太阳病脉证并治中》）

［释义］ 患伤寒表热病，用药发汗后，汗出再伤津液，病人想要饮水，只宜少少饮之，因汗后阳微不化水，如果饮水过多，水停心下，水寒射肺必然发喘。

2 **［原文］** 凡病非大渴，不可与冷水，若小渴，口咽干，小小呷，滋润之。若大渴烦躁甚，能饮一斗者，与五升；能饮一升者，与半升。若仍不与，则干燥无由，作烦喘而死者多矣。但勿令足意饮也。若大汗将来，躁渴甚者，但足意饮之无疑。常人见因渴饮水而汗。见小渴，遂强与之，致饮停心下，满结、喘而死者多矣。其有脉数，尚可作汗而解者，出于天幸也。（《伤寒总病论·二卷·可水不可水证》）

［释义］ 凡是病人并非大渴，不可让喝冷水。若稍微感到口渴，咽喉干燥，只能稍稍给点水，慢慢咽下以滋润咽喉。如病人大渴，烦躁非常厉害的，能喝一斗水的，只给予五升；能饮一升的，只给予半升。如果仍然不给喝水，就没有道理了，由此因干燥引起烦渴喘满而死的患者很多，只是不能让病人任意饮水。如果病人有将出大汗的征象，烦躁、口渴很甚的，只管让病人随意饮水没有问题。人们常常见到，只想到口渴饮水后能发汗，于是见病人微微口渴，就强迫病人喝很多水，导致饮停心下，喘满、结胸而死亡者例子很多。其中有的病人脉数，勉强饮水后，尚且可发汗而使病痊愈，这种情况只是侥幸而已。

［阐释］ 给病人饮水必须根据病情，辨证施予。至于给多给少，或不让其饮水，应灵活掌握。绝不可能认为多饮水能排除毒素，一味强调多饮，此点给现代护理提供了不少启示。

3 **［原文］** 病中固宜节食，尤宜节饮。食伤人所易知，饮伤人都不觉。不唯茶汤浆酒，以及冰泉瓜果之伤，谓之饮伤。即服药过多，亦谓之伤饮。其见证也，轻则腹满肠鸣，为呕、为吐；重则腹急如鼓，为喘、为呃，甚则紧闭牙关，涎流口角，昏愦不醒人事，状类中风。(《养生三要·病家须知》)

[**阐释**] 服中药汤剂须掌握适量，喜斗碗大量服药者特别要注意。

4 [**原文**]《内经》云：临病人问所便[1]，夫病人之所便，即病情真实之所在也。如《伤寒论》云：欲饮水者，稍稍饮之。盖实火烦渴得水则解，未当禁冷饮也，乃医家病家凡遇欲冷水之人，一概禁止，并有伏暑之病，有热无湿，得西瓜而即愈者。病人哀求欲饮，亦绝不肯与，致烦渴而死，如此之类不可枚举。盖病者之性情，体质，有能受温热者，有能受寒凉者，各有不同，乃必强而从我为害。实深为病人所嗜好而与病相害者，则医者宜开导之类，此不可纵欲，以益其疾。若与病无碍，而病人之所喜，则从病人之便，即所以治其病也，不可不知。(《医药卫生录·饮食部》)

[**注释**]

①便：意愿、要求、希望。

[**阐释**] 本文论述全面，可作为上述各条内容的总结。饮水问题，也是现代护理的重要内容之一。给与不给，给多给少，给的时间，给何种类为宜，大有学问。这一点，古与今、中与外的观点如此契合，足见祖国医学的远见卓识。

第四节　食　疗

药能驱邪助正，饮食之味也能却病保健。正如古人所说：病得其养，即饮食亦能为药；失其养，即药也可为病；药补不如食补。古籍中对食疗论述颇详，并有专书论及，本节仅引部分原文阐释食疗内容，说明食疗在护理中的重要意义。

一、论饮食为药

1［**原文**］喻嘉言[①]曰："细会其大意谓精生于谷，谷入少而不生血，血自不能化精"。《内经》于精不足者必补之以味，味者，五谷之味也，补以味而节其劳，则积贮渐富，大命不倾[②]。(《不居集·上·十卷》)

［**注释**］

①喻嘉言：初清医学家，名喻昌，号嘉言，今江西南昌人，著《尚论篇》、《尚论后篇》，对《伤寒论》及后世注释加以评论阐发，又著有《医门法律》、《寓意草》等，更重视辨证施治。

②大命不倾：倾，倒塌。此指生命不会受到威胁。

［**阐释**］饮食可作为补养精血的药，现代医学也认为平衡膳食是保持人体健康至关重要的一个环节。中西医在这一点上有高度的一致性。

2［**原文**］孙真人[①]有言曰：医者先晓病源，知其所犯，以食治之，食疗不愈，然后议药，不特老人小孩相宜，凡颐养[②]及久病厌药者，亦未为不可也。(《寿世青编·病后调理服食法》)

［**注释**］

①孙真人：指孙思邈。

②颐（yi 颐）养：保养。

［**释义**］孙思邈曾经说过：医生治病应当先了解发病的根源，知道病因后，首先用饮食来进行调养，食疗不愈，然后再用药物。食疗不只适合于老人小孩，凡喜好保健养生的人和久病厌

倦吃药的人，又何尝不可以用食疗呢！

[**阐释**] 孙思邈将食疗放到治病调理的首要位置，充分说明食疗的重要性及使用的广泛性。并强调食疗也因先晓病源，辨证施食。若长期用药无效者更宜以食疗调养为主。

3 [**原文**] 万病皆从口入，何为食反能治病耶？……盖饮养阴气，食养阳气，《内经》言之详矣……唯知药可治病，不知饮食起居之间，能自省察①，得以却病延年也。古人食治之方，良有深意，卫生者②鉴之。（《寿世青编·病后调理服食法》）

[**注释**]

①省察：此指体会、观察，并付之于实践。

②卫生者：随时留意自己身体健康的人。

4 [**原文**] 饮食治法，如发散用姜、葱、蒜；热用椒、茴；凉用瓜、蔗、梨、藕；补用莲、芡、柿、乌鸡、羊肝、牛乳，以及盐、油、糖、蜜、酒、醋、茶水、糕粥之类，古皆疗疾①，特有忌者当慎耳②。（《理瀹骈文·续增略言》）

[**注释**]

①古皆疗疾：古代都用来治疗疾病。

②特有忌者当慎耳：只是有些疾病对于某些饮食有所禁忌，所以应当慎用罢了。特，只是；耳，罢了。

二、粥谱说

1 [**原文**] 病中食粥，宜淡食，清火利水，能使五脏安和，确有明验，患泄泻者尤验。《内经》曰：胃阳弱而百病生，脾阴足而万邪息。脾胃乃后天之本，老年更以调脾胃为切要。（《养生随笔·老老恒言·慎药》）

［**阐释**］病后喝粥易于消化吸收，不伤脾胃。粥中之饮可养脾阴，粥中之食可助胃气。脾阴足则能渗利解毒，胃阳足则可助正驱邪。

2［**原文**］粥能益人，老年尤宜……粥宜空心食，或作晚餐也可，但勿再食他物……食宜过热即致微汗，亦足通利血脉。

上品三十六

莲肉粥　藕粥　荷蒂粥　芡实粥　薏苡粥　扁豆粥　御米粥（罂粟子，水研滤浆入粥和竹沥）　姜粥　香稻叶粥　丝瓜叶粥　桑芽粥　胡桃粥　杏仁粥　胡麻粥　松仁粥　菊苗粥　菊花粥　梅花粥　佛手柑粥　百合粥　砂仁粥　五加芽粥　枸杞叶粥　枇杷叶粥　茗（晚采为茗、浓煎加姜）粥　苏叶粥　苏子粥　藿香粥　薄荷粥　松叶粥　柏叶粥　花椒粥　栗香粥　绿豆粥　鹿尾（慈山参加鹿尾）粥　燕窝粥……

中品二十七

山药粥　白茯苓粥　赤小豆粥　蚕豆粥　面粥　蔗浆粥　天花粉粥　龙眼肉粥　大枣粥　柿饼粥　枸杞粥　木耳粥　枳椇粥　肉粥　淡菜粥　鸡汁粥　鸭汁粥　海参粥　白鲞（诸鱼干者皆为鲞，不及石首鱼加姜鼓）粥……

下品三十七

酸枣仁粥　车前子粥　肉苁蓉粥　牛蒡根粥　郁李仁粥　大麻仁粥　榆皮粥　桑白皮粥　麦门冬粥　地黄粥　常山粥　吴茱萸粥　白石英粥　紫石英粥　白石脂粥　慈石粥　滑石粥　葱白粥　莱菔子粥　莱菔粥　甜

菜粥　秃菜根（即野甜菜，俗名牛舌头）粥　芥菜粥　韭叶粥　薤子粥　苋菜粥　鹿肾粥　羊肾粥　猪髓粥　猪肚粥　羊肉粥　羊肝粥　羊背骨粥　大肉粥　麻雀粥（麻雀炒熟，酒略者加姜和米作粥）　鲤鱼粥　菠菜粥（《养生随笔·老老恒言·粥谱说》）

［**阐释**］上述药粥寒热温凉补泻齐备。可用于多种疾病的不同的证型，在辨证的基础上适当选用，无须拘泥于上、中、下三品。

3［**原文**］葱粥：治伤风鼻塞，妊娠胎动，产后血晕。用糯米煮粥，临熟入葱数茎，再略沸食之。

羊脂粥：治半身不遂中风。用羊脂入粳米与葱白、姜、椒、鼓煮粥，日食一具，十日效。

苍耳粥：治目暗不明，及诸风鼻流清涕，兼治下血痔疮。用苍耳子五钱，取汁和米三合煮食。

干姜粥：治一切寒冷，气郁心痛，胸腹胀满。用白米四合，入干姜、良姜各一两煮食。

茱萸粥：治心气痛不止，胸腹胀满。用吴茱萸两分和米煮粥食之。

绿豆粥：解暑渴……

薏苡粥：去湿气肿胀，利肠胃，功胜诸药……

赤豆粥：利小便，消水肿脚气，避邪疠。赤小豆淘净，同陈仓米对配煮粥，空腹食。

生地粥：滋阴润肺，及妊娠胎漏、下血目赤。生地捣汁，米二合，煮熟入汁一合，调匀再煮，加熟蜜少许，空心服。

人乳粥：润肺通肠，补虚养血。用壮实无疾女人乳汁，候粥半熟，去汤下乳，代汤煮熟，置碗中，加酥油一二钱，调匀食。

竹沥粥：治痰火如神……以竹沥下半杯……

人参粥：治翻胃吐酸，及病后脾虚。用粟米一合，煮粥，入人参末、姜汁各五钱，和匀空心食。

门冬粥：治咳嗽及翻胃。用麦门冬浸汁，和米煮粥，孕妇食之亦宜。

芡实粥：益精气，强智力，聪耳目。用芡实去壳三合，新者研如膏，陈者作粉，和粳米三合煮粥食。

扁豆粥：益精补脾，又治霍乱吐泻。白扁豆半斤，先煮豆烂去皮，入人参二钱，下米煮粥。

山药粥：补下元固肠止泻。淮山药为末四合，配六分米煮食。

萝卜粥：消食利膈……

松子粥：润心肺和大肠……

莱菔子粥：治气喘……

猪肾粥：治脚气顽痹，行履不便，疼痛不止。猪肾两枚，切碎，葱白五茎，米三合，同煮，临熟加盐，豉、椒，调和食之。

羊肾粥、鹿肾粥：法同治同。

胡桃粥：治阳虚腰痛及石淋五痔……

羊肝粥、鸡肝粥、鸡汁粥并治虚劳。(《珍本医书集成·十四·寿世青编·病后调养服食法》)

[**阐释**] 以上虽立各粥所治之证，但在临床应用时仍须在辨证的基础上灵活选用。

第五节　诸　复

复者，疾病反复发作如初也。疾病新愈，肌表气血耗于外，脏腑精气损于内，身体非常虚弱。如果起居失宜，劳逸失度，房事不慎，饮食不节，极易导致旧病复发。中医古籍中称为劳复、食复、房劳复等。本节介绍古代先贤如何预防疾病新愈后复发的护理措施，从中可以得到诸多启示。

一、劳复

1 **[原文]** 治笃①病新起，早劳……致欲死方：

烧鳖甲服方寸匕②……

又方浓煮……芦根亦佳。(《肘后备急方·卷二·治时气病起诸复劳方第十四》)

[注释]

①笃（du 睹）：病沉重。

②方寸匕（比）：匕，古代取1寸见方的粉末状药物为一方寸匕，其重量约合现制1.5克。

[释义] 治疗重病新愈，因劳动过早……导致原病复发欲死的患者，方法是：

将鳖甲煅炙后研成极细粉末，每次口服1.5克。

另一方为将芦根煎浓汁后内服……效果也非常好。

[阐释] 上法不能概括所有的重病劳复者。如属过劳伤阴，阴虚潮热者，可服鳖甲汤；若因劳而生热，阴不甚亏者宜用芦根浓汁。又一说：服鳖甲细末宜用米汤送下。

2 **[原文]** 病新瘥后，气血津液虚耗，慎勿为诸劳动事，凡语言思虑劳神，梳头浴澡颓①劳力。劳则生热而复病如初也。(《证治准绳·三册·七卷·伤寒》)

[注释]

①颓（tui 退）劳：过劳而导致身体极度衰弱。

[阐释] 凡因过劳而疾病复发者，尤宜休息调养，舍此别无

二法。

3［**原文**］大病新瘥[①]后，气血尚虚，余热未尽，宜安卧静养。设或早起劳动，忧愁思虑则伤神，况用力乎。谚语曰：诸劳皆复。(《张氏医通·下卷·伤寒续论·瘥后诸复》)

［**注释**］

①瘥：恢复。

4［**原文**］劳复：复者，其病如初也，新瘥气血虚，梳洗太早，思虑动作太过而成。

麦门冬粥：《宝鉴》[①]治劳复气欲绝，能起死回生。生甘草炙三钱，麦门冬二钱，粳米一合[②]，水二盏[③]，先煎粳米令熟，去米入二药及枣二枚，青竹叶十五片，煎至一盏温服，加人参尤妙。(《济众新编·卷一·寒》)

［**注释**］

①《宝鉴》：即《卫生宝鉴》，元·罗天益撰。全书共分为四部分，二十四卷，分类收集方剂七百余首，汇编成书。

②合：古代容量单位。

③盏：浅而小的杯、碟。古代常作为容量单位来使用。

5［**原文**］劳复：大病新瘥，最忌思虑劳神，多言耗气。梳浴行动太早，则因劳而发热，复病如初。(《珍本医书集成·四册·伤寒括要》)

［**阐释**］大病刚愈，气血尚虚，固然应当休息静养。梳头、洗浴等轻微活动不必过于禁止，但过劳绝对不可。小劳（轻微活动）形体以流通气血、活动筋骨，一般来说对人体非常有益，而且非常必要。

病后适当休息，是护理的重要内容，切不可等闲视之。但是，劳和逸特别要掌握一个度：过劳不行，有劳复之变；过逸也不行，关节僵硬、肌肉萎缩、骨质疏松这一系列症状将接踵而至。故以医护人员指导下的“小劳”为最好。

二、食复

1［原文］帝曰：热病已愈，时有所遗[①]者何也？岐伯曰：诸遗者，热甚而强食之，故有所遗也。若此者，皆病已衰而热有所藏，因其谷气相搏[②]，两热相合，故有所遗也……帝曰：热病当何禁之？岐伯曰：病热少愈，食肉则复[③]，多食则遗，此其禁也。(《素问·热论》)

［注释］

①遗：杨上善认为是余热。

②搏：此处指对打、搏斗、相互争斗。

③复：旧病复发。

［释义］黄帝问道：热病已经治愈，而有时余热遗留不去，是什么道理呢？岐伯回答：凡是热病愈后余热不清的病人，都是因为发热重笃之时，勉强多进饮食，所以热不能退尽而有所遗留。此种病人，在病邪日渐衰退但蕴藏在内的余热尚未清除时勉强进食，则食物入胃化热，与原先的热邪相结合，就会出现余热不清的后遗症……黄帝又问：热病有什么禁忌吗？岐伯答：病人发热稍退，消化机能尚未恢复正常，这时如果吃肉类煎炸等难以消化的食物，会使病情再度复发；如果吃过量的饮食，可使余热久久停留体内不去，所以“食肉”及“多食”，两者都是热病病人的护理中所当禁忌的。

［阐释］《素问》将热病“食复”的病因病理阐述得十分详细，为后世研究热病新愈的饮食调护法奠定了厚实的理论基础。

2［原文］病人脉已解，而日暮微烦，以病新瘥，人

强与谷，脾胃气尚弱，不能消谷，故令微烦，损谷则愈。(《伤寒论·辨阴阳易瘥后劳复病脉证并治》)

［释义］病人的脉象已经正常，但见晚上微烦的症状。这是由于伤寒病刚好，脾胃功能还很虚弱，如果勉强进食多半不能消化，食物积滞化热，所以使病人出现微烦症状。此时只要减少进食量，无需用药，轻微的烦躁症状自然消失。

3［原文］凡得毒病[1]愈后……又进食面食、胡蒜[2]、韭、薤、生菜[3]、虾、鲄[4]辈，食此多致复发，则难治。又令到他年数发也。(《肘后备急方·卷之二·治时气病起诸复劳方第十四》)

［注释］

①毒病：时行病。

②胡蒜：疑为胡荽之误。民间经验，胡荽为发（病之）物。

③生菜：此指凡是未经高温的蔬菜。

④鲄（ju居）鱼：即鲄鱼，温带淡水鱼类的一种，体小，侧扁成圆筒形。

［释义］凡患时行病愈后……应当禁忌一段时间吃面食、胡荽、韭、薤、生菜、虾、鱼等。如果愈后又吃这些食物，多半会引起原病复发。复发后不但治疗起来很困难，而且还会引起以后经常反复发作等诸多烦恼。

4［原文］时病新愈，食蒜脍[1]者，病发，必致大困。时病新愈，食犬羊肉者，必作骨蒸热。时病新愈，食生枣及羊肉，必作膈上热蒸。时病新愈，食生菜，令人颜色[2]终身不平复[3]。时病新愈，饮酒食韭，病必复作。(《养生三要·病家须知》)

［注释］

①脍（kuai快）：美味，一般指切得很细、制作精美的肉类。

②颜色：指面色。

③不平复：意为不好。

5［原文］防于复然，申华佗病瘥皆断之戒。(《理瀹骈文》)

［释义］(根据原注释之意为：）疾病瘥愈后，要注意防止它复发，这就需要重申华佗的劝戒：病瘥七日内，酒、肉、五辛、油、面、生冷、醋、黏、滑、房室，皆要禁忌。又如膨胀（水肿，腹部膨胀）愈后宜禁盐、酱、醋一百二十日。其他如吐血、噎膈、黄疸、淋症等病，也应忌多盐饮食。

6［原文］其饮食复者，乃曰多食，过食内滞则复。余邪因食滞而复聚也。又曰：食谷则危，饮酒则剧。(《医效秘传·二卷·食复》)

［阐释］《素问》提出了热病食复的理论依据。继《素问》之后，经《伤寒》而《肘后》而《养生三要》，均在《素问》的基础上更加具体地阐发了热病初愈的饮食宜忌。及至《理瀹骈文》、《医效秘传》，又将热病的饮食宜忌引申、扩大到各种疾病初愈时，预防食复的饮食宜忌。对病后饮食调理，总结得更加细致、全面，更加切合病情实际而进行调护。

三、房劳复

1［原文］病新瘥后，精血枯燥，切不可为房事。犯房事劳复必死……新瘥强人足两月，虚人足百日则无复病矣。(《证治准绳·三册·伤寒·七卷》)

［释义］患病新愈不久，精血枯燥不足，应切忌房事。若触犯房事之禁，损伤本已不足的精血，虚而再虚，以致原病乘虚而复发，再来救治非常困难……一般而言，身体强壮的人病新愈后，宜忌房事两个月；若患者体质虚弱，应当忌房事一百天，这

样疾病复发的机会就很少了。

2［**原文**］阴阳易：男病新瘥，女与之交，而反得病，曰阳易；女病新瘥，男与之交，而反得病，曰阴易，言其毒如换易之也。（《济众新编·卷一·寒》）

［**阐释**］所谓阴阳易，除上述虚上加虚之外，还含有交叉感染之意。男病传女为阳易；女病传男为阴易。凡时行传染病初愈，均宜禁忌房事。关于忌房事，古代先贤强调再三，独具中国特色。

3［**原文**］瘥后早犯女色而病者，名女劳复。（《温热经纬·余师愚疫病篇》）

［**阐释**］温热病本已伤阴，刚痊愈后又不禁房劳则伤之又伤而引起阴虚发热，余热与虚热相合，原病极易复发。

4［**原文**］房劳复：瘥后犯房事而复，名房劳复。其候头重、眼花、腰背痛、小腹里急、心胸烦闷。（《珍本医书集成·四册·伤寒括要》）

第六节　病后调理

生病之后，除了去医院看病就诊外，病后正确而及时的调理更是杜绝疾病复发的重要环节。只有正确的医疗护理，并注意病后调养，身体才能慢慢恢复健康。中医古籍中有关病后调理法内容非常丰富，如静养，戒房事，多种饮食宜忌，适劳逸，节七情等等。下面选其精要，略其重复加以阐释。

1［**原文**］其久病者，有气从不康，病去而瘠[①]奈何？岐伯曰：昭乎哉！圣人之问也！化不可代，时不可违[②]，夫经络以[③]通，血气以[③]从，复其不足，与众齐同，养之

和之，静以待时④，谨守其气，无使倾移⑤，其形乃彰，生气以长，命曰圣王。(《素问·五常政大论》)

[**注释**]

①瘠（jī 吉）：瘦弱。

②化不可代，时不可违：万物生化，不可以人力代替；四季气候的变化规律，不可以随意违背。

③以：在此通“已”。

④静以待时：《类经》十二卷十二注：“静以待时者，预有修而待时以复也。如阳虚者喜春夏，阴虚者喜秋冬，病在肝者愈在夏，病在心者愈在长夏，病在脾者愈在秋，病在肺者愈在冬，病在肾者愈在春，皆其义也。”

⑤倾移：倾斜变动而不易保持平衡。

[**释义**] 久病的人，有的气机已经顺适，而身体仍不康健，病虽痊愈而形体依然瘦弱，应当怎样调养呢？岐伯说：这真是只有圣人才能提出的高明问题啊！运气主变化，四时有顺序，是天地的自然规律，不能以人力去代替它，更不可违背它。若经络已经畅通，气血已经和顺，使不足的正气得到充分的恢复。仍应与健康人一样，必须注意保养，使内外协调，静心等待天时，谨慎守护其真气，不使其出现偏差，其形体就可以逐渐壮实，生气就可以不断长养。能做到这样的人就叫作“圣王”。

[**阐释**] 本文所论，久病之后身体无法很快康复，须待天时以助，这是人与自然相应的规律，所谓“天人合一”就是这个道理，有一定的临床意义。但不能适应所有疾病，仅适合某些与季节气候密切相关的疾病。更为重要的还是要靠饮食营养，适度劳逸，慎调七情，注意寒温调理等，身体才能慢慢康复。

2 [**原文**] 病当未愈而求愈时，欲不得逞，志不敢肆，凡语言动止，饥饱寒温，以及情形喜怒之间，无不小心翼翼。自然逆可转顺，不期愈而不愈者鲜矣。愈则此心不觉康强自慰，保护渐疏，恣口吻也，爽寒温也，多语言也，费营虑也，近房室也，顺性情而烦恼也，广应酬而不自知为劳且伤也。有诸病不反加于此者无矣。因忆孟夫子[①]生于忧患，死于安乐之说，信不可不书诸绅[②]，而铭座右也。(《养生三要·病家须知》)

［**注释**］

①孟夫子：春秋时期继孔子之后儒家学派的另一位大师，俗称“孔孟”，称孟子为亚圣。

②绅（shen 身）：绅士。古时对有势力、有地位的人之称呼。

3［**原文**］凡泻病、痢病、虫病、疳病、水病、酒病、疸病，于初愈时，不可骤服滋补之药。盖此数病，以湿热为原。滋补之药，乃助湿热之尤者，骤尔服之，鲜不致害。(《养生三要·病家须知》)

［**阐释**］本文提出一个重要原则：凡是湿热诸病初愈之时，不可骤服滋补之品。如果确实因病情需要进食补品，也只能轻补渐进；如果骤然猛进，只会越补越壅滞，湿热不但未去，更添脾胃受损等新病，患者必遭其害。这一点无疑也是中医食疗护理中的精华所在。

4［**原文**］凡一切病后将愈，表里气血耗于外，脏腑精神损于内，形体虚弱，倦怠少力，乃其常也。宜安心静养，调和脾胃为要。防风寒，慎起居，戒恼怒，节饮食，忌房劳，除妄想，是其切要。若或犯之，即良医也难奏功矣。勿以生命等蜉蝣[①]，如灯蛾之扑焰，自损其躯哉，戒之戒之，例次如下：

初愈务宜衣被适寒温，如太热发渴，心烦、助虚热。

如寒则又令外邪仍入内。

切痛，忌食猪脂、湿面、鸡、羊、腻滞、煎炒等物，犯之复发难治。

中风后，忌服辛散香燥等药，及猪、羊、鹅、鸡、鱼腥、荞面、芋、蛋滞气发病等物。

病后切忌房劳，犯之舌出数寸死。

劳嗽发热，水肿，喘急宜淡食，忌盐物。

产后切禁寒凉等物，虽在酷暑之日，亦所不宜，世多误用，以致伤生，特为拈出。

痘疹后，不善调摄，多致危殆，因其忽略保护故也。(《珍本医书集成·十四册·寿世青编·病后调理服食法》)

[注释]

①蜉蝣（fu you 浮由）：一种寿命只有数小时至一周的昆虫。以比喻生命的渺小与时间的短暂。

[阐释] 病后调理方法是调护人员必备的知识。病人出院时，护理人员应根据病情详细告诉患者调护的注意事宜。

中篇　调护技术

第一章　病情观察

四诊包括望、闻、问、切四种诊断方法，是中医诊察和收集疾病有关资料的基本方法，调护人员亦用四诊对病人进行观察。因此四诊是调护人员的基本功之一。中医学认为人体是一个有机的整体，局部的病变可以影响全身；内脏的病变，也可从五官、四肢等体表反映出来。正如《丹溪心法》所说："盖有诸内，必形诸外。"调护者通过目察、耳闻、鼻嗅、口问、触摸按压等"以外测内"的诊察方法，可以了解病因、病性、病势、治疗效果与反应，同时可以及早发现危重症及并发症，从而为辨证施护提供可靠的依据。

历代医籍对四诊论述颇详，现摘录部分内容，以观其貌。

第一节　四诊原则

历代医家指出观察疾病时，必须集中精力、一丝不苟、细致、准确，同时要重视人与自然界的统一性，才能全面掌握疾病的反应、本质及变化规律，有效地进行治疗和护理。

一、认真观察

1［**原文**］积神于心，以知往今，故相气[①]不徽，不

知是非，属意勿去，乃知新故。(《灵枢·五色》)

[**注释**]

①相（xiang 项）气：即观察面部的气色。

[**释义**] 能够聚精会神地望诊辨证，便可以知道过去和现在的病证。如果不能细致地观察病人气色，就不能辨别疾病的趋向。所以必须专心致志、一丝不苟，才能无所迷惑，掌握疾病的变化规律。

二、注意人与自然界的关系

1 [**原文**] 天暑衣厚则腠理开，故汗出……天寒则腠理闭，气湿不行，水下留于膀胱，则为溺与气。(《灵枢·五癃津液别》)

[**释义**] 天气炎热时，人体阳气发泄，气血容易趋向于体表，表现为皮肤松弛，所以汗出；天气寒冷时，阳气收藏，气血容易趋向于里，表现为皮肤致密，少汗而多尿。

[**阐释**] 人是自然界的一部分，人体受自然界的影响，在自然环境变化时，人体必然发生相应的生理变化。此属正常情况，多不作病变。但若变化过度，而不作适当调护，亦可导致病变。这种“天人合一”的观点，很受后世所推崇。

2 [**原文**] 故阳气者，一日而主外，平旦①人气生，日中而阳气隆，日西而阳气已虚，气门②乃闭。(《素问·生气通天论》)

[**注释**]

①平旦：清晨太阳刚冒出地平线的时候。

②气门：毛孔。

[**释义**] 人身的阳气，白天主司体表，清晨的时候，阳气开始活跃，并趋向于外；中午时，阳气达到最旺盛的阶段；太阳偏西时，体表的阳气逐渐虚少，毛孔也开始闭合。

［阐释］这种人体阳气白天多趋于表，夜晚多趋于里的现象，反映了人体在昼夜阴阳的自然变化过程中，生理活动的适应性变化。

3［原文］夫百病者，多以旦慧昼安，夕加夜甚……朝则人气始生，病气衰，故旦慧；日中人气长，长则胜邪，故安；夕则人气始衰，邪气始生，故加；夜半人气入脏，邪气独居于身，故甚也。（《灵枢·顺气一日分四时》）

［释义］一般疾病，大多早晨病情较轻，白天较稳定，傍晚加重，夜间病重。因为早晨人体的阳气初升，阳气升则病气渐衰，所以病情转轻；中午人体阳气旺盛，阳气旺则能胜邪，所以病情安稳；傍晚则阳气下降，邪气渐胜，所以病情加重；夜半人体的阳气潜伏于内，邪气独盛于身，所以病情最重。

4［原文］肝病者，平旦慧①，下晡②甚，夜半静。（《素问·脏气法时论》）

［注释］

①慧：精神清爽。

②下晡：指申时（下午三点至五点）以后。晡，申时。

［释义］疾病在肝的人，早晨时精神清爽，下午后病情重，半夜时病情减轻，病人就安静了。

5［原文］心病者，日中慧，夜半甚，平旦静。（《素问·脏气法时论》）

［释义］疾病在心的人，中午时精神清爽，半夜时病情重，早晨病情减轻，病人就安静了。

6［原文］脾病者，日昳①慧，日出甚，下晡静。（《素问·脏气法时论》）

［注释］

①日昳（die 蝶）：太阳偏西。

［释义］疾病在脾的人，午后精神清爽，早晨则病情加重，下午后病情减轻，病人就安静了。

7［原文］肺病者，下晡慧，日中甚，夜半静。(《素问·脏气法时论》)

［释义］疾病在肺的人，下午后精神清爽，中午时病情重，半夜时病情减轻，病人就安静了。

8［原文］肾病者，夜半慧，四季甚[①]，下晡静。(《素问·脏气法时论》)

［注释］

①四季甚：指辰、戌、丑、未四个时辰，是一日中的四季，为土旺的时间，土能克水，故病加重。

［释义］疾病在肾的人，半夜时精神清爽，在一日中辰、戌、丑、未四个时辰病情加重，下午后病情减轻，病人就安静了。

第二节　四诊方法及内容

观察时，调护者主要通过望、闻、问、切四种方法，从各个不同角度对人体进行细致地观察，并把四诊的结果有机地结合起来，四诊合参才能全面系统地了解病情，做出正确的判断和护理。

一、望诊

1［原文］善诊者，察色按脉，先别阴阳。审清浊[①]而知部分[②]；视喘息，听声音而知所苦；视权衡规矩[③]而

知病所主；按尺寸④，观浮沉滑濇而知病所生。以治则无过⑤，以诊则不失矣。（《素问·阴阳应象大论》）

［注释］

①清浊：指面部的颜色。清者明，浊者暗。

②部分：指脏腑在颜面表现的五色部位。

③权衡规矩：象征四时不同的脉象。权为秤锤，衡为秤杆，圆形之器叫规，方形之器叫矩，即《素问·脉要精微论》所说："春应中规，夏应中矩，秋应中衡，冬应中权。"

④按尺寸：即摸脉。尺，指尺肤；寸，指寸口脉。

⑤过：失误。

［释义］精通诊察疾病方法的人，观察患者面容、神态和切按病人的脉象时，首先要辨别病证属阴属阳。审查颜面色泽的清明晦浊，可以知道病变的部位；望诊患者呼吸的缓急，听声音的粗细，可以知道病人的痛苦所在；诊察四时脉象的不同，可以知道疾病所属的脏腑；按尺肤的冷热，切寸口的浮沉、滑涩，可以知道疾病产生的原因。这样观察以避免误诊和误治。

［阐释］本段论述可以说是诊法的纲领，扼要阐明了望、闻、问、切四诊的方法和内容及其实用价值。只有四诊合参，以阴阳为纲，方能正确全面掌握疾病，从而辨证施护。

2 **［原文］**凡看病，先观形色，次及耳、目、口、鼻、唇舌、身体，次问胸腹及小腹。则病证病情了然矣。（《医学心悟入门·辨证诀》）

［阐释］观察时采用四诊的方法，从望诊开始，对病人逐一观察了解，然后综合四诊结果，就能作出正确的诊断。

（一）望神

1 **［原文］**视其外应，以知其内脏，则知所病矣。（《灵枢·本脏》）

［**释义**］通过望诊就可以了解到机体内部的某些病变。

2［**原文**］得神者昌，失神者亡。(《素问·移精变气论》)

［**阐释**］察神的存亡，对判断正气盛衰，疾病轻重预后有重要意义。神，是人体生命活动的外在表现，又指精神意识活动。它以精气为物质基础，是脏腑气血盛衰的外露征象，通过机体的形态动静、面部表情、语言气息等方面表现出来，所以中医观察病情时十分重视察神，所谓“望而知之谓之神”，其重要意义本条文已阐明。

3［**原文**］善乎神之为义，此生死之本，不可不察也。……以形证言之，则目光精彩，言语清亮，神思不乱，肌肉不削，气息如常，大小便不脱，若此者，虽其脉有可疑，尚无足虑，以其形之神在也。若目暗睛迷，形羸色败，喘息异常，泄泻不止，或通身大肉已脱，或两手循衣摸床，或无邪而言语失伦，……或忽然暴病即沉迷烦躁昏不知人，或一时卒倒即眼闭口开手撒遗尿，若此者，虽其脉无凶候，必死无疑，以其形之神去也。(《景岳全书·传患录·神气存亡论·卷二》)

［**阐释**］张景岳根据《内经》的精神和临床经验，具体提出以望病者的形态动静、面目表情、言语气息等来判断得神与失神，这在目前临床来讲仍具有重要意义。

（二）望色

1［**原文**］五脏六府固尽有部[①]，视其五色，黄赤为热，白为寒，青黑为痛，此所谓视而可见者也。(《素问·举痛论》)

［注释］

①固尽有部：指五脏在面部的表现，各有所主的固定部位。固，本来；尽，完全；部，部位。张志聪曰："五脏六府志气色，皆见于面，而各有所主之部位。"

［释义］五脏六府在颜面上本来就有一定的表现部位，察看它们的五色变化，可以判断疾病的性质。如黄色或红色属热证，白色属寒证，青色或黑色为疼痛。这就是所说的望而知之的诊法。

［阐释］凡面色明润光泽，都属于正常的范围。色泽的异常变化，是人体不同病理反应的表现，它既表现不同脏腑的病变，又反映不同性质的病邪，因此可以判断疾病的性质。

2［原文］故色见青如草兹①者死，黄如枳实②者死，黑如炲③者死，赤如衃④血者死，白如枯骨者死，此五色之见死也。青如翠羽⑤者生，赤如鸡冠者生，黄如蟹腹⑥者生，白如豕膏⑦者生，黑如乌羽⑧者生，此五色之见生也。(《素问·五脏生成篇》)

［注释］

①青如草兹：青而带黑的颜色。草兹，死草之色。

②黄如枳实：色黄而带青暗。

③黑如炲（tai 台）：色黑而灰黯。炲，煤灰。

④衃（pei 胚）：凝血，红而黯的颜色。

⑤青如翠羽：绿色的鸟羽，青绿有光泽。

⑥黄如蟹腹：煮熟的蟹腹壳，色黄而有光泽。

⑦白如豕膏：白而润泽。膏，猪油。

⑧乌羽：乌鸦的羽毛，其色黑而光润。

［释义］人的颜色以明润有神为吉，枯黯无神为凶。凡色见青如死草，黄如枳实，黑如煤灰，红如凝血，白如枯骨的都是死症之色。凡色见青如绿色的羽毛，红如雄鸡之冠，黄如煮熟的蟹

腹之壳，白如猪油，黑如乌鸦的羽毛者都是有生气的色泽。

[阐释] 本段指出望色的要领，总以滋润光华，颜色鲜明而含蓄为有生气。若色枯槁不泽，晦暗无神为败象，以此判断疾病的轻重和预后的吉凶。

(三) 望动态

1 **[原文]** 头者，精明之府[①]，头倾视深[②]，精神将夺矣。背者胸中之府[③]，背曲肩随，府将坏矣[④]。腰者肾之府，转摇不能，肾将惫矣。膝者筋之府，屈伸不能，行则偻附，筋将惫矣[⑤]；骨者髓之府，不能久立，行则振掉，骨将惫矣[⑥]。(《素问·脉要精微论》)

[注释]

①精明之府：精气神明聚会之所。

②头倾视深：头倾，为头低垂不能举；视深，为目陷无光。

③背者，胸中之府：张志聪注："心肺居胸中，而俞在肩背，故背为胸中之府。"

④背曲肩随，府将坏矣：背屈不能伸，肩垂不能举，是脏气精微不能营于肩背，心肺失强败坏之象。随，同"垂"。肩随，肩下垂。

⑤膝者筋之府，筋将惫矣：膝为筋之会，故阳陵泉为筋会。偻附，身体屈曲不伸。惫：同"败"，坏。

⑥骨者髓之府，骨将惫矣：马莳注："髓为骨中之脂，今不能久立，行则振掉，正以骨将惫坏，病应有如是也。肾藏失强。"

[释义] 观察头、背、腰、膝等形体的病态和活动障碍，可以判断与之相关联的脏腑病变的程度。具体说来，头是精气神明所居之处，如果见到头部低垂不能抬起，目陷无光，便可以知道，是精神即将衰败了。背部是胸中脏器所居之处，如果见到背

部弯曲而肩随着下垂的，便可以知道胸中之气行将败坏了。腰为两肾所居之处，如果见到身躯不能转侧，便可以知道肾脏精气将要衰惫了。膝为诸筋聚会之处，如果见到下肢屈伸不便，便可知道是筋将要衰惫了。骨为藏髓之处，如果见到不能久立，行动摇晃不稳，便可以知道是骨将要衰惫了。

[**阐释**] 本条以望体态以了解脏腑生理失常而行诸于外的病理变化，来判断五脏功能的盛衰。

2 [**原文**] 病欲得寒，而欲见人者，病在腑也；病欲得温，而不欲见人者，病在脏也。何以言之？腑者，阳也，阳病欲得寒，又欲见人；脏者，阴也，阴病欲得温，又欲闭户独处[1]，恶闻人声。故以别知脏腑之病也。(《难经·五十一难》)

[**注释**]

①独户处：关起门来，独自一人居住。

[**释义**] 病人喜冷，而又愿意见人的，病变在六腑；病人喜温，而又不愿意见人的，病变在五脏。因为六腑属阳，而阳病喜冷，又愿意见人，所以病变在六腑；由于五脏属阴，而阴病喜温，又喜欢闭门独处，厌恶嘈杂声音，故病变在五脏。以此来辨别病在脏，还是在腑。

[**阐释**] 本段阐述了通过望病人喜恶状态，以辨别疾病在脏、在腑的诊查方法。病在腑属实热者，由于热为阳，阳主动，故病人喜冷饮而愿意近寒，并且表现为躁动不安；病在脏属虚寒者，因寒为阴，阴主静，所以病人喜热饮，愿意近温，并表现为静不欲言。

（四）望眼、鼻、唇、舌

1 [**原文**] 凡开目欲见人者阳证也，闭目不欲见人者阴证也，凡目中不了了，睛不和[1]，热甚于内也……凡目赤者亦热甚也……白睛黄者，将发身黄也。凡病欲愈目眦[2]黄，鼻准[3]明，山根[4]亮也。(《证治准绳·伤寒·帙之一》)

[**注释**]

①目中不了了，睛不和：看物不清晰。

②目眦（zi 自）：上下眼睑的接合处。

③鼻准：鼻尖。

④山根：鼻梁上，在两眼之间的部位。

2 [**原文**] 鼻孔干燥为阳明之热……鼻息鼾[1]睡者风温也，鼻塞浊涕者风热也，鼻孔搧张者为肺风，肺绝而不治也。(《证治准绳·伤寒·帙之一》)

[**注释**]

①鼾（han 酣）：熟睡而发出的鼻息声。

3 [**原文**] 凡口唇焦干为脾热，焦而红者吉，焦而黑者凶，唇口俱赤肿者热甚也，唇口俱青黑者冷极也。(《证治准绳·伤寒·帙之一》)

再论其热传营，舌色必绛……初传绛色中兼黄白色，此气分之邪未尽也。

色绛而舌中心干者，乃心胃火燔，劫烁津液……舌心干，四边色红，中心或黄或白者，此非血分也，乃上焦气热烁津……舌绛望之若干，手扪之厚有津液，此津亏湿热熏蒸，将成浊痰蒙闭心包也。

再有热传营血，其人素有瘀伤宿血在胸膈中，挟热而搏，其舌色必紫而暗，扪之湿……

舌绛而上有黏腻似苔非苔者，中挟秽浊之气，急以芳香逐之。舌绛欲伸出口，而抵齿难骤伸者，痰阻舌根，有内风也。舌绛而光亮，胃阴亡也……舌绛而干燥者，火邪劫营……舌绛而有碎兰白黄者，当生疳也；大红蓝者，热毒乘心也……舌绛而不鲜，干枯而痿者，肾阴涸也。

其有舌独中心绛干者，此胃热心营受灼也，舌尖绛独干，此心火上炎……

再舌苔白厚而干燥者，此胃燥气伤也……舌白而薄者，外感风寒也，……若白干薄者，肺津伤也……若白苔绛底者，湿遏热伏也。

舌上白苔黏腻，吐出浊厚涎沫，口必甜味也，为脾瘅病……若舌上苔如碱者，胃中宿滞挟浊秽郁伏。

舌无苔而有如烟煤隐隐者，不渴肢寒，知挟阴病。

舌淡红无色者，或干而色不荣者，当是胃津伤而气无化液也。

若舌白如粉而滑，四边色紫绛者，温疫病初入膜原，未归胃腑。(《温热经纬·叶香岩外感温热篇》)

[阐释] 验舌是中医观察疾病的重要手段之一，是望诊的重要组成部分，也是中医诊断护理疾病的重要依据之一。验舌主要是观察舌质和舌苔两方面的变化。一般说来，察舌质，重在辨内脏的虚实；察舌苔，则重在辨病邪的深浅与胃气的存亡。关于验舌的内容历代著述中有相当丰富的内容，此处仅摘于《温热经纬》，以见一斑。

(五) 望二便

1 **[原文]** 服药之后，大便当变于常，故小青黑色，是为染耳，勿怪之也。(《诸病源候论》)

[释义] 服药之后，大便的颜色反常，呈青黑色，此属正

常，是因为药物所染的缘故，不要当成疾病看待。

［阐释］本条论述服药后大便颜色的观察，至今仍有参考价值。

2［原文］大便溏泄，其色或淡白，或深黄，亦寒热之辨；黑如膏者，则脾败矣。（《养生随笔·老老恒言·卷四》）

［阐释］本条从大便颜色来辨别寒热及脾败，在临床上有参考价值。

3［原文］《外台秘要》治黄疸，又方治阴黄汗染衣涕唾黄……（药后）每夜小便重浸少许帛子，各书记日色，渐退白则差……。（《肘后备急方·卷四》）

［释义］黄疸病人服药后，每夜在小便中浸白色绸子，来观察小便颜色，并每日记录，当绸子颜色变白，病即痊愈。

［阐释］本条记述了如何取尿浸白绸的颜色来观察黄疸的程度，进而推论病势的发展。目前观察黄疸消长可通过测量血液和尿中的胆红素等指标来确定更为科学可靠，但古代的观察也是正确的。

4［原文］（黄疸）……每夜小便中浸白帛片，取色退为验。（《外台秘要·卷四·阴黄方三首》）

［释义］每夜在小便中放入白色的布片来观察小便的颜色，直到颜色消退为黄疸病愈的标准。

5［原文］大小便后须即谛视[①]之，谛视不审[②]，以细竹挑看，不可稍迟，迟则大便结者，久浸而化为溏。小解白者，阅时而变为赤，未可为医者告也。（《棣香斋丛书·侍疾要语》）

［注释］

①谛视：仔细察看。

②审：明白清楚。

［阐释］本条论述了观察大小便的方法，首先要及时取样，仔细观察，这对于目前的护理观察也是很有意义的。

6［原文］下消……其所饮之水，未经火化，直入膀胱，所谓饮一升溺一升，饮一斗溺一斗，试尝其味，甘而不咸可知矣。(《医贯·消渴论》)

［阐释］本段论述小便量、味的观察、记录；虽然现在有了血糖、尿糖测试等方法，但古人这种兢兢业业、勇于实践的精神仍值得提倡。

7［原文］（黄疸）……小便当利，溺如皂角汁状，色正赤，一宿腹减，病从小便去。(《温热经纬》)

［阐释］服茵陈蒿汤后，通过对小便颜色、量的观察，以了解疾病的趋向。

8［原文］小便太清而频，则多寒；太赤而短，则多热；赤而浊，着地少顷，色如米泔者，则热甚矣。(《养生随笔·老老恒言·便器·卷四》)

二、闻诊

1［原文］中盛藏满，气胜伤恐者，声如从室中言，是中气之湿也①；言而微，终日乃复言者②，此夺气也。(《素问·脉要精微论》)

［注释］

①中盛藏满，是中气之湿也：高世栻注："邪实则中盛藏满，正虚则气胜伤恐。人之音者，起于肾，出于肺，会于中土，声如从室中言，此中土壅滞，致肺肾不交，故曰是中气之湿也。"

②言而微，终日乃复言者：张志聪注："此言五藏之精气

虚，而发声之如是也。微者，声气衰微也。终日复言者，声不能接续也。”

[**释义**] 喘息急促，说话的声音重浊不扬，好象从密室里发出一样，这是中焦有湿，湿邪抑遏中气的缘故；如说话声音低微，上气不接下气，好半天才能说出一句话，这是中气大虚的表现。

2 [**原文**] 夫实则谵语①，虚则郑声②。(《伤寒贯珠集》)

[**注释**]

①谵语：病中说胡话。

②郑声：原指春秋战国时郑、卫国的俗乐与雅乐不同。此指不正常的声音。

[**阐释**] 谵语、郑声代表虚实的不同。谵语多出现于阳明里热炽盛，扰乱心神的情况下，属实热证；其表现为神志不清，胡言乱语，气粗声壮。郑声多出现于正气衰微的情况下，因正气衰败，心神无所主而致，属虚证；其表现为神志似清非清，似昧非昧，语声低微，言语重复。两者一为邪气实，一为正气虚，不可混淆。

三、问诊

1 [**原文**] 一问寒热二问汗，三问头身四问便；五问饮食六问胸，七聋八渴俱当辨；九因脉色察阴阳，十从气味章神见。(《景岳全书·传忠录》)

[**阐释**] 本条是明代张景岳总结前人问诊的要点，写成《十问篇》。后人把末二问删去，补充为“九问旧病十问因，再兼服药参机变；妇人尤必问经期，迟速闭崩皆可见；再添片语告儿科，天花麻疹全占脸。”成为后世问诊的重要内容。

2［**原文**］问病人胸前胀痛否。若不痛满，知邪气在表，若胀满未经下者，即半表半里证也，已下过而痛甚者，恐成结胸也。(《医学心语·入门辨证诀》)

四、切诊

1［**原文**］诊法常以平旦，阴气未动，阳气未散，饮食未进，经脉未盛，络脉调匀，气血未乱，故乃可诊有过之脉。(《素问·脉要精微论》)

［**释义**］诊脉通常在清晨，因为这时病人刚醒来，阴气尚未扰动，阳气尚未耗散，再加上没有进食，人身的经脉未盛，络脉也很调匀，气血未被扰乱。在这个时候诊脉，就容易诊察出有病的脉象来。

［**阐释**］本条所论诊脉时间以清晨为宜，因为此时人体尚未受外来因素的干扰，最能反映出真实的脉象。

2［**原文**］是故持脉有道，虚静为保①。(《素问·脉要精微论》)

［**注释**］

①保：通“宝”。

［**阐释**］诊脉有一定的方法，最重要的是应该做到虚心安静、全神贯注，只有这样才能符合诊脉的要求，同时也是对病人应有的认真负责态度。

3［**原文**］人一呼脉再动，一吸脉亦再动，呼吸定息脉五动，闰以太息，命曰平人。平人者，不病也。常以不病调病人，医不病，故为病人平息以调之为法。

人一呼脉一动，一吸脉一动，曰少气。人一呼脉三动，一吸脉三动而燥，尺热曰病温，尺不热脉滑曰病风，脉濇曰痹。人一呼脉四动以上曰死，脉绝不至曰

死，乍[1]疏乍数曰死。(《素问·平人气象论》)

[**注释**]

①乍（zha 炸）：忽然。

[**释义**] 正常人一呼脉搏跳两次，一吸脉搏也跳两次，有时在一吸终了到一呼开始的间隙时间里，脉搏还有一次跳动。脉搏有时一息跳动五次，是因为呼吸较长的缘故，这种人就称为平人。所谓平人，也就是健康无病的人。诊脉时应当以正常人来衡量病人的脉息，医生如果身体健康，他就可以调匀自己的呼吸，去比较病人脉息的变化，这是诊脉的一个法则。

如果人一呼脉搏跳动一次，一吸脉搏也跳动一次，这是正气衰少的现象。如果一呼脉搏跳动三次，一吸脉搏也跳动三次，指下躁动不静，同时兼现尺肤灼热的，这是温热病；若尺肤不热，脉兼滑象的，这是风邪为病；若脉涩滞不调的，这是挟湿而成的痹症。如果一息跳动八次以上的，或脉无其他原因而停止不复再来的，或脉搏忽快忽慢，散乱而毫无规律的，都属病情危重，有死亡的危险。

[**阐释**] 本段叙述了正常人的脉象、诊脉的方法及迟速脉的主病和死脉的表现。

正常人的脉搏至数为一息四至，因为呼吸定息和闰以太息的延长时间，所以有时脉来至五次者，也属正常脉。

同时还论述了迟、数、滑、涩脉及疾脉和脉绝不至，其中脉绝不至是元气衰竭的表现，病较危重；疾脉是一息八至以上，主阳极阴竭，亦属危候。但判断疾病的预后，不可单凭脉搏的缓急而断言，必须四诊合参，方能得出正确的认识。

4 [**原文**] 夫脉者，血之府也。长则气治，短则气病；数则烦心，大则病进，上盛则气高[1]，下盛则气胀[2]，代则气衰，细则气少，涩则心痛，浑浑革至如涌泉[3]，病进而色弊，绵绵其去如弦绝[4]，死。(《素问·脉要精微

论》）

［**注释**］

①上盛则气高：寸口脉盛则气机上逆喘满。

②下盛则气胀：尺脉盛，气滞于下故为胀满。

③浑浑革至如涌泉：脉来滚滚而急，好象涌出的泉水一般。

④绵绵其去如弦绝：《金匮要略》按之如索不来，或曲如蛇行。

［**释义**］脉是血液运行的管道，因血随气行，所以脉长则气平，脉短则气病，脉数则心烦，脉大则病势发展，寸脉盛则病喘满，尺脉盛则病气胀，代脉为脉气虚衰，细脉为正气不足，涩脉为心痛，脉象浊乱不清，急数在六次以上者，表明病情恶化，气色败坏。脉象绵绵无力，似有似无，甚者如弓弦断绝而不复来的，是临死之脉象。

5［**原文**］初持脉时，令抑其掌。掌后高骨，是谓关上。关前为阳，关后为阴。阳寸阴尺，先后推寻。寸口无脉，求之臂外，是谓反关，本不足怪。（《濒湖脉学·四言诀》）

［**释义**］开始诊察脉搏时，让患者伸出手臂，掌心向上，自然平放，首先看准掌后高骨隆起处，这就是关脉所在的部位。关部的前方为寸部，属阳；关部的后方为尺部，属阴。诊者覆手取脉，先把中指端准确地按在关部，食指和无名指指端自然地落在寸部和尺部，这时便可以进行仔细的切按了。有少数人在寸口部摸不着脉搏，却在手臂外测，即寸口的上方，可以摸到脉的搏动，这叫做反关脉，有的一只手反关，有的双手反关，多属于生理现象，不用奇怪。

［**阐释**］本段论述了寸口诊脉的方法以及桡动脉解剖部位异常而造成的反关脉，属于生理特异的脉位，不作病脉论。这些论述都是十分正确的，至今在临床上中医诊脉都是遵此而行。

6［原文］脉有七诊，曰浮、中、沉、上、下、左、右，消息求寻[1]。又有九候，举按轻重。三部浮沉，各候五动。(《濒湖脉学·四言诀》)

［注释］

①消息求寻：这里的消息，作体察解释。

［释义］诊法中有所谓的七诊，即浮、中、沉、上、下、左、右七种诊脉的手法。诊法中还有所谓的九候，即在寸、关、尺三部，每诊一部时，都必须经过轻手浮取，稍重中取，重按沉取三种手法，每用一种手法时，都必须候到脉搏五次以上的搏动，一只手分寸、关、尺三部，每部又分浮、中、沉三候，三三得九，这就叫做九候。候，即仔细观察的意思。

7［原文］浮为心肺，沉为肾肝，脾胃中州[1]，浮沉之间……脾胃脉来，总宜和缓。命门元阳，两尺同断。(《濒湖脉学·四言诀》)

［注释］

①中州：这里的“州”，作区域解释。中州，即中部的意思。

［释义］五脏的正常脉象，都可以通过浮、中、沉三候来观察。浮部可以观察心和肺，沉部可以观察肾和肝。浮与沉之间，也就是中部可以观察脾和胃。但这都是从大体上来说的，仔细分析，还各有所不同……至于脾和胃的脉象，总以不快不慢，和缓为上。命门中元阳的盛衰变化，在左右两尺部都可以判断出来。

8［原文］调停自气，呼吸定息。四至五至，平和之则。三至为迟，迟则为冷。六至为数[1]，数即热证。转迟转冷，转数转热。迟数既明，浮沉当别。浮沉迟数，辨内外因。(《濒湖脉学·四言诀》)

［注释］

①数：快。

［释义］在诊察脉搏之前，诊察者首先应把自己的呼吸调整好，在呼吸十分稳定的时候，才进行诊脉。在一呼一吸之间，脉搏跳动四至五次，这是正常脉搏的标准。如果一呼一吸之间，脉搏仅跳动三次，便为迟脉，属有寒的病变；相反，一呼一吸之间，脉搏跳动六次，就为数脉，属有热的病变。若脉搏变迟，说明寒邪加重，脉搏变数，则热邪加重。分清了迟、数两脉，还得分辨浮、沉两脉的特点。只有完全掌握了浮、沉、迟、数这四个主要的脉象，才能更全面地分析内因或外因的病变。

［阐释］浮、沉、迟、数四脉为诊脉的提纲，临床护理工作中必须掌握。

9［原文］浮脉法天，轻手可得。泛泛在上，如水漂木。(《濒湖脉学·四言诀》)

［释义］浮脉的形象，有似空间的天阳之气，轻轻上浮，只要手指头轻微地触到皮肤，便可以感觉到脉的搏动，好象在水面漂浮着的木头一样。

10［原文］沉脉法地，近于筋骨。(《濒湖脉学·四言诀》)

［释义］沉脉的形象，好比重浊的地阴之气，总是不断下沉，必须手指用力按压，直到筋骨才能摸到它。

11［原文］迟脉属阴，一息三至。小快于迟，缓才及四。二损一败，病不可治。两息夺精，脉已无气。(《濒湖脉学·四言诀》)

［释义］迟脉是阳虚阴盛的脉象，一呼一吸只有三至。需要与迟脉相区别的，首先是缓脉，缓脉的搏动比迟脉稍快，一呼一吸刚四至，而且它的搏动亦均匀和缓。如果一呼一吸脉仅搏动两

次，这叫损脉。一呼一吸脉仅搏动一次的叫败脉。更有在两息的时间内仅搏动一次的，这叫夺精脉。凡出现以上三种脉象的，都说明精气衰竭，病势已到极其严重的阶段。

12 ［**原文**］数脉属阳，六至一息。七疾八极，九至为脱。往来流利，是谓之滑。有力为紧，弹如转索。（《濒湖脉学·四言诀》）

［**释义**］数脉是阴虚阳盛的脉象，一呼一吸脉来六至。如果到了七至，叫做疾脉；八至叫做极脉；九至叫做脱脉。这都是阴精虚损，阳热亢极病变的反映。到了九至以上，是阳气已绝的象征，所以称为“脱脉”。至于往来流利的叫做滑脉。脉来左右弹动，有如绳索转绞似的，叫做紧脉。

13 ［**原文**］长则气治①，过于本位。长而端直，弦脉应指。短则气病，不能满部。不见于关，惟尺寸候。（《濒湖脉学·四言诀》）

［**注释**］

①治：乱的反面，这里作正常解。

［**释义**］长脉是超越寸或尺的本位而有余，只要是长中带有柔和之象并不弦急的，便是正气充沛的反映。如果脉长而具有挺直的形象，弛张力也较大的，这叫做弦脉。相反，脉不长而短，无论在寸或尺部都表现位不满而短暂，这便属于气血虚损的短脉了。

［**阐释**］以上几条主要描述了浮、沉、迟、数等脉的形态，这是应该掌握的，以便于观察病人。

14 ［**原文**］凡病人皮肤润泽者生，枯槁者死。（《医学心悟·入门辨证诀》）

［**阐释**］查皮肤的润燥是切诊之一。用手轻按体表，可以查皮肤的润燥。皮肤润泽的，多属津液未伤；干燥或甲错的，多属

津液已伤，或内有干血。一般说皮肤灼热多是热证实证；皮肤冷而汗多是虚证。皮肤浮肿，如按之凹陷易恢复的为阳水，陷而不易恢复的为阴水。在外科方面，触按病变部位，可辨别病证的阴阳及是否成脓。这些都是临床上切实可行的诊断方法。

15［**原文**］以手按其腹，若未痛胀者，知邪未曾入里，入里必胀痛……若腹胀不减及里痛不止，此里证之实，方可攻也。若腹胀时减，痛则绵绵，此里证犹未实也，但可清之。（《医学心悟·入门辨证诀》）

16［**原文**］以手按其小腹，盖小腹藏糟粕之处，邪至此，必结实，若小腹未硬痛者，知非里实也。若邪已入里，小腹必硬痛。（《医学心悟·入门辨证诀》）

［**阐释**］按腹部也是切诊内容之一。按腹部，若胀痛，按之痛甚而拒按者多属实证，按之舒适而喜按者多虚证。腹胀满，叩之如鼓，属气滞；按之如囊裹水，叩之浊音则为水停。腹内触之有肿块，按之坚硬，痛有定处为癥积；时散时聚，痛无定处为瘕聚。此外，通过按腹部还可诊断虫症、肠痈等。

五、察寒热

1［**原文**］恶寒者，风寒客于营卫之中也。唯其风寒客于营卫，则洒淅然[①]恶寒也，唯其营卫之受风寒，则啬然[②]不欲舒也。其恶寒者，非恶寒热之寒，又非恶风也，盖恶风，见风则恶，若居密室之内，帏帐之中，则坦然自舒也。至于恶寒者，虽不见风，亦自里寒，虽身大热亦欲近衣，始发之间，战栗鼓颔，甚则体振，肌肤粟起，毫毛毕直，虽在帏帐之中，重衣厚被，亦不能御其寒也。（《医效秘传·卷二·伤寒诸证论》）

[**注释**]

①洒淅然：寒慄貌。

②啬然：畏寒貌。

2 [**原文**] 恶风

恶风者，见风则怕，在密室之中，无所恶也……或用扇，或当风则淅淅然而恶，此为恶风也。(《医效秘传·卷二·伤寒诸证论》)

发热

发热者，怫怫然发于皮肤之间，熇熇然散而成热者是也。与潮热、寒热、烦躁之热不同。烦躁之热，热在内者也，潮热之热，有时而热，不失其时；寒热之热，寒已而热，相继而发。至于发热者，则无时而发也。然有翕翕发热，蒸蒸发热之异。翕翕发热，若合羽所覆，明其热在外也……蒸蒸发热者，若熏蒸之蒸，明其热在内也。(《医效秘传·卷二·伤寒诸证论》)

寒热

寒热者，谓往来寒热也。……由是寒热且往且来而间作也。似疟。

若往来寒热，则作止无时，或往或来。日有三五发，甚则十数发者是也。发热恶寒者，为发热时，恶寒并不见，恶寒时，发热亦不见也。(《医效秘传·卷二·伤寒诸证论》)

潮热

潮热者，若潮水之潮，其来不失其时，一日一发，日晡时至者是也，日若三五发，即是发热，非潮热也。(《医效秘传·卷二·伤寒诸证论》)

3［原文］内伤发热，时热时止；外感发热，热甚不休。内伤恶寒得热便解；外感恶寒，虽厚衣烈火不除。（《不居集·六卷》）

［阐释］本段通过四诊了解是内伤发热还是外感发热，临床上具有参考价值。

4［原文］外感手背热，手心不热。内伤手心热，手背不热。其辨大要如此。

五脏发热，肺经之热，肺热者，轻手乃得，微按全无，瞥瞥然①见于皮毛上。心经之热，心热者，心主血脉，微按至皮肤之下，肌肉之上，轻手乃得，微按至皮毛之下，则热少加，力按之则全不热，是热在血脉也。脾经之热，脾热者，轻手扪之不热，重按至筋骨又不热，不轻不重，在轻手重手之间，乃热在肌肉。肝经之热，肝热者，按之肌肉之下，至骨之上，乃肝之热。肾经之热，肾热者，轻按之不热，重按之至骨乃热，其热蒸手，如火如炙。（《不居集·十六卷》）

［注释］

①瞥瞥（pie 撇）然：动荡不定貌。

［阐释］本段通过按诊，以测知内伤发热与外感发热的区别，及按诊肌肤以了解五脏发热的情况。这在临床观察中是十分可取的。

六、察汗液

1［原文］阳气有余为身热无汗，阴气有余为多汗身寒，阴阳有余则无汗而寒。（《素问·脉要精微论》）

［释义］阳气盛而伤津的表现为身热无汗，阴气盛阳气衰就表现为多汗身寒，阴津阳气都受损伤就表现为无汗而畏寒。

2［原文］饮食饱甚，汗出于胃，惊而夺精，汗出于心。持重远行，汗出于肾。疾走恐惧，汗出于肝。摇体劳苦，汗出于脾。(《素问·经脉别论》)

［释义］“汗为心液。”不论何种原因，凡引起阳气腾越的，都有可能导致汗出，所以饮食过饱，胃津外泄，汗出于胃；遭受惊恐，扰乱精神，心液外越，汗出于心；负重远行，骨劳肾气外浮，汗出于肾；奔跑而恐惧，筋伤魂摇，肝液外泄，汗出于肝；劳力过度，肌肉四肢皆疲劳，脾液外泄，汗出于脾。

［阐释］本段所论，可见汗虽为心液，化生于营血，但五脏的某些病变，都有出汗的可能，为临床对出汗的辨证提供了论据。

3［原文］汗出偏沮①，使人偏枯②。(《素问·生气通天论》)

［注释］

①偏沮（ju聚）：偏，指肢体半侧。沮，湿润。

②偏枯：半身不遂的意思。

［释义］半侧身体出汗，临床表现，或左侧，或右侧，或上半身，或下半身，主要是因风疾或风湿之邪阻滞经脉，或营卫不调，或气血不和所致半身不遂。

4［原文］凡发汗，欲令手足俱周，时出似絷絷然①，一时间许益佳。不可令如水流离，若病不解，当重发汗。汗多者必亡阳，阳虚不得重发汗也。(《伤寒论·辨可发汗病脉证并治第十六》)

［注释］

①絷絷然：如小雨不辍，此处形容微汗不绝。

［释义］大凡服发汗药，要使病人全身都有汗，并须微汗不绝，大约一小时左右最为适宜，不使汗出如水淋漓。若病还未

除，应当再行微微发汗。若汗出太多，必使阳气外亡，故阳虚之体虽表邪未解，也不能再行发汗。

[阐释] 服发汗药后观察应以微汗为宜。

5 **[原文]** 自汗者，不因发散而自然汗出者是也。(《医效秘传·二卷》)

[阐释] 自汗多因气虚卫阳不固所致。除自汗外常伴有神疲乏力，气短畏寒等阳气虚损的症状。

6 **[原文]** 盗汗者，谓睡去则出，醒来则止。(《医效秘传·二卷》)

[阐释] 盗汗多因阴虚而致。阴虚则阳亢，阳热亢盛，蒸发阴津而为汗，故还常伴有五心烦热，失眠，颧红，口咽干燥等症。

7 **[原文]** 手足汗出者悉属阳明也。为热聚于胃。(《医效秘传·二卷》)

第三节 重危病人的观察及护理

病情重危，变化甚速，随时都有生命危险。医护人员必须高度警惕，根据神、色、汗、脉、舌等变化，测知吉凶，作出正确的判断，以便及时抢救处理。

1 **[原文]** 太阳之脉，其终[①]也戴眼[②]反折[③]瘛疭[④]，其色白，绝汗乃出，出则死矣。少阳终[①]者，耳聋，百节皆纵，目瞏[⑤]绝系[⑥]，绝系一日半死；其死也，色先青白，乃死矣。阳明终者，口目动作，善惊，妄言，色黄，其上下经盛，不仁，则终矣。少阴终者，面黑，齿长而垢，腹胀闭不得息，善噫，善呕，呕则逆，逆则面赤，不逆则上下不通，不通则面黑，皮毛焦而终矣。厥阴终者，中热嗌干，善溺心烦，甚则舌卷，卵上缩而终矣。此十二经之所败也。(《素问·诊要经终论》)

[**注释**]

①终：指脉气竭尽而言。

②戴眼：指双眼上视而不能转动，为太阳经气衰竭，是病在危重阶段所出现的一种脑神经症状。

③反折：腰脊向后反张。

④瘛疭（chi zong）：瘛疭是形容手足时伸时缩抽动不止的状态。瘛是筋急挛缩，疭是筋缓疭伸。

⑤目瞏（qiong 穷）：目直视如惊貌。

⑥绝系：目系与脑相通，绝系指目系的精气断绝。系，目系。

[**释义**] 太阳的经脉气尽时，病人可见双眼向上凝视，背脊反张，手足抽动不止，面色发白等表现。若见暴汗不止，乃是绝汗，绝汗一出，病人就要死了。少阳的经气尽时，病人可见耳聋，周身关节松弛，双目直视不动，目与脑的联系断绝，目与脑的连续断绝后，一日半即死，死前面色发青发白，这就是死亡的征兆。阳明的经脉气尽时，病人可见口目抽动，容易受到惊恐，胡言乱语，颜面发黄，在上的手阳明大肠经和在下的足阳明胃经循行之处，皆躁动不安，进而皮肤麻木不知疼痛，这是阳明气竭的表现。少阴的经脉气尽时，面色黑黯，牙根松动而变长，并且布满齿垢，腹部胀满，二便闭塞，最后因上下不通而死。太阴的经脉气尽时，腹部胀闭，不得呼吸，经常噫气，经常呕吐，呕吐则气逆，气逆则面赤，若不气逆时，便出现上下不通的病证。上下不通则面黑，皮毛憔悴，最后导致气竭而死。厥阴的经脉气尽时，胸中发热，咽喉干燥，小便频多，心中发烦，严重时舌卷难伸，睾丸上缩，从而气尽而死。这就是十二经脉的气尽衰败的表现。

［阐释］本节阐述了十二经脉气尽的临床表现。可作为临床对重危病人测知吉凶的参考。

太阳脉终戴眼；少阳脉终耳聋；阳明脉终口目抽动；少阴脉终齿长而垢等，皆是经脉相系，所过和内脏所主的缘故。由于足太阳膀胱经脉，起于目，足少阳胆气系于耳，足阳明经环口络目，足少阴肾主骨，所以各条经脉气尽时，必然要在其相关的部位上反映出来，产生不同的病理变化。

2［原文］脉浮而洪，身汗如油，喘而不休，水浆不下，形体不仁①，乍静乍乱②，此为命绝也。又未知何脏先受其灾，若汗出发润，喘不休者，此为肺先绝也。阳反独留③，形体如烟熏，直视④摇头者，此为心绝也。唇吻反青，四肢漐习⑤者，此为肝绝也。环口黧黑⑥，柔汗⑦发黄者，此为脾绝也。溲便遗失，狂言，目反直视者，此为肾绝也。又未知何脏阴阳前绝，若阳气前绝，阴气后竭者，其人死，身色必青；阴气前绝，阳气后竭者，其人死，身色必赤，腋下温，心下热也。（《伤寒论·辨脉法第一》）

［注释］

①形体不仁：身体不知痛痒。

②乍静乍乱：时而安静，时而烦乱。乍，有时。

③阳反独留：阳热独盛。

④直视：眼珠转动不灵活而固定一处。

⑤四肢漐习：形容手足颤摇震动的状态，如小鸟学习飞腾，振奋不已的样子。

⑥环口黧（li 黎）黑：口的周围呈黄黑色，为脾败之色。

⑦柔汗：成无己认为是冷汗，张令韶认为这种汗柔软而腻，为脾之真液。

［**释义**］脉象浮洪，身汗如油，气喘不停，汤水吃不下去，身体不知痛痒，神情忽而安静，忽而烦乱，这是即将死亡的脉证。又未知哪一脏的脏气先绝，可以参合其他症状明确；如汗出头发湿润，而又气喘不停的，就是肺脏先绝。如阳热独盛，身体色如烟熏一样，同时伴有直视摇头的，这是心脏先绝。如口唇青紫，四肢时时颤动振摇，这是肝脏先绝。如口周色泛黄色，并且汗出柔腻而色黄的，这是脾脏先绝。如大小便自遗，言语狂乱，而眼反直视的，这是肾脏先绝。此外，当生命将绝的时候，又有阴气先绝或阳气先绝的不同，这可以从死后的表情来推测，如果阳气先绝，阴气后竭的，其人死后，身体必然青色。阴气先绝，阳气后竭的，其人死后，身体必呈赤色，而且腋下与心窝部仍然是温暖的。

［**阐释**］本条详细的论述了生命将绝的脉证，因此在护理工作中，可以根据这些脉证作为危重证病人的观察。《证治准绳·伤寒》中也有类似记载。

3［**原文**］直视谵语，喘满者死，下利者亦死。(《伤寒论·辨阳明病脉证并治》)

［**释义**］直视谵语，是阳热亢盛，阴精耗竭之兆，如果再见喘满，为阴绝而阳无所依附，正气将脱于上的危候。若直视谵语而兼下利者，为中气败绝，阴液将竭于下，亦为危笃之证。

4［**原文**］发汗多，若重发汗者，亡其阳，谵语，脉短者死，脉自和者不死。(《伤寒论·辨阳明病脉证并治》)

［**释义**］本来发汗多，现又重发汗，以致阴液外泄，阳随液亡。汗为心液，血汗同源，心血亏虚则心气散乱，神明无主，故发谵语。脉短为气血津液消耗殆尽，阴阳行将离决，故主危候。脉自和者，是病虽重而阴阳之气未竭，尚有生机，故曰不死。

5［**原文**］伤寒若吐下后不解，不大便五、六日，上至十余日，日晡所发潮热，不恶寒，独语如见鬼状。若剧者，发则不识人，循衣摸床，惕而不安，微喘直视。脉弦者生，涩者死。(《伤寒论·辨阳明病脉证并治》)

［**释义**］患伤寒病，用过吐法或下法以后而未痊愈，出现五、六天，甚至十多天不解大便，下午三、四点钟出现潮热，不怕冷，病人自言自语好象见鬼一样。严重的，发作起来，人事不知，两手顺着衣服或床边乱摸，惊惕不安，微微气喘，两眼直视。以上症状的出现，都是因治疗不当，以致阳亢阴绝，孤阳扰乱不宁的现象。这时如果脉呈弦象说明阳气未绝，所以还有生机；脉呈涩象是阴气已绝，预后不良。

6［**原文**］伤寒始发热六日，厥反九日而利，凡厥利者，当不能食，今反能食者，恐为除中①。食以索饼②，不发热者，知胃气尚在，必愈。恐暴热来出而复去也，后三日脉之③，其持续在者，期之旦日夜半④愈。所以然者，本发热六日，厥反九日，复发热三日，并前六日，亦为九日，与厥相应，故期之旦日夜半愈。后三日脉之而脉数，其热不罢者，此为热气有余，必发痈脓也。(《伤寒论·辨厥阴病脉证并治》)

［**注释**］

①除中：证候名，即胃气衰败。中，指胃气。除，为消除。

②索饼：以面粉做成条索状的食品，如今时北方的炒饼或烩饼之类。

③脉之：诊察脉象。

④旦日夜半：第二天的半夜。

［**释义**］本条内容可分三段来理解，其一，指出先发热六日，后厥九日，是厥多于热，此属虚寒之厥利，当不能食，而反能食，恐是胃气垂绝的除中证，此时可用“食以索饼”的方法

试探之，如果食后不发热或仅有微热，则知胃气尚存，病有好转之机，如食后陡然发热，发热后突然衰竭而不发热，则是胃气垂绝的反应，证名除中。其二，食以索饼以后，后三日诊察时，若发热仍存在者，表明阳气恢复。因为此已至发热与厥冷的时间相等，阴阳趋于相对的平衡，于是可以断为次日夜半将愈。其三，说明即使是阳复发热，但亦不宜太过，如三日以后发热仍然不退，并且脉数，则知阳气有余，热邪偏盛，气血壅滞，复为热邪熏灼，故可能发生痈脓。

[阐释] 本文所述，可谓观察得仔细入微，临床上对于危重病人，必须深入仔细的观察，才能作出正确的判断。本文所说痊愈时期，不过是一个估计，不可机械理解。

7 **[原文]** 伤寒脉迟，六、七日，而反与黄芩汤彻[①]其热，脉迟为寒，今与黄芩汤复除其热，腹中应冷，当不能食，今反能食，此名除中，必死。(《伤寒论·辨厥阴病脉证并治》)

[注释]

①彻：此作清热解。

[释义] 伤寒脉迟，主阴寒证，但厥阴寒证，每有阴阳相争，寒热胜复的表现，病经数日，可能厥热下利互见。医者不察，反用黄芩汤清其热，是以寒治寒，诛伐太过，势必伤残阳气，造成阴寒更甚，因而出现腹中冷痛，不能食等证。今反见能食，但虽然求食，病情却恶化或突然发生危险，这是体质衰竭，胃气伤残，而欲脱之正气作最后挣扎的表现，名除中。俗称回光返照，最为凶险。

[阐释] 本文不过举以黄芩汤误治，导致除中，而临床所见之除中证，多不因误治而成。此证常发生在一些慢性消耗性疾病中，病者一向进食很少，有时病情并未好转，或反而加重，但病者突然食欲亢进，大量求食，往往是病已垂危的先兆，不可忽

视。此外在《证治准绳》中也提到除中必死。

8 [**原文**] 伤寒六、七日，脉微，手足厥冷，烦躁，灸厥阴，厥不还者，死。(《伤寒论·辨厥阴病脉证并治》)

[**释义**] 伤寒六、七日，阳消阴长故脉微，手足厥冷，虚阳上扰故而又烦躁，此时病情危急，当用灸法急救。如果灸后手脚仍然厥冷，证明阳气已绝，所以是死症。

[**阐释**] 此为危重症护理之一，灸厥阴是指肝经穴如太冲和行间、章门等。

9 [**原文**] 伤寒脉促，手足厥逆，可灸之。(《伤寒论·辨厥阴病脉证并治》)

[**释义**] 伤寒病，阴寒内盛，阳为阴所格拒，故脉促，手足发凉，此时可用灸法治疗。

[**阐释**] 除文中所述症状外，还应当参考舌质、舌苔及伴随证，才能判断是否虚阳被阴所格。灸法可通阳破阴，一般采取灸太冲穴或灸厥阴肝经的井（大敦）、荥（行间）、经（中封）、俞（太冲）等穴。

10 [**原文**] 张口如鱼，出气不反者死。循衣摸缝者死。无热妄语者死。遗尿不知者死。爪甲青者死。爪甲肉黑者死。舌卷卵缩者死。眉倾发直者死。唇反人中满者死。阴阳俱闭，失声者死。神气不守，声嘶者死。汗出不流者死。口臭不可近者死。两目直视肩息者死。

齿忽黑色，面青目黑，面青目黄，面青目白，面青唇黑者皆死，面白目黑，面白目白皆死，面赤目黄，面赤目白死。面黑目白死……已上黑如燃，白如枯骨，赤似血，青似草，方为死候。(《脉因证治·察视》)

[**阐释**] 本文通过对神、色、汗、大小便、目、口唇等观察，详细地论述了危重病人的各种临床表现。由于五脏败坏，阴

阳两脱，五脏败色显现于外，所以疾病预后往往不良。文中所言“死”、“绝”，不一定是死症。临床上护理人员必须认真观察。若发现文中所述证候就应该详细记录，马上报告医生，同时作好抢救准备工作，积极配合医生进行救护。

11 ［**原文**］ 舌硬，舌强，舌短缩，神气昏乱，语言不清者死。(《证治准绳·伤寒》)

［**释义**］ 舌强硬短缩，神昏谵语，常见于热入心包，扰乱神明，而见神昏谵语。同时损伤津液，以致舌的筋脉失养，强硬短缩。属危重证候的表现。

［**阐释**］ 以上通过望舌来观察危重证，在临床上极具参考价值。

12 ［**原文**］ 舌黑而滑者，水来克火，为阴证，当温之。若见短缩者，此肾气竭也，为难治；欲救之加人参五味子勉希万一。(《温热经纬·叶香岩外感温热篇》)

［**释义**］ 舌苔黑而滑润的病人，是阴寒内盛，真阳衰微所致，同时必见肢冷脉微，甚或下利等阴寒证候，治疗当予温阳祛寒。如果舌苔黑滑兼见舌体短缩，则又是肾气竭绝，证情极为险恶，所以说为难治，此时可于治疗方剂中加入敛补元气之品，如人参、五味子之类，以冀希望于万一。

13 ［**原文**］ 又不拘何色，舌上生芒刺者，皆是上焦热极也，当用青布拭冷薄荷水揩之，即去者轻，旋即生者险矣。(《温热经纬·叶香岩外感温热篇》)

［**释义**］ 舌上生芒刺，是由于上焦邪热极盛所致。原文虽指出其舌苔“不拘何色”，但根据病情推断，大多是舌红苔黄，是热盛之证。此时除药物治疗外，局部护理可用消毒的纱布拭冷薄荷水揩舌上芒刺。如果揩后芒刺即能除去，说明热邪尚未锢结，病情较轻；如揩后芒刺虽去而旋即又复生长者，则是热毒极盛，锢结难解，是病情危重的标志。

第二章　药物护理

第一节　煎药方法

汤药是中医临床上常用的一种剂型。汤药的煎熬方法与疗效关系很大。古代医家对汤药的煎熬方法非常重视，要求十分严格。其中包括煎药器皿，火力大小，水量多少，先煎、后煎、包煎、另煎、烊化等。这些与护理都密切相关，忽视上述诸项，不但经济受损，更重要的是药物的有效成分不能得以充分发挥，所以不能达到治疗目的。以下选录历代医家有关煎药护理条文，以供参考。

1 [**原文**] 煎药之法各殊，有先煎主药一味，后煎余药者，有先煎众味，后煎一味者，有用一味煎汤以煎药者，有先分煎后并煎者，有宜多煎者（补药皆然①），有宜少煎者（散药皆然），有宜水多者，有宜水少者，有不煎而泡渍②者，有煎而露一宿者，有宜用猛火者，有宜用缓火者，各有妙议，不可移③易。今则不论何药，惟知猛火多煎，将芳香之气散尽，但有浓厚之质，如煎烧酒者，将糟久煮，则酒气全无矣，岂能松营达卫也，须将古人所定煎法，细细推究，而各得其宜，则取效尤捷。(《养生三要·病家须知》)

[**注释**]

①皆然：都这样。

②渍：浸泡。

③移：改变。

［**释义**］这一段原文主要说明：煎药时，有些药应先煎，有些应后下。有些是某药先煎汁后，再将药汁煎煮其他药物。有些药，如补益药宜多加水久煎；有些药如发散药宜少加水且不宜煎之过久。有的药不煎而泡服。有的又须猛火，有的药物又须微火。有的药物煎煮后去渣又煎。各有奥妙，不能随意改变。现在有的人不论煎什么药，只知大火久煎，将芳香的药气散失尽净。犹如将浓稠的酒糟大火久煮，使其醇香气味全都没有了一样，还怎么能够疏散营卫，解表发汗呢？因此，必须仔细推敲古人制定的煎药方法，不同的药煎法各异，那么疗效就快捷了。

2［**原文**］若发汗药，必用紧[①]火热服。攻下药，亦用紧火煎至熟，下硝黄再煎温服。补中药，宜慢[②]火温服，阴寒急病，亦宜紧火急煎服之。又有阴寒烦躁及暑日伏阴在内者，宜水中沉[③]冷服。（《养生三要·病家须知》）

［**注释**］

①紧：急火、大火。

②慢：微火、小火。

③沉：浸，泡在水中。

［**阐释**］本条文强调对发汗药、攻下药、补益药的煎煮方法和服用方法均不同。对于阴寒的里急证及暑日伏阴在内者用药和煎服方法又有不同。

3［**原文**］煎药须用小心老成人，以涤罐密封，新水活火，先武后文，如法服之，未能不效者。（《本草纲目·上卷》）

凡煮汤，欲微火令小沸，其水依方，大略二十两[①]

药，用水一斗[2]，煮取四升[3]，以此为准，……温汤勿用铁器，服汤宁小沸，热则易下，冷则呕涌。(《本草纲目·上卷》)

[**注释**]

①两：明代一两约合35克。

②斗：明代一斗约合5000毫升。

③升：明代一升约合500毫升。

[**释义**] 本条叙述古人根据药物多少确定用水量，大概以二十两药计算，可用水一斗，煮取四升。这是一般折合，也可根据病情需要作适当的处理。……服药不可过热、过冷，也不宜用铁器盛药。

4 [**原文**] 病人服药必择人，煎药能治[1]煎熬制度，须令亲信恭诚意者煎药，铫[2]器除油垢腥秽，必用新净甜水为上，量水大小斟酌，以慢火煎熬分数，用纱布滤，去粗取清汁，服之无不效也。(《养生三要·病家须知》)

[**注释**]

①治：掌握。

②铫（diao吊）：是一种用陶土或金属制成的煎药用的器具。

5 [**原文**] 煎药必用砂铫瓦罐，均忌油秽腥气，铜、锡、铁锅或煎过他药者，必涤洁净，器口用纸蘸水封之。(《寿世青编·药品制度法》)

6 [**原文**] 煎药之人必择谨慎，能识火候者，或亲信骨肉，按法煎造，其去渣必用新绢滤净，取清汁服。(《寿世青编·下卷》)

［**释义**］以上三条文说明，患者在服药期间，要选择亲信及恭敬诚恳、认真负责、掌握煎药规程的人。煎药器皿，应先除去油垢和腥味，去其杂物。使用干净水，水的多少应视药的多少而定。或用急火，或用慢火，须视其病情和药性而定。煎后用纱布过滤去渣，这样才会取得好的疗效。

［**阐释**］现代则根据药的吸水性能和煎熬时间而定：吸水性强，宜久煎的药，水应多些，以免药汁过少，药效不能充分发挥；吸水性差，不宜久煎的药，水应少些，否则药液过于清淡，或药物的有效成分大量挥发后降低了药效。同时，还应根据病人年龄及病情而灵活掌握：水肿病人、小孩、昏迷病人等，宜少放水，使药汁浓而少；发汗药、泻下药和成年人服的药汁可适当多些。

7［**原文**］大都发散之药及芳香之药不宜多煎，取其生而陈盈；补益滋腻之药宜多煎，取其熟而停蓄。（《医学源流论》）

［**阐释**］以上条文强调发表药宜武火快煎热服；补益药宜文火慢煎，以浓缩药液为好；含挥发成分的药物，煎熬时间短，一般宜后下；滋补贵重药物单独另煎，然后兑入其他药液中同服。

8［**原文**］凡服汤药，虽品物专精，修治如法，而煎药者鲁莽造次，水火不良，火候失度，则药亦无功。观夫茶味之美恶，饭味之甘餲①，皆系于水火烹饪之得失，即可推矣……火用陈芦、枯竹，取其不强，不损药力也。桑柴火取其能助药力，桴碳取其力慢，栎碳取其力紧，温养用糠及马屎、牛屎等，取其缓而能使药力匀遍也。（《本草纲目·上卷》）

［**释义**］①餲（ài 艾）：食物放久而变味。

［**阐释**］本条文阐明煎药时火候的重要。现代并不一定照

办，但古人的经验是经过长期实践而总结出来的，故有参考价值。

9［**原文**］煎药误，水不洁，油汤入药必呕哕，呕哕之时病转增，任是名医审不决。煎药误，水频添，药炉沸起又加些，气轻力减何能效，枉怪医家主见偏。（《医学心悟·医中百误歌·首卷》）

［**阐释**］上述二段原文阐述煎药的错误之处：一是煎药的水不清洁，有油污杂质等；二是不一次加足水而频繁加水煎药。古人经过长期实践而总结出来的经验教训，现在也应该引以为戒。

10［**原文**］照方制药品须亲手，如焙、烘、炒、炙各不同，用米先淘，用酒须滤，用土须筛。（《棣香斋丛书·侍疾要语》）

［**释义**］有些药在煎煮之前，须有炮炙加工过程：如焙干、烘干；或炒黄、炒黑；加醋、酒炒、盐水炒。如用米，则米应先淘净；如须用酒，酒泡后应过滤；用土炒者，必须筛去泥土再煎药。

11［**原文**］煎人参与煎补药不同，煎补药用慢火，煎人参用急火。缘煎药用砂罐，火慢则不致即干，方能煎出药中滋味，煎参用锡吊，中置胆瓶，非急火则水不急沸，而参力不出也。（《棣香斋丛书·侍疾要语》）

［**阐释**］人参属于补气之品，按古人的煎药一般方法，补药宜慢火久煎。但人参则不同，它是用一种锡器，内装水，然后水中放入一玻璃瓶，瓶中加入少量水，用大火煎锡器，使锡器水急沸导致玻璃瓶中水沸煎参，这样参的药汁才能溶出，治疗效果更佳。这说明煎药有一般性，但又有特殊性，应引起注意。

第二节　服药方法

药物的疗效与服药方法有很大的关系，古代医家对服药方法十分重视，在实践中积累了丰富的经验。疾病有轻重缓急、寒热虚实及病变部位的不同，因此服药方法也各有不同的要求，必须根据具体情况灵活掌握，才有助于药物疗效的发挥，反之，不能收到预期的效果。服药方法包括药物剂型、服药时间、服药次数、汤药温度、药量等内容。

1［**原文**］服药当如方法，若纵意违师，不须疗之也。(《外台秘要·卷一·绪论伤寒》)

［**释义**］服药应当按照一定的规定，如果任意违反医嘱，对疾病治疗起不到应有的作用，那还不如不治。

2［**原文**］人有强弱，而耐药。若人羸弱者，可先小食乃服；若人强者，不须食也。(《诸病源候论·卷六·寒食散发候》)

［**释义**］有的人身体羸弱，胃气不强，药一入口，易致呕吐，可在服药之前，少吃一点食物，则不会发生呕吐。如胃气强者，可以不吃食物而直接服药。

［**阐释**］这里主要是指服金石类药物而胃气弱者的服药方法。凡苦寒伤胃及峻烈功逐药物均可仿此。

3［**原文**］服药之法，古方一剂必分三服，一日服三次，并有日服三次，夜服三次者。盖药味入口，即行于经络，驱邪养正，性过即已，岂容间断，今人则每日服一次，病久药暂，此一暴十寒之道也。又有寒热不得其宜，早暮不合其时，或与饮食相杂，或服药时即劳动冒风，不惟无益，反能有害。至于伤寒及外感痘症，病势一日屡变。今早用一剂，明晚更用一剂，中间间隔昼一夜，经络已传，病势益增矣。(《养身三要·病家须知》)

[**释义**] 服药的方法，古人一剂药分三次服，一日服三次。病重者，日服三次，夜也服三次，这样才能使药力不间断地行于经络，驱邪养正。现在有些人不懂得这个道理，将药一日服一次，这样，药力一过，治疗则无功，只能暂时起作用。又有些人服药寒热不当，早晚不按时，或食物与药物相混，或服药后就劳动而汗出伤风等。这样做，不但无益，反而有害。如伤寒病及痘疹，病变发展很快，如不及时服药，或今日服一付药，明日晚上再用一付药，中间间隔时间太长，病变已经转变了，药不对症，病势更重。因此服药方法是有关疾病早日痊愈的一项重要措施。

4 [**原文**] 古人服药活法，病在上者不厌频而少，病在下者，不厌频而多，少服则滋养于上，多服则峻补其下，凡云分再服三服者，要令势力相及，并视人之强弱，病之轻重，以为进退增减，不必泥法。(《养身三要·病家须知》)

[**释义**] 古人在用药时，一般以病在上者，凡服药可以少服一点，但次数可多一点。如病在下者，服药时可以多服几次，每次量可以多一些。这样能使药有滋养于上和峻补于下的作用。有些药按分服、再服、三服的，是根据病势、患者体质强弱、病情轻重来酌情处理，不必生搬硬套。

5 [**原文**] 病在胸膈以上者，先食而后服药；病在心腹以下者，先服药而后食；病在四肢血脉者，宜空腹而在旦；病在骨髓者，宜饱满而在夜。(《养身三要·病家须知》)

6 [**原文**] 凡丸药皆为梧桐子大，补者十丸为始，从一服渐加，不过四十丸，过亦损人，云一日三度，服欲得引，曰多时不阙[1]。药气渐渍，熏蒸五脏，积久为佳，不必频服，早尽[2]为善，徒弃名药，获益甚少。(《养身三要·病家须知》)

［注释］

①阙（que）：通“缺”，亏损。

②尽：晚上。

［释义］服丸药如梧桐子大者，补药则从十丸开始服，每次增加一丸，最多服四十丸。多了会损害人的正气。不必频服以每日两次，早晚为宜，如一日三次，必不能多服。这样服用，时间久了，药效积累，渐渐发挥作用，达到补益脏腑，驱逐邪气的功效。不然就收不到应有的效果。

7［原文］凡服利汤[1]，欲得浸早[2]。凡服汤，欲得稍热，服之即易消不吐；若冷则呕吐不止；若太热则破人咽喉，务在用忌，汤必须澄清，若浊令人心闷不解。中间相去[3]如步行十里久再服；若太促数，前汤未消，后汤来冲，必当吐逆，仍问病者腹中药消散，乃可进取。(《养身三要·病家须知》)

［注释］

①利汤：通利小便的汤药。

②浸早：早浸泡。

③中间相去：两次药中间相隔的时间。

8［原文］有内真寒，外假热，阴盛格阳等证……微辛热又不可进口，有如是者则但将甘温大补之剂，或单用人参煎成汤液，用水浸极冷而饮之。此以假冷之味，解上焦之假热，而真温之性，复下焦之真阳，是非用水

而实也，用水之意，余用此活人多矣。(《景岳全书·伤寒典上·七卷》)

[**释义**] 阴盛格阳于外的真寒假热症，表现出用量很小的清热药都不能入口者，可用甘温大补的药物，或单用人参煎汤，将这些药物用冷水浸冷再服，虽是冷味，但有真温之性，这样才能恢复下焦之真阳，消除真寒假热之症。张景岳用此法救活很多人。

9 [**原文**] 舒经汤……腰以下疾，则食前服，腰以上疾，食后服。(《普济方·一五二卷》)

乘病人谷气强，进一服最须多，次一服渐少，后一服最须少，如此甚安稳。所以病于后，气力渐微，故汤须少。凡服补汤，欲得服三升半，昼三夜一，中间间食，则汤气溉灌百脉，易得药力，凡服汤不得太缓太急也。又须左右仰覆卧，各一食顷，即汤势偏行腹中，又于室中行，皆可一百步行，不宜出外即大益。(《普济方·一册·卷五》)

服药节度，有食前食后之分，古今相传，罔取异。愚谓不然，凡人饮食，皆受纳于胃中，胃气散精于脾，脾复传精于肺，肺主治节，然后分布于五脏六腑，是谓乃分金之钟也，未有药不入胃而能至于六经者也……。若上膈之药，食后服之，胃中先为别食所填满塞，须待前食化完，方能及后药，是欲速而反缓矣……。若云上膈之药须令在上，下膈之药，须令在下，则治头之药，必须入头，治足之药，必须入足乎，此理之显明易见者。(《医方集锦》)

[**阐释**] 古人在用药时，以病变部位的高下来确定服药时间，食前食后服药的道理是显而易见的。今天，我们应总结前人

的经验，使药效能得以充分发挥其功能。

10［原文］热因寒用者，如大寒内结，当治以热，然寒盛格热，热不得前，则以热药冷服，下嗌[①]之后，冷体既消，热性便发，情且不违，而致大益，此热因寒用之法也。寒因热用者，如大热在中，以寒攻治，则不入，以热攻治，则病增，乃以寒药热服。入腹之后，热气既消，寒性逐行，情且协和，而病以减，此寒因热用之法也。(《成方切用·方制总义·一卷》)

［注释］

①嗌（yi）：咽喉。

［释义］本文指出热药凉服和凉药热服的道理和适应病症。热因寒用者，即热药冷服。常用于阴寒内盛，格阳于外之真寒假热症。治疗应当用热性药，由于阴盛格阳，拒热于外，故令冷而服，是以假对假，使之不拒。药下咽后，其药之冷性即消，而热药之本性又能发挥作用，这就是用假寒治疗假热的服药法。寒因热用者，即凉药热服。因大热在中，热极似火，真热假凉，阳凉内闭，若以寒攻治，药不得入，用热药治则病情又要加剧，只能用寒凉药热服，药入腹后，热气消散，寒凉泻热之性行事，与病情协和，这就是寒因热用的服药方法。

11［原文］血结膀胱，病势最急，则用抵当汤，稍轻者，抵当丸。结胸恶证悉具，则用大陷胸汤，稍轻者，大陷胸丸。其他药涤肠胃，推陈致新之法，则皆用汤。古人有言，凡用下药攻邪气，汤剂胜丸散，诚然热淫于内，用汤液涤除之，为清净耳。此汤丸之别也。(《医学心悟·医门八法·一卷》)

［阐释］此文主要阐述汤、丸、散剂的使用区别。病急用汤剂、散剂，病缓用丸剂的道理在于汤、散荡涤肠胃，推陈致新，

其效速，丸剂效缓。

12［**原文**］病之愈不愈，不但方必中病，方虽中病，而服之不得其法，则非将无功，而反有害，此不可不知也。如发散之剂，欲驱风寒出之于外，必热服而暖覆其体，令药气行于营卫，热气周遍，风寒而以汗解。若半温而饮之，仍当风坐立，或仅寂然安卧，则药留肠胃，不能得汗，风寒无暗消之理，而营气反为风药所伤矣。通利之药，欲其化积滞而达于下也，必空服顿服，使药性鼓动，推其垢浊从大便解。若以饮食杂投，则新旧混杂，而药气以食气相乱，则气性不专，而食积愈顽矣。故《伤寒论》等书服药之法，宜热、宜温、宜冷、宜缓、宜急、宜少、宜早、宜晚、宜饱、宜饥，更有宜汤不宜散，宜散不宜丸，宜丸不宜膏，其轻重大小，上下表里，治法各有所当，皆此一定之至理，深思其义，必有得于心也。(《长沙方歌括·附录服药法论》)

［**阐释**］本段文字主要讲了药物的疗效不仅与药物是否对症有关，还与服药方法（包括服药时的饥饱、温热、急缓、多少、早晚及药物的剂型有关）关系紧密。

13［**原文**］凡服泻药，不过以利为度，慎勿过多，令人下利无度，大损人也。(《养身三要·病家须知》)

［**阐释**］泻药的用量切勿过多，否则下利过度，对身体的伤害很大。

14［**原文**］热药凉服，寒药热服，古法也。然夏不可过热，冬不可过凉，亦当因时制宜，不可泥古。(《棣香斋丛书·侍疾要语》)

［**阐释**］服药温凉，可根据病情、气候因时制宜，灵活掌

握，不可拘泥古法。

第三节　药后观察

按照患者的病情，选用适当的药物治疗，根据所服药物的不同，在服药护理方面有不同的要求。

服解表发汗药后，应注意保暖，冬天宜多盖被褥，夏天须避免风吹，并保持室内空气流通。并多服一些热开水或稀粥以助药力，对病人出汗情况必须仔细观察，只宜微汗，不可大汗淋漓，否则汗出太多，耗伤津液，可能出现虚脱。若出汗过多，可用温水擦澡，换上干净衣服，并应防止受凉；若汗出不止，可用温粉扑在身上，也可用牡蛎粉。

服泻下药后，应注意观察大便的次数、气味、颜色和质量等，若大便次数和量较多，则可停止服药；若服药后 3 ~4 小时仍无大便解出，则可增加服药剂量。

服排石药后，应注意检查大便小便中是否有结石排出。

服催吐药后，若仍不能呕吐，可用羽毛或手指探扫咽喉，以助呕吐。但呕吐不可太过，要注意观察呕吐物的颜色、气味、质量等，达到目的，即停止用药。

服用药酒时要考虑用酒量，切勿过量，否则会引起头昏、呕吐、心悸等不良反应。有风疹史的，酒后容易复发，更应引起注意。

服用峻烈药物或毒性较强的药物时，服药前要向病人作好解释工作，解除其思想顾虑和紧张情绪。服药后要密切注意观察，若出现剧烈腹痛、频繁呕吐、泄泻不止、心律不齐、呼吸急促、脉沉细、大汗淋漓等情况，应立即报告医生，及时处理，防止虚脱，应立即停药。

服驱虫药后，应注意观察药物的毒性反应，以及大便中有无寄生虫排出，观察排出的时间、种类和数量，若出现头昏、眼花、恶心、呕吐等情况，应及时处理。

幼儿、婴儿服用片剂、丸剂药时，宜研细为粉末状后冲服，或溶于水后灌服，应注意防止呛入气管，若发现患儿咳呛、呼吸气急或口唇发紫等，应立即停药，进行抢救。儿童服药，一般可加入糖类，使之便于吞服。

对于神志不清、牙关紧闭的重病人，可采用鼻饲法服药。对不宜采用鼻饲法的病人，可用张口器使口先张开，然后徐徐将药灌下。

腹水病人服药前后应测体重和腹围各一次，作好记录，服药后注意观察腹水消退情况。

按照以上几个方面的药后护理，在古籍中也有许多记载。

1［**原文**］风湿相搏，一身尽疼痛，法当汗出而解，值天阴雨不止，医云此可发汗，汗之病不愈者，何也？盖发其汗，汗大出者，但风气去，湿气在，是故不愈也。若治风湿者，发其汗，但微似欲汗出者，风湿俱去也。（《金匮要略·痉湿暍病脉证治第二》）

［**释义**］治风湿，一身疼痛不舒，应汗出而解，须微微汗出，因风为阳邪，容易表散，湿为阴邪，难以骤除，如汗出太多，则风气虽去而湿邪仍在，故病不愈。治风湿之法，应使阳气内蒸，肌肉关节之间都被阳气充溢，使湿邪无地以容，自能微微汗出，而风湿之邪尽去。

2［**原文**］庞①曰："凡发汗，须如带覆腰以上，厚衣覆腰以下，以腰足难取汗故也，半身无汗，病终不解。凡发汗后，病证仍存，于三日内二三发汗，令腰足周遍为度。"（《伤寒总病论·叙论》）

［**注释**］

①庞：本书作者庞安时。

［释义］庞安时说，凡须用发汗药治疗，腰以上的要在服药后，覆盖薄被，腰以下的覆盖厚被，因腰以下有难以发汗的原故。如半身无汗，或汗后病仍不愈，不可连续发汗，这样会伤阴液，可于三日内再次如上法发汗，使全身微汗出为度。

3［原文］凡服汤发汗，中病便止，不必尽剂也。(《伤寒论·辨可发汗病脉证并治第十六》)

［释义］凡服汤剂发汗，如汗出病已解，可停止服药，不必将余药服完，以免发汗太多，复出他病。

4［原文］阳明病……若不大便六七日，恐有燥屎，欲知之法，少与小承气汤，汤入腹中，转矢气者，此有燥屎也，乃可攻之；若不转矢气者，此但初头鞭，后必溏，不可攻之，攻之必胀满，不能食也……(《伤寒论·辨阳明病脉证并治第八》)

［释义］这里是指阳明腑实证，腹胀满六七日不大便。欲知大便是否结实，可先用小承气汤试探。在服小承气汤时，护理人员应密切观察患者是否打屁，记录情况，告诉医师。若服小承气汤能打屁者，说明腹内有燥屎，可用大承气汤攻下；若不打屁，则不可使用攻下猛药。

5［原文］凡发汗，温暖汤药，其方虽言日三服，若病剧不解，当促其间[①]，可半日中尽三服。若与病相阻，即便有所觉。病重者，一日一夜，当晬时[②]观之，如服一剂，病症犹在，故当复作本汤服之。至有不肯汗出，服三剂乃解。若汗不出者，死病[③]也。(《伤寒论·伤寒例第三》)

［注释］

①当促其间：缩短服药的间隔时间。

②晬（zui 最）时：一昼夜。

③死病：无法救治的危重病症。

［释义］凡用发汗的方法，药液必温服。古人认为一般服药应日服三次，但病情严重，一剂药后症状并不减轻，可以缩短每次服药时间，本该日服完三次，可改为半日服完三次。如果药不对症，服药后就会发生不适的感觉。病重的，应该日夜注意观察。如服完一剂，病证仍未减，可与原药再服，有连服三剂才能汗出而愈的，若始终不能出汗，那就是不易治愈的顽症了。

6［原文］若汗出通身下达委中，方是佳兆，仍教以淡饮食，省出入避风，就温远去帏薄，谨密调养无有不安。(《东垣十书·全册<一>》)

［释义］这里主要说明服补药后，出汗通身下达委中就是好的征兆，同时应进清淡饮食，减少外出，以避风邪，使身体温暖而不受寒冻，这样谨慎周密地调养，才会确保尽早康复。

7［原文］大法春夏宜汗，凡发汗，欲令手足俱周，时出漐漐①然，一时间许益佳，不可令如水流漓，若仍不解当重发汗，汗多者必亡阳，阳虚不得重发汗也。(《证治准绳·一卷》)

［注释］

①漐漐（zhi 执）：微微汗出的样子。方中行曰：和调而欲汗之貌。

8［原文］应下失下，真气亏微，及投承气，下咽少顷，额上汗出，发根燥痒，手足厥冷，甚则振战心烦，坐卧不安，如狂之状，此中气素亏，不能胜药，名为药烦，凡遇此证，急投姜汤即已，药中多加生姜煎服，则无此状矣，更宜均两三次服，以防呕吐不纳。(《温疫

论·上卷·药烦》)

服承气腹中不行，或次日方行，或半日仍吐原药，此因病之失下，中气大亏，不能运药，名为停药。乃天元[①]几绝，大凶之兆也，宜生姜和药性。(《温疫论·停药》)

[注释]

①天元：元气。

[释义] 在临床上，有因该用下药而没有及时用，拖延了时间，以致正气虚弱。如此时再服承气汤，片刻后，由于邪火上炎，出现额上汗出，头皮干燥瘙痒，四肢冰冷的症状，甚至有些还会出现颤栗，心烦不安，甚至发狂的症状等。这是平素中气亏虚，不能承受峻猛药物的关系，称之为“药烦”。若遇到这种情况，立即服生姜汤可愈，或在药中加生姜煎服，也可预防药烦的出现。如果将药分成二、三次服，也可以防止药烦的情况，并可控制药后呕吐的现象。

服承气汤后，药停于胃中不运行，或者服药半日后，将原药吐出，或药停于胃中第二日方才运行。这是由于疾病时间太长，未能及时应用下法治疗，以致脾胃大虚，功能失调，无法吸收药物的关系，称为“药停”。可在药中加生姜，调和药性，以助运化。

[阐释] 在临床护理中，常可见到药烦和药停的情况。护理人员不必紧张，应与医师配合，仔细进行观察，并采取适当措施调护。

9 **[原文]** 凡中病之药，服后半日许，可验其当否，大法有三。一则药到病除，如《灵枢》不得卧，用半夏秫米，覆杯即解；及他方所云一剂便知，二剂已是也。一则服药后别生他病，非等所祟[①]，正是病被药攻拒之

然……。一则服药后，所病反剧，非药之误，正是以药攻病，托之使然。(《研经言》)

[注释]

①祟：鬼怪或指鬼害人。

[释义] 药效的验证方法，凡是方药对证的，服药半日左右，药物在体内即发挥作用，便可检验用药是否恰当。服药后的反应，大约有三种情况，第一种是药到病除，正如《灵枢》所说：烦躁不得安卧的失眠证，用半夏秫米汤，服下后，立即生效，便能安卧。有些方书中说，服一剂生效，二剂病便可以痊愈。第二种反应是服药后，本病未除而又起一病，此种情况，并非药物伤害人，而是药物攻病，病邪抗争而产生的反应。第三种情况是服药后病情加重，也不是用药错误，此是药物攻病，托邪外出的反应。

[阐释] 第二、三种情况，现代药理证明，有些可能是某些中药的毒副反应，应引起注意。

10 [原文] 凡服治风汤，第一厚复取汗，若得汗即须薄复，勿令大汗，中间亦须间食，不尔，人无力，更益虚羸。

凡服泻药，不过以利为度，慎勿过多，令人下利无度，大损人也。

凡服酒药，欲得使酒气相接，无得断绝，绝别不得药力，多少皆以知为度，不可令至醉及吐，则大损人也。(《养身三要·病家须知》)

[释义] 凡感受风邪致病服祛风散寒解表药后，首先应厚盖被子帮助发汗，如已出汗即改盖薄被，只须微汗，不能大汗。同时注意饮食调养，以资汗之源，否则会因汗出过多，气阴受伤，人体更虚弱无力。

强调服泻药也不可太过无度，以通利为度为准，否则也伤人正气。

凡服药酒，不能随意中断，因连续服用，可使药物作用持续有效。用量以服后有感觉为度，但又不得多服而至醉或呕吐，那样也伤人正气。

11［原文］中病良，勿太过。（《陈修园医书四十八种》）

［阐释］中医认为，用药时，中病即止。如用药过量，尅伐太甚，反而对身体有所不利。故药后须注意观察病情变化，以便及时停药。

12［原文］凡饵汤药，其粥食肉菜皆须大熟，熟即易消，与药相宜，若生则难消，复损药力。仍须少食菜及硬物，于药为佳。亦少进盐醋乃善，亦不得苦心用力及房室喜怒。是以治病用药力，唯在食治将息得力太半，于药有益。所以病者务在将息节慎，节慎之至，可以长生，岂惟愈病而已。（《备急千金要方·卷一·服饵第八》）

［释义］凡病人在服药期间，粥食、肉菜等都必须煮熟、煮烂，这样才便于消化。若饮食不熟，不但难于消化，而且还会降低药效。要吃清淡一些，不宜过咸过酸。同时在服药期间，不要过于用力做重体力劳动，七情、房室都尽量节制。虽然治病靠药物作用，但是食疗、将息护理得当，不但有助于药物发挥作用，而且还有利于养生长寿。

第四节　经方论服药调护举要

经方服药调护，即指《伤寒论》、《金匮要略》中方剂的煎煮法、服用方法、药后观察及饮食起居宜忌。对于服药调护论述颇详，不同的病、脉、证、方，其具体调护各有不同。如桂枝汤治伤寒太阳表虚证，药后宜喝热粥，然后温覆取汗，同时要忌食生冷、辛辣之品等。下面摘选部分经方，以举其要，略其所同，选其所异，以概一般。

一、《伤寒论》方选

（一）辨太阳病脉证并治上

1［**原文**］桂枝汤

桂枝三两[1]（去皮）　芍药三两　甘草二两（炙）　生姜三两（切）　大枣十三枚（擘）

上五味，㕮咀[2]三味，以水七升[3]，微火煮取三升，去滓，适寒温，服一升。服已须臾，啜[4]热粥一升余，以助药力。温覆令一时许，遍身漐漐[5]微似有汗者益佳，不可令如水流离，病必不除。若一服汗出病瘥，停后服，不必尽剂。若不汗，更服依前法。又不汗，后服小促其间，半日许，令三服尽。若病重者，一日一夜服，周时观之。服一剂尽，病证犹在者，更作服。若不汗出，乃服至二、三剂。禁生冷、黏滑、肉面、五辛[6]、酒酪[7]、臭恶等物。

［注释］

①两：汉制一两，约合现制3克。

②咀：将药物切后，捣碎或锉末，古称咀。

③升：汉制一升，约合现制200毫升。

④啜（chuo 辍）：饮，热汤急服。

⑤漐：微汗出不断。

⑥五辛：《本草纲目》以小蒜、大蒜、韭、芸苔、胡荽为五

辛。五辛的解释各家不同，一般是指有刺激性的辛辣香燥之品。

⑦酪：动物的乳类。

［**释义**］桂枝汤方中，先将桂枝、白芍、甘草三味药切成小碎块，再和生姜、大枣一起，以水1400毫升左右，用微火共煮。等煎至水分挥发800毫升，取汁600毫升，去滓，温服200毫升。服后一会儿，再喝热粥一碗约，意在培养汗源，以助药力，并给病人盖上被子助其发汗。大约一小时左右，可观察病人是否汗出，如遍身微微出汗者，为此方已生效，是好的征兆。如汗出多如水淋一般，则不能除病。治疗期间，如服一次药，微汗出病愈，则可停药，不必将剩下的药服完。如一次服药后，汗不出，可再以前法服第二次药。如第二服仍不汗出，就可以缩短服药时间，半日可服三次。如病重，可昼夜均服药，并应在服药后观察汗出情况。如服完一剂，病症犹在，可服第二剂，若不汗出，可再服第三剂。在整个服药期间都要禁食生冷、黏滑、肉面、五辛以及乳类臭恶等食物。

［**阐释**］本方为治外感风寒表虚证之重要方剂，能解肌发表，调和营卫。症见发热头痛、汗出、恶风、舌苔薄白、脉浮缓等。使用本方时，调护者应注意药物的煎法、服法以及服药后的观察，服药量及饮食、生活起居的调护方法等。

2［**原文**］桂枝加葛根汤方

桂枝三两（去皮）　葛根四两　芍药三两　生姜三两（切）　甘草二两（炙）　大枣十二枚（擘）

上六味，以水一斗①，先煮葛根减二升，内诸药，煮取三升，去滓，温服一升。覆取微似汗，不须啜粥，余如桂枝法将息及禁忌。

［**注释**］

①一斗：根据文义，此处一斗约合5~6升。

［**释义**］桂枝加葛根汤的煎法是用水约1200毫升，先煎葛

根，待水减去400毫升时，再加入其他药物，最后煎取约600毫升药液，去滓。每次温服200毫升。不喝粥，但要覆被助发微汗。服药期间也要禁食生冷、黏滑、肉面、五辛以及奶酪臭恶之品，并避风寒。

[**阐释**] 本方是桂枝汤减少桂枝、芍药的剂量并加葛根组成。主治桂枝汤证兼项强。葛根味厚，宜久煎让其味充分溶出，葛根生津止渴，故服此方后不须啜粥。

3 [**原文**] 麻黄汤方

麻黄三两（去节）　桂枝二两（去皮）　杏仁七十个（去皮尖）　甘草一两（炙）

上四味，以水九升，先煎麻黄减二升，去上沫，内诸药，煮取二升半，去滓，温服八合，覆取微似汗，不须啜粥，余如桂枝汤法将息。

[**阐释**] 本方强调煎法、服法、服药后观察汗液以及服药期间的禁忌等护理。

本方是治外感风寒表实证的重要方剂，证见发热恶寒、头痛身痛、无汗而喘……。麻黄发汗力强，加桂枝温经散寒，助麻黄以增强发汗解表之功，两者相须为用，增强发汗之力，故不须啜粥。因本方发汗力强，故只宜暂用，不可久服，一服汗出，不必再服。如汗后不解，则可用桂枝汤代之，如汗出多者，以湿粉扑之。本病以风寒之邪侵袭肌表，故禁忌与桂枝汤类似。

（二）辨太阳病脉证并治中

1 [**原文**] 桃核承气汤方

桃仁五十个（去皮尖）　大黄四两　桂枝二两（去皮）　甘草二两（炙）　芒硝二两

上五味，以水七升，煮取二升半，去滓，内芒硝，更上火微沸，下火，先食温服五合，日三服，当微利。

［释义］上五味药，用水1400毫升，先煮大黄、桃仁、桂枝、甘草，取500毫升药汁，去滓后，再入芒硝，经火微沸。稍冷，饭后温服100毫升，日三服。服此药后，便下微稀，或经血通利。

［阐释］本方主治瘀热互结阻于下焦，取其方能荡涤肠胃，泻热去实，驱散少腹蓄血，并能清除身半以上的郁血。护理上首先是强调煎煮方法，先煎四味，其意是变大黄之峻下为缓下，使桃核的破血力稍减，有利于泻热去实，后内芒硝，而使之因势利导。其次服此方应在食后服，则可荡涤肠胃。其三，服后观察，必须注意只能微利，不能大下。

2［原文］小柴胡汤方

柴胡半斤　黄芩三两　人参三两　半夏半升（洗）　甘草（炙）　生姜各三两（切）　大枣十二枚（擘）

上七味，以水一斗二升①，煮取六升，去滓，再煎取三升，温服一升，日三服。

［注释］

①一斗二升：此处一斗合十升，一斗二升即十二升，合现制2400毫升（一升合200毫升）。

［释义］此方为和解少阳常用之方，强调在煎药方面的护理。先以水2400毫升，煎煮至水去一半后，去滓又煎，煎至水去一半即600毫升左右为度，将药分三次温服。这与其他药物煎煮方法不一样。喻嘉言曰："去滓复煎，使其药性合而为一，漫无异同，得其不至于偾事尔。又非和于表，亦非和于里，乃和于中也，是必煎至最熟，令药气并停胃中。少顷，随胃气以敷布表里，而表里之邪，不觉潜消默夺。"其意是说复煎使药性合而为一，使其不毁坏小柴胡汤和解之性能。煎至最熟，使药性停留于胃中，过一会儿，药性随胃气敷布表里，而使表里之邪，不知不

觉地消散而去。

[**阐释**] 既为“和剂”则煎药法也应取“和法”之义。煎药法也应与病脉证治协同。这些细微之处，护理人员不能不注意观察。

（三）辨太阳病脉证并治下

1 [**原文**] 大陷胸汤方

大黄六两（去皮） 芒硝一升 甘遂一钱匕

上三味以水六升，先煮大黄，取二升，去滓，内芒硝，煮一两沸，内甘遂末，温服一升。得快利，止后服。

[**释义**] 上三味药，用水600毫升，先煮大黄，取汁200毫升，去渣后，加入芒硝，煮1~2沸，再加入甘遂末，温服100毫升，得快下，则不再服，如不下，再服余药。

[**阐释**] 此方主治水与热邪相结，壅积于上之结胸证。护理上应注意煎法，服药剂量、药后观察。正如《刘河间医学六书》中曰：“未快利，再服，势恶不能利，以意加服。”所以能否继续攻下，主要视药后快利而定。

2 [**原文**] 小陷胸汤方

黄连一两 半夏半斤（洗） 瓜蒌实大者一枚

上三味，以水六升，先煮瓜蒌取三升，去滓，内诸药，煮取二升，去滓，分温三服。

[**释义**] 本方治痰热互结，气郁不通之结胸诸证。煎服法，用水六升，先煮瓜蒌，取汁三升，提示有久煎之意。因瓜蒌味厚，清化热痰力强，不此则失去治疗作用。分温三服，能助行气开郁之功。

3 [**原文**] 炙甘草汤方

甘草四两（炙） 生姜三两（切） 人参三两 生地黄一

斤　桂枝三两（去皮）　阿胶二两　麦门冬半斤　麻仁半斤　大枣二十枚（擘）

上九味，以清酒七升，水八升，先煎八味，取三升，去滓，内胶烊消尽，温服一升，日三服。

[释义] 此方为气血双补、通阳复脉之剂。由于气虚血少心动悸，脉结代诸证。护理中强调煎煮方法及服药方法。用酒七升，水八升，煮取三升，寓意文火久煎，并酒能行药势，通经络，使药力尽出而气不峻，从而调补气血，使其疏通。阿胶为补血之品，不能合药同煎，又因阿胶本为熟品，烊化后即可与药液一起内服。

4 **[原文]** 白虎汤方

知母六两　石膏一斤（碎）　甘草二两（炙）　粳米六合

上四味，以水一斗，煮米熟汤成，去滓，温服一升，日三服。

[释义] 本方治疗阳明经热盛，或外感热病气分热盛证的主要方剂。护理上重点掌握煎法。打碎石膏，以利煎取有效成分。四药同煎，米熟药成，米汁与药性相合，以缓其寒凉保护胃气。温服者，以避免过凉不能耐受，药汁虽热，但药性凉。日三服使药力相接，清热力强。

[阐释] 以米煎药是煎药法中的又一特点。

（四）辨阳明病脉证并治

1 **[原文]** 大承气汤方

大黄四两（酒洗）　厚朴半斤（炙去皮）　枳实五枚（炙）　芒硝三合

上四味，以水一斗，先煮二物，取五升，去滓，内大黄，煮取二升，去滓，内芒硝，更上微火一二沸。分温再服，得下，余勿服。

[**释义**] 本方为泻下药与行气药并用之寒下峻剂。方中四味药，用水1000毫升，先煮厚朴、枳实，因其味厚，不久煎则药力不达，取汁500毫升后再入大黄于药汁中煎，其意在于使大黄气锐而先行，待水减去一半，则去掉大黄，加入芒硝，以微火煮开一、二沸，将药分为二分，温服，第一服后，大便能解出，说明腹内结聚已散，就不必再服药。如服一次药后仍不大便，过一会儿，再温服一次，便下即停药，以防泻下太过，伤其中阳。

2 [**原文**] 小承气汤方

大黄四两（酒洗） 厚朴二两（炙去皮） 枳实三枚（大者炙）

上三味，以水四升，煮取一升二合，去滓，分温二服。初服汤当更衣①，不尔②者，尽饮之，若更衣者勿服之。

[**注释**]

①更衣：古时大小便称为更衣。

②尔：这样，那样，此指不解大便。

[**释义**] 小承气汤三味药，用水800毫升，共煮，取药汁200毫升，去滓，分二次温服，服第一服后，过一会儿，就会有解便之意，如大便已下，就不再服药，如服一服后，不解便，病邪仍在，过一会，再将余药服完。

[**阐释**] 本方与上方同属下剂，因病脉证治不同，上方为有燥屎结实，此有痞满而无燥屎。因而其煎药法又异。此方三药同煎。古代医家认为，于大承气汤既去芒硝而减枳朴，复与大黄同煎意在缓其荡涤之性，古人谓之和胃之剂。此汤可试探腹中有无燥屎结实，如汤入腹中能转矢气的，可知大便以硬，为可用大承气汤攻之，若无矢气，不可攻之。

3［原文］猪苓汤方

猪苓（去皮） 茯苓 泽泻 阿胶 滑石（碎） 各一两

上五味，以水四升，先煎四味，取二升去滓，内阿胶烊消，温服七合，日三服。

［释义］本方主治水热互结，内热伤阴，热与水相搏之小便不利。

用水800毫升，先煮猪苓、茯苓、泽泻、滑石四味药，煎至取汁200毫升后去滓，再加入阿胶，使之溶化（蒸或小火），分三次温服，每次70毫升左右。

（五）辨少阴病脉证并治

1［原文］苦酒[1]汤方

半夏（洗、破如枣核）十四枚 鸡子一枚（去黄内上苦酒，着鸡子壳中）

上二味，内半夏苦酒中，以鸡子壳置刀环中，安火上，令三沸，去滓，少少含咽之。不差，更作三剂。

［注释］

①苦酒：米醋。

［释义］本方主治咽部糜烂、阻塞、语言不利等因痰火阻滞咽部而致的病证。本方的煎法特殊，将鸡蛋去黄，与米醋相合，搅匀，入半夏，共倒入鸡蛋壳中，再将蛋壳放置在环形铁器上煎煮三沸，去滓，少少含咽。病若未愈，再连续服三剂。

［阐释］应注意“少少含咽之”的服法，目的是使药效能持续作用于咽部。

2［原文］半夏散及汤方

半夏（洗） 桂枝（去皮） 甘草（炙）

上三味，等分，各别捣筛已，合治之。白饮[1]和，服方寸匕②，日三服。若不能散服者，以水一升，煎七沸，内散两方寸匕，更煮三沸，下火令小冷，少少咽之。半夏有毒，不当散服。

[注释]

①白饮：即米汤。

②方寸匕：作匕正方一寸，抄散取不落为度，一方寸匕约合现制五分。

[释义] 本方是治疗少阴感寒咽痛的主方，有散寒开结止咽痛的功效。方中三味药，分别捣细末过筛，再混合捣匀。每次服五分，用米汤调和服，每日服三次。若病人因咽痛服散困难者，可制成汤剂服。煎法是用水 200 毫升，煎七沸，加入半夏散 10 分，再煮三沸，然后熄火，使稍冷以免灼伤咽部。少少含咽，药效持续作用于咽部。因半夏有毒，最好不作为散剂，若为散剂须月制半夏。

[阐释] 服本方用米饮调服以助胃气，米饮浓稠使药不急下至胃中，在咽部停留时间延长，米饮又有助正驱邪之力，与桂枝汤啜热粥同义。

（六）辨厥阴病脉证并治

1 [原文] 乌梅丸方

乌梅三百枚　细辛六两　附子六两（炮去皮）　黄连十六两　当归四两　黄柏六两（去皮）　人参六两　干姜十两　川椒四两

乌梅丸如梧桐子大，先食饮服十丸，日三服。稍加至二十丸，禁生冷、滑物、臭食等。

[释义] 本方为治疗虫积腹痛而设，有温脏安蛔之功。因此护理又与上不同，强调服药时间，应在饮后服，以谷药相合而加强温脏的作用；服药量从少量渐加至二十丸，使药力相接并逐渐

加强药物的作用，为缓则治其本之意，禁忌生冷、滑物、腥臭者，有共助温脏安蛔的作用。

（七）辨阴阳易瘥后劳复病脉证并治

1［**原文**］竹叶石膏汤方

竹叶二把　石膏一斤　半夏半斤（洗）　麦冬一升（去心）　人参二两　甘草二两（炙）　粳米半升

上七味，以水一斗，煮取六升，去滓，内粳米，煮米熟汤成，去米，温服一升，日三服。

［**释义**］此方由白虎汤变化而来，治大热已去，余热未消而气津两伤诸证。故煎法与白虎汤不同，应先煎药六味，强调有久煎之意，因方中人参、麦冬增补气阴，久煎去滓，再入粳米，则有固护之意。可见同属热病，而热病初起，正盛邪实，与热病后期，气阴两虚，余热未尽的煎煮法各异。说明方由病脉证治而变，其方剂的煎煮、服法等必须辨证施护。

二、《金匮要略》方选

（一）痉湿暍病脉证并治

1［**原文**］葛根汤方

葛根四两　麻黄三两（去节）　桂枝二两（去皮）芍药二两　甘草二两（炙）　生姜二两（切）　大枣十二枚（擘）

上七味，以水一斗，先煮麻黄、葛根，减二升，去上沫，内诸药，煮取三升，去滓，温服一升，覆取微似汗，不须啜粥，余如桂枝汤法将息及禁忌。

［**释义**］煎服本方，先将各药切碎，先煎煮麻黄、葛根，

1000 毫升水煎至 800 毫升水时，将药液面上的泡沫去掉，再加入其他药物，以适当的水共煎，煎至药液约 600 毫升左右，去滓，每次温服 200 毫升，不须啜粥（或热开水），也要覆被以取微汗，并与桂枝汤的禁忌，将息相同。

[**阐释**] 此方强调先煎煮麻黄和葛根，主要是因为麻黄为强有力的解表药，发汗力强，久煮则不使发汗太过，去上沫则不致呕吐等副作用发生。葛根味厚，不久煎则药力不出。麻黄与葛根同用，发汗解表力增强，葛根生津止渴，故不必啜粥助汗。

2 [**原文**] 栝蒌桂枝汤方

栝蒌根二两　桂枝三两（去皮）　芍药三两　甘草二两（炙）　生姜三两（切）　大枣十二枚（擘）

上六味，以水九升，煮取三升，分温三服，微取汗，汗不出，食顷，啜热粥发之。

[**释义**] 本方为取微汗之方剂，因本方治头项强痛、发热、汗出、恶风、脉反沉迟之风淫于外，而津伤于内的病证，故用栝蒌根滋养津液，合桂枝汤解肌祛邪。方中六味药，用水 1800 毫升，煎取药汁 600 毫升，分三次温服，使微汗出，不可大汗。服后，如吃一顿饭的时间不出汗，是为津伤，再服热稀饭资其汗源以助药力，促使发汗。

[**阐释**] 服本方调护的重点是取微汗，掌握啜粥助汗的时间。

3 [**原文**] 甘草附子汤方

甘草二两（炙）　白术二两　附子一枚（炮，去皮）　桂枝四两（去皮）

上四味，以水六升，煮取三升，去滓，温服一升，日三服。初服得微汗则解，能食。汗出复烦者，服五合，恐一升多者，服六七合为妙。

［释义］上四味药，用水1200毫升，煮后取600毫升药液，去滓，每日服三次，每次服200毫升，温服。如服一次药后，有微汗出，病则解，饮食恢复正常。如汗出后又出现烦躁不安者，再服药就应减少其剂量，初服100毫升，如100毫升觉少，200毫升又觉得量多，可服160或170毫升为好。

［阐释］服本方须注意观察药后有无出现烦躁症状，若属药物引起的烦燥，当需减量。全是中病即止，不欲尽剂之意。

4［原文］白术附子汤方

枣六枚（擘）　白术二两　附子一枚半（炮，去皮）　甘草一两（炙）　生姜一两半（切）

上五味，大以水三升，煮取一升，去滓，分温三服。一服觉身痹，半日许再服，三服都尽，其人如冒状，勿怪，即是术附并走皮中，逐水气，未得除故耳。

［释义］本方主治风湿在表属于表虚的证治，有温经祛湿的功效。上五味药，以水600毫升，煮取200毫升，去滓后药汁分作三次温服。当服第一次药后，感到一身重着、麻痹时，半日后再服第二次药，使药力相接，三次药服完时，病人感觉头目眩晕，此时不要惊慌，那是因为白术、附子的药力已起到助阳祛湿的作用。

［阐释］服本方的护理关键在于药后观察，掌握药后的正常反应以及冷静沉着的应对措施。

（二）血痹虚劳病脉证并治

1［原文］薯蓣丸方

薯蓣三十分　当归　桂枝　干地黄　豆黄卷各十分　甘草二十八分　人参七分　芎䓖　芍药　白术　麦冬　杏仁各六分　防风六分　大枣百枚为膏

上二十一味，末之，炼蜜为丸，如弹子大，空腹酒服一丸，一百丸为剂。

[**释义**] 此方用于虚劳诸不足被病邪侵袭等证。有寓驱邪于补正之中，使邪去而不伤正之功。强调服法为空腹用酒服一丸，因酒能行药力，一百丸为一剂，意在坚持久服，至少服一百丸。

2 [**原文**] 肾气丸方

干地黄八两　山药　山茱萸各四两　泽泻　丹皮　茯苓各三两　桂枝　附子（炮）各一两

上八味末之，炼蜜和丸梧桐子大，酒下十五丸，加至二十丸，日二服。

[**释义**] 本方主治肾阳不足的虚劳证。服用此方护理的重点是服用方法及服药次数。用酒服下，并由15丸逐至20丸，酒为阳剂，以阳治阳，每日服二次，酒药相接。

（三）肺痿肥痈咳嗽上气病脉证并治

1 [**原文**] 皂荚丸方

皂荚八两（刮去皮，用酥炙）

上一味，末之，蜜丸如梧子大，以枣膏和汤服三丸，日三夜一服。

[**阐释**] 皂荚丸是成方，古代医家常用以温化寒痰，即寒痰壅塞之咳喘可用之。徐灵胎说：“稠痰黏肺，不能清涤，非此不可。”服此方护理上要掌握：一是用枣膏调服，其意为祛邪不伤正，又可缓其皂荚之烈性；二是服药次数，以使药力相接；三是观察吐浊情况，若无物可吐，则勿再服。凡服吐剂，护理皆可仿此。

（四）腹满寒疝宿食病脉证并治

1［原文］瓜蒂散方

瓜蒂一分（熬黄）　赤小豆一分（煮）

上二味，杵为散，以香豉七合，煮取汁，和散一钱匕，温顿服之，不吐者，少加之，以快吐为度而止（亡血及虚者不可与之）。

［释义］本方是治痰涎壅滞胸中，或宿食停于上脘，壅塞气机所致的病证。方用瓜蒂、赤小豆各一分（1.5~3克），研末为散，用香豉七合（约30克），用水200毫升煮后，去滓，取汁和散，趁热一次服完。服后如不吐，再按上法制作合散，少少加服，慢慢加服少许，至吐为止。若药量过多，呕吐不止者，可用生姜、葱白煎汤止吐。

［阐释］凡用药过量引起呕吐不止，须待药物吐出后，方可用生姜、葱白止吐。

2［原文］大黄附子汤方

大黄三两　附子三枚（炮）　细辛二两

上三味，以水五升，煮取二升，分温三服，若强人煮取二升半，分温三服，服后如人行四、五里，进一服。

［释义］本方三味药同时煎者，以水1000毫升煮取汁400毫升，久煎，目的在于加强附子温中散寒及解大黄峻下的作用，可分三次温服。若体质强壮者，可取汁500毫升，分三次温服。但三次服药时间距离较近，每次中间相隔一小时左右。说明病急宜急服，不可拘泥日三服。

3［原文］大建中汤方

蜀椒三合（炒去汗）　干姜四两　人参二两

上三味，以水四升，煮取二升，去滓，内胶饴一升，微火煎煮一升半，分温再服。如一炊顷①，可饮粥二升，后更服，当一日食糜②，温覆之。

[注释]

①一炊顷：约煮一餐饭的时间。

②糜：粥。

[释义] 本方为治中阳虚寒之脘腹剧痛方剂。用水 800 毫升，煎蜀椒、干姜、人参、取汁 400 毫升，去滓，然后加入饴糖以助补中，微火再煎取 300 毫升，分两次服完，温服以切合病机。第一次服药后，大约煮一顿饭的时间后，可饮热粥或肉羹一碗，意在助药力，补中气。服第二次药，亦如同上法。服药期间，应吃容易消化的食物，同时要盖好被子，在于助温祛寒。

4 [原文] 大乌头汤方

乌头大者三枚（熬去皮）

上以水三升，煮取一升，去滓，内蜜三升，煎令水气尽，取二升，强人服七合，弱人服五合，不差，明日更服，不可一日再服。

[释义] 此方主治寒疝腹满之证。方用大乌头五枚，用水 600 毫升，煮汁 200 毫升，去滓后，加入蜜糖 400 毫升，意在温中散寒去乌头之毒性，煎至水气挥发完，余 200 毫升左右稍冷后待用。久煎有去乌头毒之意，身体强壮者，可服 140 毫升，平素身体较虚弱者，可服 100 毫升左右，如无效，第二日再如法服用。因本方较为峻烈，故不可一日服二次。

[阐释] 方中凡有乌头、生附子均可仿此法煎煮：一是久煎 40 分钟至 1 小时；二是加蜂蜜或甘草以减少其毒性。

5 [原文] 厚朴三物汤

厚朴八两　大黄四两　枳实五枚

上三味，以水一斗二升，先煮二味，取五升，内大黄，煮取三升，温服一升，以利为度。

［**释义**］本方治湿热内积，气滞不行，气滞重于积滞之腹部胀满而大便不通。护理的关键是先煮枳实、厚朴，因枳、朴味厚，以利行气泄满，大黄久煎是为了减弱其泻下作用。其次是观察大便是否通利，如大便通利说明腹满气滞已解，可不必再服剩下的余药。

（五）痰饮咳嗽病脉证并治

1［**原文**］五苓散方

泽泻一两一分　猪苓三分（去皮）　茯苓三分　白术三分　桂枝二分（去皮）

上五味，为末，白饮服方寸匕，日三服，多饮暖水，汗出愈。

［**释义**］本方有利水渗湿，温阳化气，发汗利小便的功效。上五味药捣为细末，每日服三次，每服方寸匕（6~9克），用米汤吞服为佳（现代用白开水亦可）。在服药期间，多饮热开水，使体内湿邪从汗和小便分消，汗出后则病愈，药后应密切观察汗液和小便的通利情况。

［**阐释**］本方护理的要点为服药后宜多给病人饮水，及观察汗、尿的情况。

2［**原文**］十枣汤方

芫花（熬）　甘遂　大戟各等分

上三味，捣筛，以水一升五合，先煮肥大枣十枚，取八合，去滓，内药末，强人服一钱匕，羸人服半钱，平旦温服之，不下者，明日更加半钱，得快下后，糜粥自养。

[释义] 芫花、甘遂、大戟等分研末过筛，用250毫升水，煮大枣十枚，待水挥发一半，去滓，取药汁兑服上药末，注意切不可同煎，因大枣与之同煎，会增加三药的毒副作用。体质强壮的患者，可服3克左右，体质差的患者，可服1.5克左右。每日服一次，早晨空腹时服，有荡涤肠胃之义。服后不下者，为药力不达，则第二日早晨空腹服药可再加1.5克，服后，水邪速下，就不必再服药，然后以稀粥和烂肉汤调养。

[阐释] 凡服峻猛药，调护者应注意病人体质的强弱，密切观察药后反应，药量宜渐增，药后宜用粥糜养胃。

(六) 消渴小便不利淋病脉证并治

1 [原文] 栝蒌瞿麦丸方

栝蒌根二两　茯苓　薯蓣各三两　附子一枚（炮）　瞿麦一两

上五味，末之，炼蜜丸梧子大，饮服三丸，日三服，不知，增至七八丸，以小便利，腹中温为知。

[释义] 本方为治小便不利，下寒上燥的证治，能温阳化气，使津液上蒸，水气下行。护理上要注意两点，一是从小剂量开始，以探其病变轻重。二是服药后的观察，如腹中不温，小便不利，再加药量至七、八丸，至腹中温、小便利为度，可不再服了。

(七) 黄疸病脉证并治

1 [原文] 茵陈蒿汤方

茵陈蒿六两　栀子十四枚　大黄二两

上三味，以水一斗，先煎茵陈，减六升，内二味，煮取三升，去滓，分温三服。小便当利，尿如皂角汁状，色正赤。一宿腹减，黄从小便去也。

［释义］本方治湿邪与瘀热内蕴之湿热黄疸症。护理中特别强调煎煮方法，即先煎茵陈，因茵陈香气浓郁，先煎使特异香气出，疗效佳。同时应注意服药后观察，如服药后，小便通利并呈皂汁状，腹满减，说明药中病所，湿热已去，身黄必退。若小便仍然不利，则腹胀不减，湿热未除。

（八）妇人产后病脉证并治

1［原文］下瘀血汤方

大黄三两　桃仁二十枚　䗪虫二十枚（熬去皮）

上三味，末之，炼蜜和为四丸，以酒一升，煎一丸，取八合顿服之，新血下如豚肝。

［释义］此方主治腹中有干血积脐下，亦主经水不利，因而有破血之功。常用于经行腹痛，胞衣不下，或胎死腹中，或恶露未尽等。此方三药研细，炼蜜为丸，意在减轻䗪虫的毒副作用，以酒煎丸，酒性行散，以助活血化瘀，顿服即量大有荡涤之意。药后观察若有瘀血排出，为去瘀而生新的征兆。

(九) 杂疗方

1［原文］三物备急丸方

大黄一两　干姜一两　巴豆一两（去皮心，熬，外研为末）

上药各须精新，先捣大黄，干姜为末，研巴豆内中，合治[①]一千杵，用为散，蜜和丸亦佳。密器中贮之。莫令歇[②]，主心腹诸卒暴百病，若中恶[③]，客忤[④]，心腹胀满，手痛如锥刺，气急口噤，停尸[⑤]，卒死者，以暖水苦酒，服大豆许三、四丸，或不下，捧头起，灌令下咽，须臾当差，如未差，更与三丸，当腹中鸣，即吐下便差。若口噤，亦须折齿灌之。

[**注释**]

①治：捣研之意。

②歇：程本《医宗金鉴》作“泄”。

③中恶：谓感染恶毒之气。

④客忤：卒犯外邪，使人突然昏厥窒息。

⑤停尸：阴气偏竭于内，阳气隔阻于外，上下不通，阴阳乖戾，暴绝如死，若脏腑之气未尽竭，良久乃可复苏。

[**释义**] 此方为散剂或蜜丸，主治感染恶毒之气，或卒犯外邪，寒实结滞肠道，使人突然昏厥窒息，或阴阳乖戾，暴绝如死。用热水或酒，送服如大豆大小三、四丸。如病重不能送药下咽，将病人头捧起，灌药至下咽为止，不久则会好转。如上服病未好，再服三丸（服法同上）。如听见腹中有漉漉之声，则定会吐下，吐下后，病则愈。如患者牙关紧闭，必须撬开口腔，或折齿将药灌下，以急救其性命。

[**阐释**] 柯韵伯说：“备急丸治疗寒结在肠，以攻破之糟粕也。”但服后或吐或泻，务使邪去正安。所以又曰：“当当腹中鸣，吐下便差”。如齿不开，折齿灌药，现代所用鼻饲。故此方的护理关键在于“务使药入”，服药后观察：“腹中有漉漉之声”。

第三章　护理操作技能

历代中医护理操作方法颇多，如褥疮护理、消毒、导便、降温、熏洗、贴熨等，是祖国医学中宝贵遗产的一部分。现摘录部分内容，以观其貌。

第一节　外治法及技能操作

一、席疮的护理

1［原文］肥人多汗，久不洗浴，淹淅[①]皮肤，烂成疮者，痛不可忍。以真蛤粉滑石末渗之自愈。(《外科启玄》)

［注释］

①淹淅：水淹而湿润。淅，水浸。

2［原文］席疮乃久病着床之人，挨槺磨破而成，上而背脊，下而尾闾[①]，当用软衬，外以参归鹿茸膏贴之，庶不致损而又损。(《外科真诠》)

［注释］

①尾闾（lü 驴）：又名尾骶，脊椎骨的最下段，上连骶骨，下端游离，在肛门后方。

3［原文］久病消瘦，皮肤或碎，须垫以灯草圈，则痛处不着褥席。(《棣香斋丛书·侍疾要语》)

［阐释］褥疮又称席疮。以上三段，从不同角度阐述了褥疮的病因、好发部位、处理办法，可见中医对褥疮护理早有认识。这里提示用真蛤粉滑石末渗之，参归鹿茸草外贴，灯草圈垫软衬的办法都是切实可行的护理措施。当然现在还有用气圈、海绵垫、棉花圈、棉花垫等。

二、换药法

1［原文］（疮疡）如七日以后，掀痛高肿，疮头有黄色稠脓，粘在膏上，肿红色鲜明，每日宜用葱汤洗净，换膏贴之。（《外科正宗·一卷·痈疽门·痈疽治法总论第二》）

2［原文］频将汤洗，切忌风吹，凡疮未溃前或已用照药后，俱要煎葱艾汤，每日淋洗一次。甚者早晚二次，使血气流通，易于溃散。至已溃时，及药筒提拔之后，尤宜避风，洗以猪蹄汤。用方盘在疮下放定，随用软帛，将汤淋上，併入孔内，轻手按捺，使败腐内脓，随汤而出，以净为度，再以软帛叠成七八重，勿令大干，随汤覆于疮上，两手轻盈，旋按片时，帛冷再换，如此洗按四、五次，自然滞得通，毒气得解，腐肉得脱，疼痛得减，此手功之要法。大疮不可缺也。（《外科正宗·一卷·痈疽治法总论第二》）

3［原文］熏洗洁毒方

苍术一两　点红川椒三钱

水五碗煎至四碗，入罐内，将疮口对罐口，以热气熏之，半热倾药盆内，淋洗疮上，以洁布浥[①]干，搽解毒紫金膏。（《外科正宗·九卷·熏洗洁毒方》）

[注释]

①浥（yì 邑）：通“挹”。拭、擦。

4［原文］又洗药方

当归　独活　白芷　甘草各二钱　葱头五个

用水三碗，煮至药烂滤清，以鹅帛蘸汤，洗净疮上，随擦贴红黑二膏。盖之，洗时切忌风寒为要，治背疮轻易者，以此代猪蹄汤亦有效。（《外科正宗·九卷·洗药方》）

［阐释］以上四段论述了用中药制作消毒液以清洗疮疡的方法。计有葱煎汤、葱艾汤、熏洗洁毒方、洗药方。药用葱、艾、苍术、川椒、独活、白芷等，均有温经通阳，散寒解毒的功效。其旨一在消毒，二在温经通阳。这些方法，目前临床虽未采用，但由此可见古人早就重视消毒的意义了。

三、导二便

1［原文］阳明病，自汗出，若发汗，小便自利者，此为津液内竭，虽硬不可攻之，当须自欲大便，宜蜜煎导而通之，若土瓜根及大猪胆汁，皆可为导。（《伤寒论·辨阳明病脉证并治》）

［释义］阳明病本来就出汗。如再发汗，小便又通利的，这使体内津液缺乏，虽然大便硬，也不可攻下。应当等到病人自己想解大便，但难于自行排出的时候，用蜂蜜煎成饴糖状，做成栓剂，纳入肛门内，或用土瓜根和大猪胆汁，都可作灌肠导便之用。

蜜煎导方：用蜂蜜七合（60 克）煎成饴糖状，做成长二寸左右的条状栓剂，纳入肛门内。

猪胆汁导方：用大猪胆一枚，取汁和掺少许醋汁，灌入肛门。

土瓜根方：原书记载，土瓜即王瓜，气味苦寒。晋·葛洪《肘后备急方》：“治大便不通，土瓜采根捣汁，筒吹，入肛门中，取通。”可供参考。

方解：以上的通导大便方法，适用于多汗伤津，元气素虚，想解大便而解不出的病人。一般认为津液干枯的用蜜煎导法，邪热盛的用猪胆汁或土瓜根导便。

[阐释] 张仲景在导大便方面为后世奠定了基础，后世医家根据这些方法不断探索总结了许多导便法，给中医护理工作留下了宝贵的遗产。

2 **[原文]** 华佗灌肠神方

大便闭结，常用之法，如用下剂，惟久用则成习性，故兼用此法。豚胆一具，取汁入醋少许，取竹筒长三、四寸者，以半纳谷道中，将汁灌入。一食顷，当便。又以花椒、豆豉水煎。用樗根汁，麻油、泔淀三味合灌之，亦下。又以桃白皮、苦参、艾、大枣煎灌亦下。（《华佗神医秘传·华佗利大便方》）

[释义] 便秘常用的治法，有用泻下方剂，但恐怕久用泻下剂成为习惯性，所以还必须兼用导法。取仲景猪胆汁导法，入醋少许，用灌肠的方法，将药汁灌入肛门，过一小时左右，大便就解出了。也可以用花椒、豆豉水煎，用樗根汁、麻油、泔淀三味合起来灌肠，也可以导大便，还可以用白桃皮、苦参、艾、大枣煎汤灌肠导大便。

3 **[原文]** 又姜兑法

削生姜如小指长二寸，盐涂之，内[①]下部中，立通。（《外台秘要·催氏方十五首·卷一》）

[注释]

①内：通“纳”，放进。

［释义］姜通导法，适用于寒结便秘。把生姜削成小指状，长二寸，外用盐涂生姜表面，纳入肛门中，立即通便。

4［原文］千金疗大便难方：

单用清豉、酱清、羊酪、土瓜根汁，并单灌之，立出。（《外台秘要·卷二十七·大便难方六首》）

［释义］千金治疗大便秘结难方：单独使用豆豉、酱清、羊酪、土瓜根汁，单独灌肠，可立即达到通便的目的。

5［原文］备急疗卒大便闭涩不通方

葛氏云：削瓜葅[1]如指大，导下部中，即放。

又方：煎蜜令强，加干姜末，和丸如指，导下部中。（《外台秘要·卷二十七·大便难方六首》）

［注释］

①葅（zu 租）：砍。

［释义］备急千金要方治疗突然大便闭塞不通方；葛洪说：用瓜削成拇指大小，纳入肛门中，立即见效。

又可用蜂蜜微火煎硬加干姜末，合成丸如拇指大小，纳入肛门中导便。

6［原文］湿瓜蒂七枚，绵裹内下部，如非时，酱瓜亦得。（《外台秘要·大便不通方十七首》）

［释义］湿瓜蒂七枚，用棉布裹好，放入肛门中导便，如果没有新鲜瓜蒂时，用酱瓜也可以。

7［原文］菖蒲末　石盐末

上二味，相和取半[1]，和乌麻脂少许，绵裹内下部中，即通。（《外台秘要·卷而十七·大便不通方十七首》）

［注释］

①半：即半钱，约1.5分。

［**释义**］菖蒲末、石盐末，以上二味药，和匀取 1.5 分和黑芝麻麻油少许，然后用绵布裹药，塞入肛门中，立即通便。

8［**原文**］千金疗大便秘涩不通神方

猪羊胆

上一味，以筒灌三合许，令深入即出矣。不尽，须臾更灌。一方加冬葵子汁和之。又有椒豉汤五合，猪膏三合①，灌之佳。(《外台秘要·卷二十七·大便不通方十七首》)

［**注释**］

①合：古代量具，1 合约等于现代 100 毫升。

②原药：即猪或羊胆汁。

［**释义**］取猪或羊胆一味，用筒灌入肛门三合左右，使药灌入肛门深处就可以解大便了。如果大便没有解完，等一会再灌肠。另外一方加冬葵子汁和原药①，又有用椒豉汤五合，用来灌肠效果也很好。

9［**原文**］秘结证治——蜜兑法

用蜜三合，盐少许，煎如饧①，入冷水中，捏如指大，长三寸，纳下部谷道②中，立通。(《三因方》)

［**注释**］

①饧（xing 行）：古“糖”字，又作“餹”，特指用谷芽或麦芽等熬成的糖。

②谷道：肛门。

［**释义**］大便秘结的治法可以用蜜三合加入少量盐，微火煎熬至稀软程度，放入水中，用手捏成大拇指大小、长三寸的栓剂，纳入肛门中，大便立即通下。

10［**原文**］大便闭塞，服药不通者。沧盐①三钱，屋檐烂草节七个，为末，每用一钱，竹筒纳入肛内一寸即

可。(《串雅外编·杂法门》)

[注释]

①沧盐：海盐。

[阐释] 盐水灌肠能刺激肠黏膜，使之收缩以利排便。单用沧盐即可，屋檐烂草节无治疗意义。

11 [原文] 利小便药常品为车前、泽泻等，其效濡缓不及用探尿管术之便。以葱叶末端锐部，纳玉茎[①]孔中，深达三寸许，以口微吹，便自通。又以盐末入葱吹之，令盐入茎孔中亦通。或以豚膀胱一具，于开口处缚鹅羽管，吹之胀满，以丝缚扎上孔，即以羽管锐端入马口[②]，手压膀胱，令气至尿管透入膀胱中，便自通。(《华佗神医秘传·华佗利小便方》)

[注释]

①玉茎：阴茎。

②马口：尿道口。

[释义] 利小便药常用的有车前草、泽泻等，这些药用来利尿功效较缓慢，没有用导尿术快捷简便。导尿的方法是用葱管，将葱管尖的一端插入阴茎（尿道）孔中，深入三寸左右，然后用嘴微吹葱管，小便自然通。又可以用盐末放入葱管中，用嘴把盐吹入尿道中，也能使小便通。或者用猪膀胱一具，在膀胱和输尿管相接处缚一鹅羽管，用嘴在鹅管的一端吹气，让猪膀胱胀满充盈，然后用丝线缚扎上孔，马上将鹅管尖端插入尿道口，用手挤压猪膀胱，让气从鹅管自尿道透入膀胱中，促使膀胱收缩，小便自然通畅。

[阐释] 此导尿法与现在的导尿法原理基本相同，只是导尿管不同。这里提出的三种导尿法，在当时的条件下是十分可贵的。葱管送盐导尿法还见于《外台秘要》等书。

12［原文］肘后疗小腹满，不得小便方。

细末雄黄，蜜和为丸如枣核，内①溺孔②中，令入半寸。(《外台秘要·卷二·伤寒小便不利方首》)

［注释］

①内：通“纳”。

②溺孔：尿道口。

［释义］肘后方治疗小腹胀满，不能小便方……

用雄黄细末，蜜和为丸做成枣核一样大小，然后将药塞入尿道中，使药塞入半寸深的部位，小便立通。

［阐释］本法导尿，是利用雄黄的解毒作用，以杀虫解毒、消肿、清洁尿道，使小便通利。但因雄黄对人体有毒，已禁用，故现在这种导尿法已被淘汰。

13［原文］必效疗小便不通，不得服滑药，急闷欲绝方。盐二升①，大铛②中熬，以布棉裹熨脐下挼③之，小便当渐通也。(《外台秘要·二十七卷》)

［注释］

①升：相当于现在500克左右。

②铛（cheng 瞠）：铁锅的一种，底平面浅，多用于烙饼、炒菜，偶作熬药用。

③挼（ruo 若）：揉搓的意思。

［释义］必效方治疗小便不通，不采用内服渗利药，而用盐二升在大平底锅中炒热，热后用布包裹熨脐下小腹部，并不停揉搓这些部位，小便就会渐渐通了。

［阐释］用盐炒热后布包熨小腹治疗小便不通的方法，比之导尿更能减轻病人的痛苦，避免感染，值得推广运用。

14［原文］古今录验疗热结小便不通利方：刮滑石屑，水和涂少腹及绕阴际，干复涂之。(《外台秘要·二

十七卷》)

[**释义**] 古今录验治疗因热邪内结小便不通利方：用滑石粉，加水和匀涂小腹及生殖器周围，若涂药已干，重新涂药。

四、冷降温法

1 [**原文**] 暴热偏并，聚在一处，……发如痈，觉便以冷水洗，冷石熨。(《诸病源候论·卷六》)

[**释义**] 人体感受暴热，热邪与血相结，阻遏于局部，热毒与血聚结的地方，病人感觉疼痛严重，好象是长痈疮。病初起稍有感觉，就可以用冷水洗，冷石磨熨患处。

[**阐释**] 现代医学常常采用物理降温法，从本段叙述中可见中医早在隋代就已采用了冷降温法。

2 [**原文**] 一人感疫，发热烦渴思饮冰水，医者以为凡病须忌生冷，禁止甚严，病者苦索勿与，遂致两目火迸，咽喉焦燥，不时烈焰上腾，昼夜不寐，目中见鬼无数，病剧苦甚，自谓但得冷饮一滴下咽，生死无恨。于是乘隙匍匐[①]窃取井水一盆，置之枕旁，饮一杯，顿觉清亮；二杯，鬼物潜消；三杯，咽喉声出；四杯筋骨舒畅，饮至六杯，不知盏落枕旁，竟而熟睡，俄而大汗如雨，衣被湿透，脱然而愈。盖因其瘦而多火，素禀阳脏，始则加之以热，经脉枯燥，既而邪传表，不能作正汗而解，误投升散，则病转剧。今得冷饮，表里和润，所谓除弊便是兴利，自然汗解宜矣。更有因食，因痰，因寒剂而致虚陷疾不愈者，皆当舍病求弊，以此类推，可以应变于无穷矣。(《温疫论·舍病求弊》)

[**注释**]

①匍匐：手足伏地而行。

［阐释］对于疾病必须辨证施护。热证表现火热炽盛，完全可以用冷降温法，这也是符合内经热者寒之的治疗护理原则。

3［原文］杂证有津液枯涸，水不上升，咽干思饮，不及半杯。而此则思冰，饮水百杯不足。缘毒火熬煎于内，非冰水不足以救其燥。……庸工尤戒生冷，病家奉为至言，即温水亦不敢与。以致唇焦舌黑。（《温热经纬·余师愚疫病篇》）

［阐释］火毒燔灼于内，可以用冰水降温。若过于戒生冷，反而会酿成大祸。

4［原文］如热极用井底泥，蓝布浸冷，覆盖腹上，皆是保护之意。（《温热经纬·叶香岩外感风热篇》）

［阐释］此降温方法，相当于现代的冷敷物理降温方法。

5［原文］阳明温病，下后微热，舌苔不退者，薄荷末拭之。以新布蘸新汲凉水，再蘸薄荷细末，频擦舌上。（《温病条辨》）

［阐释］新汲凉水可用凉开水，新布用消毒纱布更符合卫生要求，薄荷辛凉，有解热之功，一日擦拭3～5次，可起到发汗退热作用。

五、手法四要

［原文］手法有四要，用针要知补泻；推拿要知虚实；揉拉在缓而不痛；钳取在速而不乱。（《串雅内编》）

［阐释］此处提出护理手法的四条要点，可见中医在用针、推拿、外科手术上的护理工作是十分讲究的，这四条要点在目前工作中仍然是每个护理人员必须遵循的原则。

六、针刺放血疗法

1［原文］刺阳明出血气，刺太阳出血恶气，刺少阳

出气恶血，刺太阴出气恶血，刺少阴出气恶血，刺厥阴出血恶气也。(《素问·血气形志篇》)

[释义] 刺阳明经，可以出血出气；刺太阳经，可以出血而不宜伤气；刺少阳经，只宜出气，不宜出血；刺太阴经，只宜出气，不宜出血；刺少阴经，只宜出气，不宜出血；刺厥阴经，只宜出血，不能伤气。

[阐释] 刺法要根据人体经脉气血的多少而应之。临床上刺深刺浅，出血或不出血要根据当时病情的需要而定。

2 [原文] 疾出以去盛血，而复其真气，此邪新客。溶溶①未有定处也，推之则前，引之则止，逆而刺之，温血②也。刺出其血，其病立已。(《素问·离合真邪论》)

[注释]

①溶溶：水流动貌。

②温血：有两种解释，一指热血，另一指毒血。

[释义] 要迅速泻去盛满之血，使邪气去，而恢复正气。因为此时邪气初入经脉，流动尚无定处，推之可前进，引之则可留止。迎而泻之，刺而毒血，刺出血之后，病可立即痊愈。

[阐释] 针刺放血是一种通过祛邪而达到扶正的方法，常用于热毒壅盛于经脉的病症。

3 [原文] 京城大疫，猝然而死。……看膝弯后有筋肿起，紫色无救，红色速刺，出血可无患，以此救活多人，病亦渐息，是以医者当知也，盖血出则疫毒外泄，故得生也。(《温经热纬·薛生白湿热病篇》)

[释义] 京城地方疫病流行，很多人突然死亡。患者腘窝处有经脉肿大，若色紫则无救，其红色可迅速针刺放血，出血后病可痊愈，用这种方法救活了许多病人，疫病也渐渐不再流传，医

者当知针刺放血治疗温热病的原理是疫毒外泄。

4［**原文**］急痧[①]将死，将口撑开，看其舌处[②]有黑筋三股，男左女右，刺出紫血一点，即愈。刺血禁用针，须用竹箸，嵌[③]碎磁碗尖为妙，中间一筋[④]切不可刺。(《串雅外编·起死门》)

［**注释**］

①急痧：表现为突然昏到，面色苍白，手足厥冷或腹痛呕吐，头昏的急症，多因在烈日暴晒下劳作发生。

②舌处：舌下面。

③嵌：把东西卡在空隙里。

④中间一筋：舌系带。

［**阐释**］针刺放血用于抢救疫毒内燔血分及中暑是行之有效的方法。但是文中所说的“竹箸和碎磁碗尖为妙”，从无菌观念看是不可取的。目前针刺放血一般采用三棱针，在放血前一定要进行消毒，再行放血。同时不必拘泥于男左女右之说，此外还有很多医家提出针刺十宣（十指尖处）放血治疗急症，效果明显。

七、三焦外治法

1［**原文**］矧[①]上用嚏[②]，中用填，下用坐，尤捷于内服。被种痘者，纳鼻而传十二经；就卒中暴绝[③]，吹耳而通七窍。气之相感，其神乎！(《理瀹骈文·续增略言》)

［**注释**］

①矧（shen 审）：况且的意思。

②嚏：嚏法，一种蓄鼻取嚏的外治方法。

③卒中暴绝：突然昏厥。

2［**原文**］至于上焦之病，尚有涂顶[①]，覆额[②]，罨眉心[③]，点眼[④]，塞耳[⑤]，擦项[⑥]及肩，又有扎指[⑦]，握掌[⑧]，敷手腕[⑨]，涂臂[⑩]之法，膻中[⑪]，背心[⑫]，两处尤为上焦要穴，治广握总之处。太阳穴则头痛者所必治也。(《理瀹骈文·续增略言》)

[注释]

①顶：百会穴。

②额：属天庭，主百病。病人里气出天庭者凶，故急症多用生姜擦天庭。

③罨（yan 演）眉心：罨：掩盖。眉心：属肺，主咽喉。小儿病多用此穴。

④眼：主五脏，肝病尤宜治此。

⑤耳：属肝、肺、肾。又鼻口相通，故鼻衄、牙痛及疟疾者，每治耳。

⑥项：为太阳经风门，天柱所属，风常从此入脑。防治鼻流血常用冷敷项后的方法。

⑦扎指：中指属心，鼻衄分男左女右扎此。产妇鼻衄，非此不救。疟疾亦有扎指法。又大指外侧一分左右叫少商穴，治咽喉疾患用三棱针刺之出血，能止鼻出血。

⑧握掌：掌属心，心主汗，故握药能发汗。治积聚及老人虚寒便秘，握药又能下积。中风用蓖麻仁半黏捣烂涂于掌上，摊掌于纸薄，掌上置碗，以热水冲入碗中，静坐片时亦汗。

⑨敷手腕：大指、二指手背微窝处为经渠穴，治牙痛久而不愈。用蒜泥敷之，过夜起一小泡，挑破愈，并治喉肿。

⑩涂臂：黄疸有涂臂大肉方。又内关穴在腕横纹上三寸中指长即是，曲泽穴在臂膊弯上三寸是，疟疾治此。又曲池穴即肘弯中点，为手三阴所汇之处，乃治手经要穴也。

⑪膻中：心口，为上焦诸病之所生也，凡病皆宜治此，其皮最薄易透。

⑫背心：前后心相应，病多从俞入，故有擦背法及心背两面夹贴之法。

3［**原文**］中焦之病，以药切粗末炒香[①]，布包缚脐上为第一捷法。……此法无论何病，无论何方，皆可照用。（《理瀹骈文·续增略言》）

［**注释**］

①炒香：将药物炒香则气易透，且鼻亦可兼嗅。

4［**原文**］下焦之病，用药或研末或炒热或随症而制，布包坐于身下为第一捷法。（《理瀹骈文》）

下焦之病有摩腰法[①]、缓腰法、兜肚法，又命门[②]、脐下[③]、膝盖、腿弯[④]、腿肚[⑤]、脚跟[⑥]、足指[⑦]、足心[⑧]，诸法，下焦之法备矣。（《理瀹骈文·续增略言》）

［**注释**］

①摩腰法：用药如黄蜡、麻油为丸胡桃大摩腰，待腰热为止。

②命门：可治疗肾阳虚衰的病。

③脐下：脐下3寸丹田，即关元穴，脐下1.5寸为气海，脐下1寸为阴交，皆补先天之本肝、肾要穴。古灸法治阴症，每于此回阳。如用肉桂引火归元，用破故纸纳气归肾者。

④腿弯：委中穴。膝盖、腿弯皆是足三阴所主，故阴症及三阴症皆敷膝盖。

⑤腿肚：足三里穴在膝盖下3寸外旁，属阳明胃经，亦是下部要穴。西医治肺病有用白芥贴腿肚引下法。

⑥足跟：属足少阴肾经，治下焦病多用此。

⑦足指：灸穴甚多。亦有掐法、扎法，宜参看。

⑧足心：指涌泉穴，凡治下焦肝肾的病，皆宜贴脚心涌泉穴。

［阐释］以上谈到了上中下三焦疾病的外治方法。可见中医的治疗护理手段是相当丰富的，有些方法至今在护理工作中仍然是有意义的。

八、贴法

1［原文］痢疾塞肚[①]，绿豆七粒，胡椒七粒，麝香一厘，胶枣[②]一枚。共捣烂，放瓶内，包好。患者取一丸，贴脐上。宜用端午日合。(《串雅外编·贴法门》)

［注释］

①塞肚：敷贴在脐部。

②胶枣：山东胶州产的大枣。

［阐释］用药物贴脐部治疗脾胃系统疾病，是中医护理外治疗法之一，这是一种简便而行之有效的办法，值得我们进一步发掘研究提高。至于此处提到的“宜用端午日合”，在临床中不必拘泥于此说。

2［原文］小儿赤眼[①]，黄连为末，水调敷脚心[②]。(《串雅外编·贴法门》)

［注释］

①赤眼：结膜炎。

②脚心：涌泉穴。

［阐释］此法是根据上病下取的原理，简便易行。

3［原文］治眼肿有效，生地一两，寒水石五钱，黄连一两，为末，生地汁调饼，贴太阳[①]上。(《串雅外编·贴门法》)

［注释］

①太阳：太阳穴。

［阐释］以上三味药具有清热解毒、散瘀消肿的功效。近代

有人单用生地和蜂蜜捣敷，治眼红肿热痛有效。

4［原文］用五倍子研末，口水为丸，贴脐中。外以膏药封之，不走气，隔宿即止。（《医学从众录·汗发不治症》）

［释义］汗出不止可用五倍子研末，水调为丸，贴脐中。然后外面再盖膏药以封紧，隔一夜汗即止。

九、熨法

1［原文］中焦[①]之病，以切粗药末炒香[②]，布包缚脐上为第一捷法[③]。此法无论何病，无论何方，皆可照用。（《理瀹骈文·续增略言》）

［注释］

①中焦：脾胃。

②炒香：将药末炒热散发出药物香味，则药气易于渗透，入皮肤同时鼻可以兼嗅其气味。

③捷法：快速便捷的方法

2［原文］治伤寒，食积，寒热不调者，用一寒一热之药为饼置脐上，以熨斗盛炭火熨之，或空中运之。

治阴症者用炮姜、附子、肉桂、麝香、吴茰末，绵裹放脐内，上盖生姜片，以葱切成碗口粗一大束，扎好放姜上，熨斗熨之，或烙铁烙之，葱烂再易[①]。（《理瀹骈文·续增略言》）

［注释］

①易：换。

3［原文］（痞积）艾绵四两，捏如患大[①]，川椒四两，拌艾中，粗草纸包安痞积上，以汤壶熨，内有响声即消(《串雅外编·熨法门》)。

［注释］

①捏：用手指把艾绵做成园饼样。患大：与患处肿块大小一样。

［阐释］熨法为中医护理工作中常用的方法之一。熨法实际上是一种热敷法，总结起来药熨法有两种，一种是将药物加热后直接热熨于患处；另一种是将药物放置患处，再用汤壶、熨斗、烙铁等加温以达到热熨的效果。

十、熏洗法

1［原文］（鹅掌风[1]）真蕲艾[2]四、五两，将水三、四碗，熬五、六次，入大口瓶内盛之，用麻布双层缚瓶口，将手心放瓶上熏，如药液冷后再加热熏蒸患处。(《串雅外编·熏门法》)

［注释］

①鹅掌风：手癣。

②蕲（qi 其）艾：蕲州所产艾叶。

［阐释］艾叶煎剂有抑制皮肤真菌的作用，鹅掌风是由真菌感染而形成的。艾叶煎汤通过蒸汽熏冲，除药物作用外，还可以改善局部的血循环，因而有效。临床治疗皮肤湿癣瘙痒，多与地肤子、白鲜皮、苍术等药共煎汤熏洗。此外《本草纲目》也有类似记载。

2［原文］（手汗）黄芪一两，葛根一两，荆芥三钱。水煎汤一盆，热熏而温洗，三次即无汗。(《串雅外编·熏法门》)

［阐释］本熏洗药可用于阴阳不和、经络不调之手足出汗。黄芪固表，葛根解阳明胃经热，荆芥散风邪，三药配合，通过药

液熏蒸，能使阴阳调和，经络通畅。若再配伍白矾五钱，麻黄根一两，煎汤熏洗治疗手汗效果更佳。

3［**原文**］支太医桃叶熏[①]

水二石，煮桃叶，取七斗，安床箦[②]下，厚被盖卧床上，乘热熏之。少时当雨汗[③]，汗遍去汤速粉之[④]，并灸大椎穴。(《串雅外编·熏门法》)

［**注释**］

①桃叶熏：《外台秘要》作“桃叶汤熏身法”。

②箦（ze 则）：席。

③雨汗：汗出象雨淋一样，形容出汗很多。

④粉之：用粉扑身。

［**阐释**］桃叶能祛风发汗，采用热熏方法，发汗之力更强，使病邪随汗出而解。本方法只宜用于体质壮实者。

十一、洗渍法

1［**原文**］百合洗方

上以百合一升，以水一斗，渍[①]之一宿，以洗身[②]。(《金匮要略·百合狐惑阴阳毒病脉证治第三》)

［**注释**］

①渍：浸泡的意思。

②以洗身：是温以洗身，经文省一“温”字，就是说将浸过一夜的百合水，煮后趁温给患者洗浴。

［**阐释**］百合具有清凉解热之功，用以渍水外洗，可以通宣肺气，使留聚在肺中的邪热得以清泄，从而达到祛病的目的。

2［**原文**］蚀于下部[①]则咽干，苦参汤洗之。

苦参汤方

苦参一升，以水一斗，熬取七升，去滓，洗渍，三

服。(《金匮要略·百合狐惑阴阳毒病脉证并治第三》)

[**注释**]

①下部：这里指前阴。

[**释义**] 前阴蚀烂的患者往往有咽喉干燥的症状，因为足厥阴肝脉，绕阴器抵少腹，上通于咽喉，其热毒循经自下而上冲，则咽喉干燥，可以用苦参汤外洗。

[**阐释**] 苦参能杀虫解毒燥湿。苦参汤由后人补入，据庞安时《伤寒总病论》补入的苦参痢方为苦参半斤，槐白皮、狼牙各四两，上锉，以水五斗，煎三升半，洗之。据尤本（尤在泾）等所补苦参汤方，仅苦参一味。但都具有燥湿杀虫解毒之功。

3 [**原文**] 范汪疗转筋方

以盐一升，水一升半，作汤洗渍良。

近效疗足转筋及浑身转筋方

暖水稍热于浴斛中，坐浸须臾，便差，如汤沃雪。(《外台秘要·转筋方》)

[**释义**] 范汪治疗转筋方

用盐200g，水300毫升，洗渍效果好。

近效治疗足转筋及浑身转筋方

将热水装在浴盆中，人坐浸于盆中，不一会儿就好了，这好象用开水去化雪一样容易。

4 [**原文**]（痈疽）肿时用紫葛[①]、天荞麦[②]、忍冬藤、金丝草[③]各等分，煎汤洗；溃时白芷、甘草、羌活、黄芩、露蜂房、赤芍药、当归头，先将猪前蹄一只，煮汁去油花，取清汁煎药，去渣温洗，以绢拭之。(《串雅外编·洗门法》)

[**注释**]

①紫葛：即葡萄科植物刺葡萄。

②天荞麦：荞麦。

③金丝草：禾本科植物。

［阐释］本条肿时洗方，具有消肿、解毒止痛的功能，加以温洗，促进气血运行，加速痈肿消散。溃时用方，即《外科正宗》的“猪蹄汤”（方中用药各等分），具有补血、解毒、祛风、收敛等作用。

十二、蒸法

1［原文］（风湿痰病）人坐密室①中，左用滚水盆一盆，右用炭火一盆，前置一书桌，书一册。先将无油新巴豆四十九粒，研如泥，纸压去油，分作三饼。如病在左，令病人将右手仰置②书上，安药于掌心上，以碗安药上，倾热水碗内，水凉即换，良久汗出立效，病右安左。一云随左右安之③。（《串雅外编·蒸法门》）

［注释］

①密室：密不透风的房间。

②仰置：手心向上。

③一云随左右安之：有的说病的左右与安放手的位置可随意，不必拘泥。

［阐释］《本草纲目》也有此记载。根据“病右安左”推测患者应为口眼歪斜之中风病。根据“随左右安之”应为上肢风湿痹病之类的疾患。

2［原文］阮河南①桃叶蒸

治发汗汗不出②，用此蒸之可。

烧地令热，去火，以水少洒之。布③干桃叶于上，厚二、三寸，安席叶上卧，温覆④得大汗，被中敷粉⑤极燥便瘥。凡柏叶、麦麸、蚕沙皆可如此用之。（《串雅外

编·蒸法门》)

[注释]

①阮河南：晋·阮炳著《阮河南药方》十六卷。

②发汗汗不出：意思是伤寒（外感病）用发汗药，不能使汗发出。

③布：敷布。

④温覆：盖上被褥，使身体保温。

⑤被中敷粉：在被中扑粉。古代用蒸法或内服发汗药后用棉被盖上使汗出，叫温覆取汗。出汗后要扑粉止汗，并有防止再次感冒的用意。

[阐释]《外台秘要》有此记载。中国古代的这些护理方法与现代流行的桑拿有异曲同工之妙。

十三、吸入法

1［原文］（水肿上气①）熏黄一两，款冬花二分，熟艾一分。以蜡纸辅艾，洒二末②于上，狄管成筒③，烧煨④，咽⑤三十口则瘥。三日一剂，百日断盐醋。（《串雅外编·吸法门·二卷》）

[注释]

①水肿上气：肺心病水肿，咳嗽气逆。

②二末：熏黄和款冬花的粉末。

③狄管成筒：《外台秘要》作“狄管卷成筒”，用狄的茎杆将外纸内药卷成药条。

④煨（wei）：在带火的灰里烧熟。

⑤咽：吞咽，这里是指吸入药物烟气以治病。

[阐释]《本草纲目》有记载。吸入法可供药物的有效成分直接作用于呼吸道黏膜，对于肺系疾病是一种非常有效的方法。

十四、滴鼻法

1［原文］（头痛）生萝卜取自然汁①，入生龙脑调匀，昂头②使入鼻孔。左痛灌右，右痛灌左，俱痛并灌之，其效如神。(《串雅外编·杂法门》)

［注释］

①自然汁：植物本身所含的液汁。

②昂头：头向上仰。

［阐释］《本草纲目》有类似记载。

十五、粉身法

1［原文］止汗粉方

麻黄根、牡蛎粉、败扇灰、栝蒌各三两，白术二两，米粉三升，前六味，捣诸药下筛为散，和粉搅令调，用生绢袋盛。用粉身体，日三两度，汗即渐止。(《外台秘要·十三卷·盗汗方七首》)

［释义］止汗粉方，用麻黄根、牡蛎粉、败扇灰、栝蒌各三两，白术二两，捣烂后用筛筛去粗末，细粉和粉末搅拌均匀，装入用绢做成的药袋。然后用这种药袋透过细孔来粉拭身体，每日2次至3次。

2［原文］龙骨、牡蛎煅研为末，包稀布内擦汗，粉自出，以实毛窍。(《医学从众录·汗出不治症》)

［阐释］粉身法是一种外治法，通过收敛止汗，药物直接作用于身体皮肤而达到止汗的目的，目前我们广泛应用的滑石粉、痱子粉等就是根据粉身法而来的。

十六、嗅法

1［原文］膈冷嗅附子，脾寒嗅肉桂，即以室鼻为嗅

亦无不可。此代内服之一法也。(《理瀹骈文·续增略言》)

［释义］胸膈冷痛可以嗅药性温热的附子，脾胃虚寒嗅温热性质肉桂，即使把窒鼻法改为嗅法也未尝不可以。这便是代替中药内服的一种外治疗方法。

十七、鼻饲法

1［原文］一夫病痰厥不知人，牙关紧急，诸病不能下，候死而已。……戴人[①]先以防风、藜芦煎汤调瓜蒂末灌之，口中不能下。乃取长蛤甲[②]磨去刃，以纸裹其尖，灌于右鼻窍中，咽然[③]下咽有声，后灌其左窍亦然。……斯须[④]吐哕胶涎数升，颇腥。(《儒门事亲·痰厥二十八·六卷》)

［注释］

①戴人：张子和，号戴人，金元四大家之一，善用“汗、吐、下”三法。

②长蛤甲：古人留的长指甲，中为凹槽状。

③咽然：形容吞咽的声音。

④斯须：须臾，即片刻或一会儿。

［释义］张子和治疗一个患痰厥病的男子，病人四肢厥冷，神志昏迷不清，牙关紧闭，什么药物都无法吞下去。张子和先用涌吐法使痰涎吐出，于是就用防风、藜芦煎汤调瓜蒂散来灌入病人口中。由于病人牙关紧闭，药不能从口中入，因此就用长蛤甲将锐利的尖端磨去，再用纸把尖端裹住，然后插入病人的右鼻孔中，将药物顺利灌入鼻孔，就听到病人吞下药物的声音。又用同法灌药于左鼻孔，也听到吞药的声音。过了一会儿，病人就呕吐了，吐出稠痰数升，腥味很浓。

［阐释］鼻饲法常用于昏迷及食道损伤不能吞咽的病人。限

于当时的历史条件，张子和所用的操作法较今之鼻饲法简陋、原始。但是在距今八百多年的金代，我国就有了鼻饲法的雏型也是难能可贵的。

第二节 中医养生护理技术

传统中医常用针灸、推拿等方法，以疏通气血经络，调理脏腑功能，培补人身精气，以达到祛病强身，延年益寿的目的。此类方法不仅具有预防保健作用，还能治疗疾病及促进病后健康的恢复。

一、针灸护理

1 **[原文]** 夫人十二经脉者，人之所以生，病之所以成，人之所以治①，病之所以起②，学之所始，工之所止③也。(《灵枢·经别》)

[注释]

①治：正常。

②起：起色，在此指病愈。

③止：要达到的境界。

[释义] 十二经脉是人体气血运行的路径，大凡人体的生存，人体的健康、疾病的形成、疾病的痊愈，莫不与十二经脉有关，所以初学医者必须从十二经脉学起，就是知识渊博的医生，也要进一步去研究它。

[阐释] 有关经脉的知识是针灸学的基本理论，学习针灸必须先学好经脉。

2 **[原文]** 夫人十二经脉者，内属于脏腑，外络于肢节。(《灵枢·海论》)

[释义] 人体经络在内部发源于脏腑，外部联系着五官、七

窍、四肢百骸。

［阐释］阐明将人体各部联系起来的结构是经络，经络将人体联系为一个有机整体。

3［原文］经脉者，所以能决死生、处百病、调虚实①，不可不通。(《灵枢·经脉》)

［注释］

①决死生，处百病，调虚实：决断死生、诊断百病、调和虚实。

［释义］经脉在诊断和治疗上具有决断死生、诊断百病、调和虚实的重要作用，对如此重要的医学理论不可不通。

［阐释］强调经脉理论在临床诊断、护理和治疗中的重要价值。

4［原文］病在上者，取之下；病在下者，高取之；病在头者，取之足；病在腰者，取之腘。(《灵枢·终始》)

［释义］对人体上部的病，可在下部取穴；对人体下部的病，可在上部取穴；对头部的病，可取下肢的穴；对腰部的病，可取腘部的穴。

［阐释］阐明循经远刺的取穴原则。远道刺的临床应用广泛，并有显著疗效。如刺足部涌泉穴可降血压，灸百会可治脱肛，腰痛取腘部的委中等。

5［原文］夫病变化，浮沉深浅，不可胜穷，各在其处，病间①者浅之，甚②者深之，间者小之，甚者众之，随变而调气。(《灵枢·卫气失常》)

［注释］

①间：病轻。

②甚：病重。

［**释义**］病情的变化多端，浮沉深浅，不可胜数，根据发病所在，病轻的浅刺，取穴少；病重的深刺，取穴多。随病情的变化灵活化裁，以调和经气，使疾病痊愈。

［**阐释**］阐述取穴的多少和针刺的深浅是随病情的变化灵活掌握的。

6［**原文**］盛则泻之，虚则补之，热则疾[①]之，寒则留[②]之，陷下则灸之[③]，不盛不虚，以经[④]取之。(《灵枢·经脉》)

［**注释**］

①疾：速刺法。

②留：留针法。

③陷下则灸之：阳气内衰，脉陷下而不起者用灸法以温阳补气。王冰："脉虚气少，故陷下也。"

④经：常，指平补平泻。

［**释义**］邪气盛实者用泻法；正气虚弱者用补法；对表热证宜用速刺法；对里证和虚寒证一般均需留针；对阳气内衰，脉陷下而不起者用温灸法；若是不盛不虚，则平补平泻。

［**阐释**］对寒、热、虚、实、陷下及不盛不虚六种经脉辨证形式采用不同的针灸方法。

7［**原文**］春气在毛，夏气在皮肤，秋气在分肉，冬气在筋骨，刺此病者，各以其时为齐[①]。故刺肥人者，以秋冬之齐；刺瘦人者，以春夏之齐。(《灵枢·官针》)

［**注释**］

①齐：通剂，古人以针为砭剂，指针刺的刺数和深浅的程度。

［**释义**］春季气血倾向于毫毛，夏季气血倾向于皮肤，秋季气血倾向于分肉，冬季气血倾向于筋骨，以针法治病，应根据季

节的转移和发病部位的深浅，分别选用针刺不同的刺数和深浅的程度。所以对于肌肉肥厚的人，不论在哪个季节，都要采用在秋冬时用的深刺法；对于肌肉瘦薄之人，不论在哪个季节，都要采用在春夏时用的浅刺法。

［**阐释**］针刺深度一般首先考虑安全深度，然后可以因人、因时灵活掌握。

8［**原文**］凡刺之而气不至，无问其数；刺之而气至，乃去之，勿复针。针各有所宜，各不同形，各任其所为。刺之要，气至而效，效之信，若风吹云，昭然于天，凡刺之道毕已。(《甲乙经》)

［**注释**］

①任：担任。

②信：通“申”，义伸展。

③昭然：明白的样子。

④毕：全。

［**释义**］大凡应用针刺得气效果不好时，不必拘泥于行针次数和留针时间；刺得气效果好者，即可完成操作，不必反复行针。不同的针具各有适宜的用途，且各有不同的形状，分别发挥不同的作用。针刺的要点，取决于得气的效果，其效果表现在体内气血活动伸展，就象风吹开云雾一样，清晰明白，针刺的方法从根本上讲全部在此了。

［**阐释**］针刺操作的方法虽多，但其要点是“得气为度”。

9［**原文**］当补之时，从卫取气[①]；当泻之时，从荣置气[②]。(《难经·六十七难》)

［**注释**］

①当补之时，从卫取气：当用补法的时候，应从卫分取气，即浅刺在卫，得气后，再进针，引气深入以补之。

②当泻之时，从荣置气：当用泻法时，应从营分散气，即深刺入营，得气后，再浅出，导气外出以泻之。

[**释义**] 当用补法的时候，先在浅部得气，再引气深入；当用泻法时，直接再深部得气，再导气浅出。

[**阐释**] 本段阐述补泻的基本原则，是导气的方向不同，由浅入深为补，由深而浅为泻。

10 [**原文**] 凡刺之禁：新内勿刺，新刺勿内[①]；已醉勿刺，已刺勿醉；新怒勿刺，已刺勿怒；新劳勿刺，已刺勿劳[②]；已饱勿刺，已刺勿饱；已饥勿刺，已刺勿饥；已渴勿刺，已刺勿渴；大惊大恐，必定其气乃刺之。乘车来者，卧而休之，如食顷[③]乃刺之。出行来者[④]，坐而休之，如十里顷[⑤]乃刺之。(《灵枢·终始》)

[**注释**]

①新内勿刺，新刺勿内：行房不久者不可刺，针刺不久者不可行房。

②新劳勿刺，已刺勿劳：过于劳累之后不可刺，针刺后不宜过度疲劳。劳，指过度疲劳。

③食顷：吃一顿饭的工夫。

④出行来者：从远道步行来的病人。

⑤十里顷：走十里路的时间。

[**释义**] 针刺的禁忌：行房不久者不可刺，针刺不久者不可行房；酒醉者不可刺，针刺之后不可饮酒；情绪激动愤怒者不可刺，针刺之后要保持情绪稳定不可动怒；疲劳之后不可刺，针刺后不宜马上剧烈活动；食过饱者不可刺，针刺之后进食不可过饱；饥饿状态不可刺，针刺之后不可忍饥；大渴者不可刺，针刺之后不可大渴；惊恐之后，必须使其情绪稳定之后才可刺；乘车来者，须休息至车马劳顿缓解，大约一顿饭的工夫之后才可以刺；从远路步行来的病人，须休息约走十里路的时间才可以刺。

［阐释］对暂时性的劳累、饥饱、情绪激动、气血不定等情况，必须避免针刺，否则产生晕针或不良反应。病人身心安定是针刺操作的基本条件，调护者不可不知。

11［原文］有阿是之法，言人有病痛，即令捏其上，若里当其处①，不问孔穴，即得便快成痛处②，即云阿是，灸刺皆验，故曰阿是穴也。(《备急千金要方·卷二十九·针灸上》)

［注释］

①里当其处：里面正是病所。

②便快成痛处：有爽快或疼痛感之处

［释义］阿是穴的取法，人有病痛时，医者捏其皮肤，若所按之处正当病所，不管此处原本是否穴位，则病人即有爽快或疼痛感，即“阿是”，针刺或艾灸皆有效验，此处便是阿是穴。

［阐释］阿是穴的取法，乃孙思邈首创，至今仍广泛应用。

12［原文］肚腹①三里留，腰背委中求，头项寻列缺，面口②合谷收。(《针灸聚英·四总穴歌》)

［注释］

①肚腹：胃、肠等消化器官的病证。

②面口：颜面及口齿的病证。

［释义］肚腹中胃、肠等消化器官的病证均可取足三里穴治疗；腰背部疼痛可取委中穴施治；头部和颈项的病证可取列缺穴治疗；颜面及口齿的病证可选取合谷穴治疗。

［阐释］四穴在实践中确有易操作、针感强、疗效速、治疗范围广、使用安全等优点，也是远道取穴的典范，作为中医护理技术应用极有价值。

13［原文］外邪伤人，先伤皮毛。而肺主气，外合皮毛，针肺之络①，可宣通肺气，疏泄风邪，故主一切头

项疾患。(《伤寒论》)

[**注释**]

①肺之络：指肺经络穴列缺穴。

[**释义**] 外邪侵袭人体，首先伤及皮毛。而肺主气，外合皮毛，所以应针刺肺经络穴列缺，就可宣通肺气，疏泄风邪，故列缺主治一切头项疾患。

[**阐释**] 头项寻列缺的理论阐释。

14 [**原文**] 自今观之，如灸风[①]而取诸风池、百会；灸劳[②]而取诸膏肓、百劳；灸气[③]而灸诸气海；灸水[④]而取诸水分；欲去腹中之病，则灸三里；欲治头目之疾，则灸合谷；欲愈腰腿，则取环跳、风市；欲振手臂，则取肩髃、曲池；其它病以人殊[⑤]，治以疾异。(《针灸大成·卷之三·头不可多灸策》)

[**注释**]

①灸风：灸治风病。

②灸劳：灸治劳病。

③灸气：灸治气病。

④灸水：灸治水病。

⑤人殊：因人而异的意思。殊，特殊。

[**释义**] 现今看来，如治风邪为患可灸风池、百会；治肺痨可灸膏肓、百劳；治气滞之类可灸气海；治水邪为患可灸水分；欲治腹中胃肠之病，则灸足三里；欲治头目之疾，则灸合谷；欲愈腰腿疾患，则灸环跳、风市；欲治愈手臂之疾，则灸肩髃、曲池；其它病因人而异，取穴因疾病不同而有所不同。

15 [**原文**] 七年之病[①]，求三年之艾[②]。(《孟子·离娄》)

［注释］

①七年之病：指慢性病、顽疾。

②三年之艾：存放三年以上的艾，即陈艾。

［释义］对于慢性病和顽固性疾病，须用陈艾灸治。

［阐释］可见用陈艾灸治在战国时期已经是很流行的方法了。

16［原文］凡灸诸病，必火足气到始能愈。(《医宗金鉴·刺灸心法要旨》)

［释义］凡是用灸法治病，必须火灸的量足够，有较强的气感才能治愈疾病。

［阐释］强调使用灸法须热力足够，灸足剂量。

17［原文］凡灸当先阳后阴……先上后下，先少后多。(《备急千金要方》)

［释义］凡是使用灸法治病……其顺序应当是先灸人体上部后灸下部，壮数先要少然后逐渐增多。

［阐释］施灸顺序是先上后下，先少后多，这是灸法的原则之一。

18［原文］治一切恶疮毒，大痛或不痛或麻木……如痛者灸至不痛，不痛者，灸至知痛而止。用大蒜头切三文钱厚，安疮头上，用艾炷与蒜上灸之三壮，换蒜复灸，未成者即溃，已成者即败，大势不能为害，如不痛或不作脓，或阴毒痛更宜多灸。灸而仍不痛不作脓者不治，此气血虚也。(《万病回春·卷八》)

［释义］使用灸法治疗各种疮疡肿毒时，其症状有的疼痛剧烈，有的不痛，有的麻木，如果原本较痛者应灸至不痛，不痛者，应灸至能感知疼痛就可完成一次治疗。用大蒜头切成约二分厚的薄片，安置于疮头上，用艾炷置蒜片上灸三壮，更换蒜片再

灸，未成脓者当即溃散，已成脓者病势即减，使病势得到控制无法危害人体，如果不痛或不化腐成脓、不起变化或属于阴毒引起的疼痛更宜多灸。经过灸疗后仍然不觉疼痛不成脓者就比较难治，因为这就表明病人气血不足正气虚弱，无力祛邪外出。

[**阐释**] 此为灸疮疡肿毒的方法、剂量掌握及预后的判断，疮疡肿毒宜用隔蒜灸法。

19 [**原文**] 孔穴[①]去病，有远近也。头病，即灸头穴；四肢病，即灸四肢穴；心腹背胁亦然，此为近道法也。远道针灸法：头病皆灸手臂穴，心腹病，皆灸胫足穴，左病乃灸右，右病皆灸左。(《小品方》)

[**注释**]

①孔穴：腧穴。

[**释义**] 选用腧穴治疗疾病，分远道取穴和近道取穴。头部的病，即灸头部的穴；四肢病，即灸四肢的穴；心、腹、背、胁等处也是如此，这就是所谓近道取穴法。远道针灸法：头部的病皆灸手臂的穴；心腹部的病，皆灸小腿和足部的穴；左侧的病灸右侧的穴；右侧的病皆灸左侧腧穴。

[**阐释**] 远道取穴、近道取穴和交叉取穴，是针灸疗法常用的取穴法。中医护理人员对这些简单的技术操作要熟练掌握。

20 [**原文**] 着火[①]有眩晕者，神气虚也，宜仍以冷物[②]压灸处，其晕自苏。再停良久，以稀粥或姜汤与饮之。以壮其神，复如前法，以终其事。(《寿世保元·卷十·灸法》)

[**注释**]

①着火：艾灸治病。

②冷物：寒凉之物。

[**释义**] 用艾火治病，有时病人会产生眩晕等症状，是因神

气虚所致，宜取寒凉之物压于施之灸处，其晕灸的反应可纠正，病人会苏醒。再休息片刻后，给予稀粥或姜汤饮下。这样可以鼓舞神气，重复上述灸法，直至完全康复。

[阐释] 此论晕灸的处理方法，“晕灸”一词首见于《寿世保元》，后世对其亦无详细解释，大概神气虚遇热而致晕，故取冷物之寒以祛热，病人多会逐渐苏醒，恢复常态。

21 **[原文]** 灸疮痛不止，用柏叶、芙蓉叶，端午午时采，阴干为细末，将上述细末调水少许如膏贴纸上，贴之即愈，以葱艾、薄荷等物煎水温洗令逐风邪，若黑烂疼痛，用桃枝、杨柳枝、胡荽、黄连煎水温洗，灸疮出血，用百草霜为末，掺之即止。(《寿世保元·卷十·灸法》

[阐释] 介绍灸疮护理方法：灸疮一般的洗法、灸疮黑烂疼痛的洗法、灸疮出血的处理。

22 **[原文]** 人于无病时，常灸关元、气海、命门、中脘，虽未得长生，亦可保百年寿矣。(《扁鹊心书·须识扶阳》)

[释义] 人在无病的时候，经常灸关元、气海、命门、中脘等穴，虽然谈不上长生不老，但可以使人健康长寿。

[阐释] 经常灸关元、气海、命门、中脘等穴，可以作为针灸保健之法。

23 **[原文]** 若要安①，三里常莫干②。(《医说·针灸》)

[注释]

①安：平安而健康无病

②三里常莫干：三里，足三里穴。莫干，指灸后的皮肤水泡，俗称“灸疮”。

[**释义**] 如果要想平安无病，就要经常灸足三里穴，使穴部皮肤出现水泡。

[**阐释**] 此法现代谓之“保健灸法”。

24 [**原文**]：食多而身瘦者，名食晦，宜灸脾俞；食罢而贪睡卧者，名脾困，宜灸中脘；脑虚冷衄，风入脑久远成疾，宜灸囟会；饮食不消，心腹胀，面色萎黄，世谓之脾肾病，宜灸中脘；久冷伤惫脏腑，泻利不止，中风不省人事等疾，宜灸神门；脏气虚惫，真气不足，一切气疾久痞老者，宜灸气海；脏腑虚乏，下元冷惫等疾，宜灸丹田；阳气虚惫，失精绝子，宜灸中极。(《扁鹊神应针灸玉龙经·灸法杂抄切要》)

[**阐释**] 对常见疾病如脾虚、湿困、脏腑虚、中风等疾病用灸法疗效较好。

25 [**原文**] 中风半身不遂，左瘫右痪，先于无病手足针，宜补不宜泻；次针其有病足手，宜泻不宜补：合谷一、手三里二、曲池三、肩井四、环跳五、血海六、阳陵泉七、阴陵泉八、足三里九、绝骨十、昆仑十一。

风毒瘾疹，遍身瘙痒，抓破成疮：曲池（灸，针泻）、绝骨（灸，针泻）、委中（出血）。

天吊风，手足拽牵：曲池、足三里（并泻）。

肺风满面赤疮暴生者：少商、委中（泻）；其疮年深者，合谷泻。

中风后头痛如破：百会（灸，次用三棱针四旁刺之血出）、合谷（泻）。

伤寒有阴有阳，用意参详，不问阴阳，七日过经不汗：合谷（补）、复溜（泻，汗出立愈，此穴解表发汗神妙)。

伤寒一、二日，发热如火：曲池（泻)、委中。

伤寒一、二日，头目、腰背，面节疼痛不可转侧，气喘，睡卧不安，虚汗不止，上体热，下体寒战：曲池（泻)、复溜（补)、委中（刺不愈)、合谷（泻)。

伤寒战汗不已：曲池（补)、关元（灸，针补)。

伤寒咳嗽寒痰：少商、列缺（泻)。

伤寒结胸，气攻胁肋，同治：支沟（泻)。

伤寒小便不通：支沟（泻)。

水通：阴谷（泻)。

头风偏痛，不可忍，半边口燥热：合谷（泻)、解溪（左疼取右，右疼取左)。

口风头晕面赤，不欲人言：攒竹（泻)、三里（泻)，未愈泻合谷、风池。

头风如破，眉目间痛：阳白、解溪、合谷（并泻)。

眼目暴赤肿痛，眼巢红：太阳（出血)、大小骨空（灸)。

青盲，雀目，视物不明：丘墟（灸，针泻)、足三里、委中（出血)。

耳聋气闭，肾家虚败，邪气攻上：肾俞（灸)、听会（泻)。

鼻中生疮：少商（出血)。

鼻酸多嚏，流清涕：囟会、风门（灸)。

上牙生疮：人中（泻)。

下牙生疮：承浆（泻)。

口舌生疮：委中（泻)。

双乳蛾：少商、委中。

缠喉风：少商（灸）。

喉闭：少泽、中冲、委中。

急喉闭，舌根强痛，言语不能：少商、三里、合谷（泻）。

挫枕项强，不能回顾：少商、承浆、后溪、委中。

寒气攻注心脾疼，发时口吐清水，饮食不进：中脘（灸）、大陵。

一切游走气攻胸胁疼痛，语言、咳嗽难，不可转侧：支沟（右疼泻左，左疼泻右）、委中（出血）。

脾湿气伤，不思饮食：公孙（补）。

腰背杂证：人中、委中。

肾虚腰疼：肾俞（灸）、委中。

气攻腰背脊疼：肩井、委中。

腰胯疼痛，转侧难，痛则补曲池、泻环跳。

麻木则泻曲池、补环跳。

腰膂反折强，疼连两臂或风劳气：人中、肩井。

风湿相搏，脊膂连腰强痛，痛则灸筋缩，麻木补肩井。

五种腰疼：尺泽。

乳疽：委中（泻）。

手臂膊痛红肿：合谷。

小便不通：支沟（泻）。

手臂挛不能握物：合谷（痛泻之，麻补之）。

腿行步难：髋骨（痛泻之，拘挛补之）。

腰股瘫痪痛，内痛针血海，外疼针风市。

脚步难行：曲池、承山，痛则针太冲。

脚背红肿，疼入风：委中。

尸厥：中极（补）、关元（灸）。

水蛊四肢浮肿：支沟（泻）、水分、关元。

疝气：足三里、关元（灸）、中极（灸）、三阴交、大敦。

五种疟疾：间使（寒补热泻），未愈者百劳。

黄疸四肢无力：中脘（灸）、三里（泻）。

浑身发黄：至阳（灸）、委中（出血）。

妇人经血不通：三阴交（泻）。

妇人血气痛：合谷（补）、三阴交（泻）。（《扁鹊神应针灸玉龙经·磐石金直刺秘传》）

[**阐释**] 对常见疾病的针灸取穴和方法的介绍，为临床针灸提供了宝贵的临床经验。

26 [**原文**] 治风眩项痛、头强寒热，穴完骨；治卒不识人，风眩鼻塞，穴当阳、临泣；治风眩，穴后顶、玉枕、颔厌；治风眩惊手卷[①]；泄风汗出腰项急，穴阳谷；治风眩头痛、呕吐心烦，穴承光；治坐如在舟车中，穴申脉；治风头眩，穴神庭、上星、囟会；治风眩，穴天牖、前顶；治头目风眩，穴攒竹；……治醉酒风热发，两目眩痛，及治不能饮，烦备呕吐，穴率谷。（《普济方·针灸·卷九·风眩》）

[**注释**]

①手卷：《甲乙》作手腕痛。

[**阐释**] 主要对风、寒、热等导致的眩晕，头、颈疼痛等症状的针灸取穴方法。

27［**原文**］赘疣诸痣灸奇穴，更灸紫白二癜风，手之左右中指节，屈节尖上宛宛中①。（《刺灸心法要诀·卷八·灸赘疣穴歌》）

［**注释**］

①手之左右中指节，屈节尖上宛宛中：拳尖穴，位于手背侧第三掌骨小头高点，握拳取穴。

［**释义**］灸治赘疣、诸痣、紫白二癜风，取经外奇穴拳尖穴，位于手背侧第三掌骨小头高点，握拳取穴。

［**阐释**］介绍了赘疣诸痣治疗的取穴方法和治疗以灸法为主的经验。

28［**原文**］无乳：膻中、少泽。（《神应经·妇人部》）

［**释义**］无乳：灸膻中、针少泽。

［**阐释**］不用药物催乳，有利于母婴双方，是值得推广的针灸护理技能。

29［**原文**］葛仙翁、陶隐居治风牙疼不可忍，不能食者，灸足外踝尖三炷，炷如绿豆大，患左灸右，患右灸左。（宋本《备急灸法·诸发等证·风牙疼》）

［**阐释**］介绍了牙疼的取穴和治疗方法。

30［**原文**］凡灸后，切宜避风冷，节饮酒，戒房劳。喜、怒、忧、思、悲、恐七情之事，须要除之。可择幽静之居，养之为善，但君子智人，不必喻也。（《针灸大成·卷之六·论保养》）

［**阐释**］对施灸后的注意事项进行阐述，以保证疗效。

31［**原文**］一中风半身不遂，语言謇涩，乃肾气虚损也，灸关元五百壮。

一水肿膨胀、小便不通，气喘不卧，此乃脾气大损也，急灸命关二百壮，以救脾气，再灸关元三百壮，以扶肾水，自运消矣。

一脾泄注下，乃脾肾气损，二三日能损人性命，亦灸命关、关元各二百壮。

一休息痢下五色脓者，乃脾气损也，半月间则损人性命，亦灸命关、关元各三百壮。

一霍乱吐泻，乃冷物伤胃，灸中脘五十壮，若四肢厥冷，六脉微细者，其阳欲脱也，急灸关元三百壮。

一尸厥不省人事，又名气厥，灸中脘五十壮。

一咳嗽病，因形寒饮冷，冰消肺气，灸天突穴五十壮。

一久嗽不止，灸肺俞二穴各五十壮即止。若伤寒后或中年久嗽不止，恐成虚劳，当灸关元三百壮。

一中风失音乃肺肾气损，金水不生，灸关元五百壮。

一肠澼下血，久不止，此饮食冷物损大肠气也，灸神阙穴三百壮。

一虚劳人及老人与病后大便不通，难服利药，灸神阙一百壮自通。

一小便下血乃房事劳损肾气，灸关元二百壮。

一砂石淋诸药不效，乃肾家虚火所凝也，灸关元三百壮。

一上消病日饮水三五升，乃心肺壅热，又吃冷物，伤肺肾之气，灸关元一百壮，可以免死。或春灸气海，秋灸关元三百壮，口生津液。

一中消病多食而四肢羸瘦，困倦无力，乃脾胃肾虚也，当灸关元五百壮。

一腰足不仁，行步少力，乃房劳损肾，以致骨痿，急灸关元五百壮。

一昏默不省人事，饮食欲进不进，或卧或不卧，或行或不行，莫知病之所在，乃思虑太过，耗伤心血故也，灸巨阙五十壮。

一贼风入耳，口眼歪斜，随左右灸地仓穴五十壮，或二七壮。

一耳轮焦枯，面色渐黑，乃肾劳也，灸关元五百壮。

一中年以上之人，口干舌燥，乃肾水不生津液也，灸关元三百壮，若误服凉药，必伤脾胃而死。

一中年以上之人，腰腿骨节作疼，乃肾气虚惫也，风邪所乘之证，灸关元三百壮。若服辛温除风之药，则肾水愈涸，难救。

一老人滑肠困重，乃阳气虚脱，小便不禁，灸神阙三百壮。

一老人气喘，乃肾虚气不归海，灸关元二百壮。

一老人大便不禁，乃脾肾气衰，灸左命关、关元各二百壮。

一两眼昏黑，欲成内障，乃脾肾气虚所致，灸关元三百壮。

一寒湿腰痛灸腰俞穴五十壮。

一行路忽上膝及腿如锥，乃风湿所袭，于痛处灸三十壮。

一脚气少力或顽麻疼痛，灸涌泉穴五十壮。

凡灸大人，艾炷须如莲子，底阔三分，灸二十壮后却减一分，务要紧实。若灸四肢及小儿，艾炷如苍耳子大。灸头面，艾炷如麦粒子大。其灰以鹅毛扫去，不可口吹。

如癫狂人不可灸，及膏粱人怕痛者，先服睡圣散，然后灸之。一服止可灸五十壮，醒后再服、再灸。(《扁鹊心书·卷上·附：窦材灸法》)

[**阐释**] 介绍常见疾病的取穴和灸法治疗的临床经验。

32 [**原文**] 痧证头晕者，刺素髎。穴在鼻柱上端准头，针入一寸。

头痛者，刺风府。穴在项后入发际一寸，大筋内宛宛中，针入一寸。

偏痛者，刺风池。穴在耳后颞颥后，脑空下，发际陷中，针入一寸。

腹痛而吐者，刺上脘。穴在脐上五寸，针入一寸。

腹痛而泻者，刺下脘。穴在脐上二寸，针入一寸。

腹痛而欲吐不吐，欲泻不泻者，刺中脘。穴在脐上四寸，针入一寸即愈。

以上三穴，须用手竭力提起其皮而刺（切记），以上六穴，并不出血。(《随息居重订霍乱论·卷上·刺法篇第二·刺法》)

[**阐释**] 对中暑、头痛、腹泻患者的取穴和针刺方法介绍。

33 [**原文**] 手瘛者，刺少商，穴在手次指内侧，去爪甲如韭叶，出血立已。足吊者，刺厉兑，穴在足次趾之端，去爪甲如韭叶，出血立已。刺承筋，穴在胫后足跟上七寸，出血立已。刺承山，穴在腿肚下分肉间，出血立已。但此穴非精明者不易取，宜慎刺。(《随息居重订

霍乱论·卷上·刺法篇第二·刺法》)

[**阐释**] 介绍了肢体出血的止血取穴方法和技巧。

34 [**原文**] 牙关紧闭者，刺人迎。穴在结喉两旁一寸五分，大动脉应手处，刺之立开。按张叟刺法，必有所授。荣棠得其传，故针痧极神。且荣棠之为人也，好善而率直，非牟利妄语者流，故余甚信之。尝刊入业书，今备录此篇，以便穷乡僻壤，皆可按证而施治也。(《随息居重订霍乱论·卷上·刺法篇第二·刺法》)

[**阐释**] 处理牙关紧闭者，可为吸痰、安置胃管等操作的辅助措施。

35 [**原文**] 主霍乱转筋，干霍乱之属寒者。炒盐一包，熨其心腹，令气透，又以一包熨其背，待手足暖。再服神香散一钱。寒重者，再服。或以吴茱萸、食盐各数两炒热，包熨脐下亦妙。或以芥子研末，和涂脐上。胡椒七粒，以布包之，嚼碎，纳脐中，用膏药封之，再以热手按之。盖被卧少顷，腹中热、有汗，则寒邪散矣。甚者，用回阳膏贴脐间，或以盐填脐中。上盖蒜片，艾灸二七壮。危甚者，再灸脐两旁各开二寸之天枢二穴，脐上四寸中脘一穴，脐下寸半气海一穴。(《随息居重订霍乱论·卷上·刺法篇第二·熨灸》)

[**阐释**] 治胃肠道病症吐泻之法，灸脐中、天枢、中脘、气海，本法极有实用价值。中医护理突出中医特色，此其一大亮点。

二、推拿护理

推拿，又称按摩。是中医非常古老、很有特色的一种外治方法。护理人员掌握一些简单易行的推拿方法，对减轻患者病痛，改善症状，缩短病程，早日康复，具有重要的临床意义。

1［原文］上古之时，医有俞跗，治病不以汤液醴酒镵石，乔引，案扤，毒熨……(《史记·扁鹊仓公列传》)

［释义］在很古的时候，有一个叫俞跗的医生，治病手段很多，包括内服中药，药酒，针灸，按摩，药物热熨等等。

2［原文］为长者折支。(《孟子·梁惠王篇·赵注》)

［释义］替年长的人活动关节及按摩各部肢体。

3［原文］扁鹊治虢太子暴疾尸厥之病，使子明炊汤，子仪脉神，子术按摩。(《周礼注疏》)

［释义］扁鹊治疗虢国太子突然昏迷，不省人事，类似现代休克的急性病，立即吩咐徒弟子明烧汤熬药，子仪摸脉，子术进行按摩治疗。

4［原文］扁鹊砭针砺石，子由按摩。(《韩诗外传》)

［释义］扁鹊亲自用砭针砺石进行针刺治疗，子由给病人做按摩。

5［原文］有人苦头眩，头不得举……使濡布拭身体……以膏摩立愈。(《华佗别传》)

［释义］有病人苦于头目眩晕，无法正常活动……（华佗）用湿布擦患者身体，再用膏摩患者，很快就痊愈了。

6［原文］中央者，其地平以湿，天地所以生万物也众[①]，其民食杂而不劳，故其病多痿厥寒热，其治宜导引按跻[②]。(《素问·异法方宜论》)

［注释］

①生万物也众：因气候适宜而物产丰富。

②导引按跻：肢体、呼吸运动及自我按摩等健身运动。

[释义] 中央地区，地势平坦而湿润，气候适宜而物产丰富。所以人们的食品种类比较复杂，生活比较安逸。这里发生的疾病多是痿弱、厥逆、寒热一类的病，其调护方法适宜用肢体、呼吸运动及自我按摩等健身运动。

7 [原文] 形数惊恐，经络不通，病生于不仁，治之以按摩醪药①。(《素问·血气形志篇》)

[注释]

①醪药：药酒。既可内服，也可外用。

[释义] 形体多次受到惊吓，致使患者周身经络不通，皮肤感觉麻木不仁，应当用按摩和药酒进行治疗。

8 [原文] 寒气客于背俞之脉则脉涩，脉涩则血虚，血虚则痛，按之则热气至，热气至则痛止矣。(《素问·举痛论》)

[释义] 寒气侵犯到背部经脉则经脉阻滞，经脉阻滞则气血不流通而血虚，血虚不通则痛，按摩之后则热气来至，经脉气血流通，热气至则疼痛自然减轻甚至消失了。

9 [原文] 病胁下满气逆，二三岁不已（息）积①为导引服药……(《素问·奇病论》)

[注释]

①息积：古病名，相当于现在的肺气肿一类疾病。

[释义] 患者胸胁胀满，气不下行反而气逆上冲，两三年都好不了……这种息积病可以用导引和内服药物来进行治疗。

10 [原文] 心肠痛，侬作痛肿聚，往来上下行，痛有休止。腹热喜渴涎出者，以手聚按而坚持之，无令得移。(《灵枢·厥病篇》)

[释义] 心前区和腹部疼痛，常聚集在一些部位。上下游

走，时痛时止。腹部有热口渴流涎者，用手持久按压，以免其转移。

11［原文］缓节柔筋而心和调者，可使导引行气……爪苦手毒①，为事善伤者，可使按积抑痹。（《灵枢·官能》）

［注释］

①爪苦手毒：爪，指甲。苦，指形态粗恶。手毒，手狠之意。

［释义］肢节缓和，筋骨柔顺，心平气和的人，可以让他担任按摩导引等工作……爪苦手毒，做事经常损坏器具的人，可以让他做按摩积聚，抑制痹痛这一类用力较大又稍显粗笨的工作。

12［原文］形苦志乐，病生于筋，治之以熨引。形数惊恐，筋脉不通，病生于不仁，治之以按摩醪药。（《灵枢·九针论》）

［释义］身体过于劳苦但精神愉快的，生病多在于筋，宜用温熨导引的调护方法。若屡受惊恐形神不安的，易使筋脉之间气血不通，以至肢体麻木，感觉迟钝，宜于用按摩和药酒进行调护。

13［原文］头风摩散方：大附子一枚（炮）、盐等分。上二味为散，沐了，以方寸匕，已摩疾上，令药力行。（《金匮要略·中风历节病脉证并治第五》）

［释义］头风多由风寒外邪侵袭人体，经络闭阻，气血不畅所致。以发作性的剧烈头痛、眩晕、遇风寒加剧为特点。用头风摩散祛风散寒止痛。方中炮附子辛热，祛风散寒。因病情反复发作，邪入经络，故用盐之咸寒，引药入血。取外治之法，其效尤捷，而且没有辛热升火，助风阳上炎的弊病。患者洗澡后涂上药膏，按摩并且逐渐让药力透达全身。

14［原文］拈取其脊骨皮，深取痛引之，从龟尾至顶乃止，未愈更为之。（《肘后备急方·捏脊法[①]》）

［注释］

①捏脊法：先放松患者腰背部皮肤，然后从龟尾穴直到大椎穴，双手交替由下至上直线向前，一般做 3~5 遍。此法在小儿推拿中最为常用，其功效是调阴阳、理气血、和脏腑、通经络、培元气，具有强身健体的作用。

［释义］用捏法捏取患者腰背部皮肤，从腰骶部龟尾穴直到头颈部大椎穴为止，双手交替由下至上直线前进，并不时地重重提捏。如果病没有好，可以再做捏脊法。

15［原文］救卒中恶死……令爪[①]其病人人中，取醒。（《肘后备急方·救卒中恶方》）

［注释］

①爪：手指。

［释义］救突然昏迷的病人……用拇指甲用力掐患者人中穴 3~5 分钟，用这种极强的刺激使其苏醒过来。

16［原文］治卒心痛[①]……闭气忍之数十度，并以手大指，按心下宛宛中[②]，取愈。（《肘后备急方·治卒心痛方》）

［注释］

①卒心痛：突发胃脘痛。心痛：胃脘痛，非“真心痛”。

②心下宛宛中：剑突下凹陷处。此法适于虚寒症，而对食滞、虫积、误食毒物者不宜。

［释义］治疗突然发生的胃脘痛……让患者自己忍住闭气不呼吸大约几十秒，并且用力以拇指指腹按揉剑突下凹陷处及中脘一带，很快胃脘痛就会痊愈。

17［原文］相摩拭目，令人目明。（《诸病源候论》）

［释义］两手摩擦发热后再轻轻按揉眼睛及其周围的穴位，使人眼睛明亮，并且能增进视力。

18［原文］凡人肢节脏腑积而疾生，宜导而宣之，使内疾不留，外邪不入。(《唐六典》)

［释义］大凡人的肢体关节、脏腑经络因各种病因的积累而发生病变时，宜尽快用按摩导引等方法疏通宣散，这样既不留内疾，外邪也无从侵犯人体。

19［原文］小儿虽无病，早起常以膏摩囟上及手足心，甚辟寒风。(《备急千金要方》)

［释义］小儿在健康无病的时候，每天早上经常用药膏涂抹于囟门和手足心，轻柔地按摩，能有效地防止风寒外邪侵袭人体。

20［原文］小儿气盛有病……若已下而余热不尽，当按方作龙胆汤稍稍服之，并摩赤膏。(《千金翼方》)

［释义］小儿因阳气旺盛而得阳热之病……如果已经用了清下阳热的药而余热无法除尽，应当按龙胆泻肝汤方以清肝热，少少服之，并用赤膏膏摩患儿体表。

21［原文］如初得伤寒一日，若头痛项强，宜摩之佳。(《外台秘要》)

［释义］如果刚得伤寒一天，若头痛颈项强硬，宜用膏摩的方法治疗，效果很好。

22［原文］小儿夜啼至明不安寐……亦以摩儿头及脊验。(《外台秘要》)

［释义］小儿夜啼一直到天明都无法安静下来休息、睡眠……也用膏摩患儿头部及背脊部，效验非常好。

23［原文］大抵按摩法，每以开达抑遏①为义。开达则壅蔽者以之发散，抑遏则慓悍者有所归宿……风寒客于人，毫毛笔直，皮肤闭而为热，或痹不仁而肿痛……斯可按也。(《圣济总录·卷第四·按摩》)

[**注释**]

①开达抑遏：开通闭塞，遏止急迫。达，通。抑，压制。遏，阻止。

[**释义**] 大凡按摩法，每每以开通经络、气血的闭塞，遏止病势的急迫，使之趋缓为第一要务。开达可以使阻滞的得到疏通或向外发散，抑遏则使急暴的有所遏制……风寒之邪侵犯人体，冷得使人毫毛直竖，皮肤闭缩而体内发热，有的出现痹证，皮肤感觉迟钝、麻木不仁或肿痛等证……所有这一切，都可以用按摩的方法进行治疗。

24 [**原文**] 养生法："凡小有不安，必按摩挼[①]捺[②]，令百节[③]通利，邪气得泄。然则按摩有资于外，岂小补哉[④]！摩之别法，必于药俱……若疗伤寒以白膏摩体，手当千遍[⑤]，药力乃行。则摩之用药。又不可不知也。"(《圣济总录·按摩》)

[**注释**]

①挼（ruo 弱）：揉搓。

②捺（na 纳）：用手按。

③百节：四肢关节。

④按摩有资于外，岂小补哉：按摩施于体表有增强人体组织某一功能的作用，岂止是小补？

⑤手当千遍：应当用手摩上千遍。

[**阐释**] 现在认为：凡能补充人体物质之不足或增强人体组织某一功能的治疗方法，即为补法。按摩法属后一种情况，故也为补法。当然这是某些特定的手法作用于某些特定部位才有的

效果。

25［**原文**］按摩……斡旋气机，周流荣卫，宣摇百关，疏通凝滞……气运而神和，内外调畅，升降无碍，耳目聪明，身体轻强。(《圣济总录》)

［**释义**］按摩……能够条畅气机，调和荣卫，活动周身关节，疏通经络气血使之免于凝滞……气血运行非常理想，内外调畅，气机的升降出入正常，自然人体耳聪目明，身体轻健强壮。

26［**原文**］导引，按摩，凡解表者，皆汗法也。(《儒门事亲》)

［**释义**］无论导引法，还是按摩法，凡是有解表作用的，都叫汗法。

27［**原文**］三关①出汗行经络，发汗行气此为先，倒推大肠②到虎口，止泻止痢断根源……(《按摩经要诀》)

［**注释**］

①三关：小儿推拿特定穴，位于左手臂桡侧，从腕横纹到肘横纹成一直线。从腕推到肘能补气行气、温阳散寒、发汗解表，主治一切虚寒病症。

②大肠：小儿推拿特定穴，位于左手食指桡侧缘，从指尖到虎口成一直线。从指尖直推到虎口为补法，能涩肠固脱，温中止泻。

［**释义**］推三关能补气行气、温阳散寒、发汗解表，治疗风寒感冒。要想发汗行气首选推三关。补大肠能涩肠固脱，温中止泻，用于虚寒腹泻、痢疾等病能治断根。

28［**原文**］水底劳月①最为良，止热清心此是强。(《按摩经·手法治病诀》)

［**注释**］

①水底劳月：又叫水底劳明月，运内劳宫。小儿推拿中一种

复合操作方法，先掐掌小横纹，再用拇指指腹沿手掌边缘运至小天心穴穴位上第二掐，然后继续运至手掌心的内劳宫穴位上第三掐，固简称“三掐两运”。功效：清热除烦，尤其对心、肾两经虚热最为适宜。

［释义］水底劳月清热除烦效果最为良好，尤其清心、肾两经虚热，是其强项。

29［原文］有疾者，手摸之辄愈。(《香案牍》)

［释义］患病小儿，(医生) 用手按摩后很快疾病就痊愈了。

30［原文］老年人，往往天未明而枕上已醒……先以卧功，次第行数遍（导引)，反侧至再。俟日色到窗，方可徐徐而起。乍起[①]慎勿即出户外，即开窗牖。(《养生随笔·卷一·晨兴》)

［注释］

①乍起：起床动作很快。

［阐释］老人醒后，活动活动肢体手足，再缓缓起床，非常符合现代养生长寿之道。而在明清时代有这样的认识，实在了不起。

第四章　运动调护

流水不腐，户枢不蠹。由这一简单明确的道理使古代医家认识到运动对人体的重要性，并很早就将其纳入疾病的治疗、康复保健和护理之中。和于术数，就是指要掌握多种养生锻炼的方法。中医养生锻炼术，历史悠久，种类繁多，有难有易，老少咸宜。如散步锻炼、导引按摩、叩齿漱津、五禽戏、太极拳、太极剑、八段锦、十二段锦、易筋经、少林内功、八卦步、各种动静气功等。尽管名目繁多，方法各异，其目的是通过运动锻炼而强身健体，调摄精神，悦情怡性，延年益寿。可见古人对于“生命在于运动”，不仅是形体的动，还包括思想、意识的锻炼运动，甚至包括了入静、冥想等看似不动而实际在动等内容，可见古人对运动的认识是相当深刻的。

第一节　导引术

医护人员将一些易学易练而患者的手又能够触及的推拿方法教给病人自己做，既是一种主动锻炼，促进气血流通，关节灵活。更是一种积极的医疗护理措施，减轻伤痛，缩短疗程，使患者精神愉悦，疗效十分显著。

1［**原文**］吹响①呼吸，吐故纳新，熊经鸟伸，为寿而已矣。此导引之士，养形之人，彭祖寿考②者之所好也。（《庄子·刻意篇》）

［**注释**］

①响（shu 书）：张口出气，吹嘘。

②寿考：年纪大。

[**释义**] 经常做气功导引锻炼身体，呼吸吹嘘、新陈代谢、吐故纳新、作五禽之戏、展翅伸腿等，无非是通过适当的运动以达延年益寿的目的。

[**阐释**]《内经》中不少篇章也认为，适当的运动可致健康长寿。如《素问·上古天真论》中就曾总结“和于术数”常可“尽终其天年”的经验。长沙马王堆三号汉墓出土的44式男、女“导引图”也形象生动的提供了此类动以养生的主张和生动直观的实例。

2 [**原文**] 若人能养慎，不令邪风干忤[①]经络；适中经络，未流传脏腑，即医治之。四肢才觉重滞，即导引[②]、吐纳[③]、针灸、膏摩[④]，勿令九窍[⑤]闭塞。(《金匮要略·脏腑经络先后病脉证第一》)

[**注释**]

①干忤：此指外邪侵犯。忤：逆，不顺从。

②导引：《一切经音义》云：“凡人自摩自捏，伸缩手脚，除劳去烦，名为导引；若使别人握搦身体，或擦或捏，即名按摩也。”

③吐纳：是调整呼吸为主类似气功的一种养生却病方法。

④膏摩：用药膏涂抹于皮肤上，再配合按摩法在体表操作的一种外治法。

⑤九窍：指头部眼、耳、口、鼻七窍及前后二阴。

[**释义**] 如果人们能够很好地养生保健，不让六淫等外邪侵犯人体。而一旦外邪初入经络，尚未深入传到脏腑，应当及时调理医治。当四肢刚刚感觉有点儿沉重而活动不灵便，就马上做导引、气功，或针灸、膏摩体表，不让病邪进一步深入，造成经络、九窍闭阻不通等进一步的病变。

3 [**原文**] 清旦初起，以左右手交互从头上挽两耳举[①]，又引鬓发，即流通。令头不白，耳不聋。又，摩手掌令热以摩面，从上下二七止，去汗[②]气，令面有光。又，摩手令热，令热[③]从体上下，名曰干浴。令人胜风寒时气，寒热头痛，百病皆愈。(《诸病源候论·伤寒诸病候》)

[**注释**]

①举：向上。

②汗：原作“肝”，从《外台秘要·卷三·天行病发汗等方》改。

③令热：从《外台秘要》，后“令热”二字当删。

[**阐释**] 自我按摩使人气血流通，可强身健体，消除亚健康状态，并能预防及治疗多种疾病，这类方法沿用至今仍有相当效验。

4 [**原文**] 用两手相摩令热，以摩腹令气下。(《外台秘要》)

[**释义**] 先将两手掌搓擦热和，再用掌摩腹部，能使胃气通降下行，而不会得腹胀、便秘等病。

5 [**原文**] 仰面视上而举其颈，使颈与左右手争……使人精和血通。(《精景按摩经》)

[**释义**] 仰卧，朝天上视，再上抬颈部，并让颈部左右旋转以看到自己的双手……长期坚持做上述动作，可使人经络疏通，气血调和，精、气、神旺盛。

6 [**原文**] 捏目四眦，摩手熨目，对修尝居，俯按山源。(《遵生八笺》

7 [**原文**] 按摩法能疏通毛窍，能运旋荣卫……(《万寿仙书》)

8［原文］凡行导引法，常以夜半及平旦将起之时为之。此时，气清腹虚行之益人……学者能日行一二过，久久体健身轻，百邪皆除，走及奔马，不复疲乏矣。（《类修要诀·新刻摄生要义·导引篇》）

9［原文］阳池[①]穴……掐处专治头痛。（《幼科推拿秘书·治法·头痛》）

［注释］

①阳池：小儿推拿特定穴，在手部腕横纹桡侧端。

10［原文］面宜常擦，腹宜常摩。（《摄生要言》）

［释义］面部适宜经常用手擦拭，能使人面色常显红润，皮扶光泽而有弹性；腹部适宜经常用手顺、逆时针摩揉能使脾胃功能强健，减少病痛。

11［原文］夜欲卧时，常以两手揩摩身体，名曰干浴，辟风邪。（《养性延命录·导引按摩篇》）。

［释义］夜晚将睡卧时，宜常用双手摩抚身体各处，此名“干浴”，可防治风邪为病。

12［原文］子欲不死修昆仑[①]，双手揩摩常在面。（《卫生歌》）。

［注释］

①昆仑：头颅部。

［释义］如你想健康长寿应常保护和修养头颅部分，双手宜经常按摩脸面各处。

13［原文］数按耳左右，令无数，令耳不聋、鼻不塞。（《云笈七笺·卷三十三》）。

［释义］经常按摩双耳的左右部位，自行掌握，尽量多拭，可使耳听力好，鼻不闭塞。

14［原文］摩手令热以摩面，从上至下去邪气，令人面上有光彩。(《养性延命录·导引按摩篇》)。

［释义］先将手搓热后再摩抚面部，从上往下拭摩以去病邪之气，并可使脸面光彩照人。

15［原文］晨夕以梳梳头，满一千梳，大去头风，令人发不白。(《养性延命录·导引按摩篇》)。

［释义］每日早晚用梳子梳头发，梳满一千次后，头风头痛病将大为减去，还可使人头发常青黑无斑白。

16［原文］叉手胸胁前，左右摇头不息，自极止，引面耳邪气，不复得入。(《云笈七笺·卷三十四·杂修摄·太清导引养生经》)。

［释义］将双手交叉于胸胁前，向左右摇头并暂停呼吸，至自己感到难继为止。这样作可将面及耳部的病邪引导出来，不致再入为病。

17［原文］胎息①为大道根源，导引乃宣畅要求。(《遵生八笺》)。

［注释］

①胎息：为古代道家的一种养生法。习闭气而吞之为胎息；习漱舌下泉（注：指舌下的津液）而咽之为胎食。故道家认为，“得胎息者，能不以鼻口嘘吸，如在胞胎之中，则养生之道有成”。

［释义］胎息是修养长寿的根源，而用导引操作则是宣通畅达气血的要求所需。

［阐释］此节明确提出了用吐纳、导引调气养生延寿的方法措施。

18［原文］两手支腰部，左右自摇，自极止，通血脉。(《云笈七签·卷三十四》)。

[**释义**] 用两手支撑腰侧部，向左右自动摇摆，至感疲倦时停止，可使全身血脉畅通。

19 [**原文**] 端坐，伸腰，左右倾侧，闭目，以鼻内(通纳)气，除头风，自极七息止。(《云笈七签·卷三十四》)。

[**释义**] 端正坐位，腰伸直，向左右两侧摇摆，闭双眼，用鼻吸气，可治头风头痛。照此法做到呼吸七次即可。

20 [**原文**] 思虑太过则神耗、气虚、血败而鬓斑。以子午时握固端坐，凝神绝念，两眼含光，上视泥丸，存想追摄。久则神全，气血充足，发可返黑也。(《逍遥子导引诀·升观鬓不斑》)。

[**释义**] 人如思虑太多则可使心神耗损，精气虚衰，血液败减而双鬓斑白。防治之法是在夜半、正午时辰握拳端坐，心神专一清除杂念，两眼似闭而有微光，仰视颅内的泥丸穴，宁心定志地守住这上丹田。久练后可使心神健全，气血充足，白发也可返变成青黑色。

21 [**原文**] 有因食而积者，有因气而积者，久则脾胃受伤，医药难治。孰若节饮食、戒嗔怒，不使有积聚为妙。患者当升身闭息，鼓动胸腹，俟其气满，缓缓呵出。如此行五七次，便得通快即止。(《逍遥子导引诀·鼓呵消积聚》)。

[**释义**] 食可以成积，气也可以成积，积久则脾胃受到伤损，一般医药难治好。故最好是平时节制饮食、戒除愤怒七情之激，不使之有积聚产生为妙。如患此积病，则宜常伸直身体，闭住呼吸，闭气以鼓动胸腹，待气充盈时，又缓慢地呵呼出体外。如此作五七三十五次，就可感到舒服通畅，此时气功导引就可暂

停了。

22［原文］偃卧，屈膝，令两膝头内向相对，手翻两足，伸腰。以鼻纳气，自极七息，除痹痛热痛，两腿不随。(《云笈七笺·卷三十四》)。

［释义］仰身睡下，曲屈双膝，让两膝头向内靠近，用手翻起两脚使离床，伸直腰部，用鼻孔吸气，呼吸七次即止，此法可治麻痹脚痛、热痛，两腿不灵便。

23［原文］偃卧，以右足踵拘左足拇指，以鼻内气，自极七息，除周身痹。(《云笈七笺·卷三十四载《杂修摄·王子乔导引法》)。

［释义］仰身躺卧，用右脚跟贴近左足大拇指，以鼻孔吸气，深吸七遍，可治周身麻木不仁的病症。

24［原文］正坐，以两手交背后，名曰带缚。愈不能大便，利腹，愈虚羸①。(《云笈七笺·卷三十四》)。

［注释］

①羸（lei）：瘦弱体虚。

［释义］取端直坐位，将两手交叉于背后，此名为“带缚”(像用带子捆住双手于腰背一样)。此可治疗长期大便不通，对腹内肠胃有助益，且能疗治身体虚弱。

25［原文］端坐，伸腰，举右手仰掌，以左手承左胁，以鼻内气，自极七息，除胃寒，食不变则愈。(《云笈七笺·卷三十四》)。

［释义］端正坐位，伸直腰部，上举右手掌心向上，左手叉开靠于左胁处，以鼻吸气。呼吸七遍止，可除去胃中寒气，也可治好消化不良。

26［原文］端坐，伸腰，举左手仰掌，以右手承右胁，以鼻内气，自极七息，除瘀血结气等。(《云笈七笺·卷三十四》)。

[**释义**] 端直正坐，伸直腰部，上举左手其掌心向上，用左手叉衬于右胁间，用鼻呼吸七次即止，可除去气血瘀滞结聚的病症。

27 [**原文**] 元气亏弱，腠理不密，则风寒伤感，患者端坐盘足，以两手紧兜外肾，闭口缄息存想，真气自尾闾升过夹脊，透泥丸，逐其邪气，低头屈抑如礼拜状不拘数，以汗出为度，其疾即愈。(《逍遥子导引诀·兜礼治伤寒》)。

[**释义**] 元气亏虚体弱，皮肤肌理不健全的人，容易患伤风感冒。防治这种病时，病人宜端直正坐，两脚盘膝，用两手紧兜着外生殖器（男的捧其阴囊及阴茎，女的紧贴大小阴唇），闭着口鼻，暂停呼吸，心神默想，以意领气，使真气从尾闾穴（相当于尾脊骨突处）向上升，沿着背脊骨的两旁向上至脑，抵达泥丸（即上丹田），将风寒外邪赶逐体外。此时，病人低头屈膝作揖如叩拜状多次，至汗出为止，即可治愈风寒外感。

28 [**原文**] 每夜欲睡时，绕室行千步，始就枕。(《紫岩隐书》)

[**释义**] 每晚临睡之前，围绕居室周围散步缓行千余步，然后再就寝睡个安稳觉。

29 [**原文**] 导引每日频行，必身轻目明，筋节血脉调畅，饮食易消，无所壅滞。(《保生要录·调肢体门》)

[**释义**] 如果每天多做导引活动，必定使身形轻捷，耳聪目明，筋骨关节血脉通调顺畅，饮食容易消化，全身气血没有壅滞不通之虞。

30［原文］养生之道，不欲食后便卧及终日稳坐，皆能凝结气血，久即损寿。(《寿世保元·饮食》)

［释义］善于养生的人，不要饭后即睡，以及整天稳坐不动，这样会使气血凝滞而经络不畅通，常年如此可因气郁血凝而有损寿命。

31［原文］老年唯久坐、久卧不能免，须以导引诸法随其坐卧行之，使血脉流通，庶无此患。(《老老恒言·防疾》)

［释义］身体衰弱的老年人，每日长时间坐卧在所难免，这就更加需要用导引的方法随其或坐或卧，选择相应的导引之法以运动身体，使周身血脉畅通流利，许多病就可以防患于未然。

32［原文］陈希夷孟夏二气导引坐功图势。

每日寅卯时，正坐，一手举托，一手拄按，左右各三五度，叩齿，吐纳，嚥液。(《遵生八笺·四时调摄笺·春卷》)

［释义］每日以寅卯时，闭息瞑目，反换两手，抑掣两膝，各五七度，叩齿，吐纳，嚥液。

33［原文］缓节柔筋而心和调者，可使导引行气。(《太素·卷第二十四·补泻篇》)

［阐释］本段引文与上面《灵枢·官能》内容大体相似，注释见前。

34［原文］天行健，君子以自强不息。(《易传·象辞·乾象》)

［释义］自然界随时随地在不停地运动变化着，人也要运动不息，才能保持健康长寿。

35［原文］王真[①]年且百岁，视之面有光泽，似未五

十者。自云：“流登五岳名山，悉能行胎息②、胎食③之方，漱舌下泉咽之，不绝房室。”（《后汉书·方术列传》）

［**注释**］

①王真：汉代养生家，百岁老人。

②胎息：象胎儿在母腹中呼吸一样的静坐调息锻炼法。要求慢而深地呼吸：呼吸频率最大限度地减慢，呼吸次数最大限度地减少。

③胎食：象胎儿在母腹中吸食一样。一说漱津咽唾为“胎食”；二说古代多以粥、羹、汤等富于营养、利于消化、清淡利胃的流汁或半流汁饮食为养生佳品，两者都有道理。

［**释义**］汉代养生家王真，百岁以上仍然面色红润光泽，好像五十岁上下的人一样。自己介绍其长寿经验：“年轻时爱好旅游，五岳名山全都攀登过。长期以来一直坚持胎息、胎食、漱津咽唾等养生方法，而且不像有的养生家那样过分地强调绝欲。”

36［**原文**］彭祖曰：“常导引纳息，但尔可得千岁……”（《清修妙论笺·上卷》）

［**释义**］彭祖说：“经常做导引和气功练习，你就可以健康长寿……”

37［**原文**］坐功一势：正坐，两手相叉，争力为之，治肝中风。以叉手掩项后，使面仰视，使项与手争力，去热毒肩痛，目视不明……又一势：以两手相重，按脖拔去，左右极力，去腰肾风毒之气及胸膈，兼能明目。（《遵生八笺·四时调摄笺·春卷》）

［**释义**］坐功的另一势为：正坐位，两手指相互交叉并用力握紧，此法可以治疗肝中风。另外，双手十指交叉于项后，仰视上方，颈项后仰与双手向上的力相反，长期坚持这种锻炼，可以

去热毒、肩痛、视物不清等眼疾……又一势为：两手掌重叠按于颈项后，努力向上拔伸并左右旋转，既可祛除腰肾及胸膈风毒之气，兼可清肝明目。

38［**原文**］可正坐，合两脚掌，昂头，以两手挽脚腕起，摇动，为之三五度。亦可大坐，以两手拓地，举身努力腰脊，三五度，能出胆家风毒邪气。（《遵生八笺·四时调摄笺·春卷》）

［**释义**］可以正坐，再两脚交叉于身前，仰头向上，双手握脚环转摇动踝关节，顺逆时针各摇3～5遍。也可正坐位，以双手左右着地，用力将整个身体包括腰脊抬离地面3～5遍，此种锻炼方法可祛胆经风毒邪气。

39［**原文**］有按摩导引之法，所以行血气，利关节，辟邪于外，使恶气不得入吾身中耳。（《洗心篇·修养宜行外功》）

［**释义**］按摩导引之法，可使人气血流畅，关节滑利，还能够祛六淫之邪于体外，使外界邪恶之气无法侵袭正气存内的身体而保健康。

40［**原文**］张廷老名珙，年七十余，步趋拜起[①]，健甚。自言夙兴必拜起数十。老人血气多滞，拜则肢体屈伸，气血流畅，可终身无手足之病。（《老学庵笔记·卷二》）

［**注释**］

①拜起：就是指弯腰伸背，下蹲起立，屈膝伸腿，俯卧撑等一类运动锻炼方法。是古代导引术的一部分。

41［**原文**］吹响呼吸，吐故纳新，熊经鸟伸，导引按跷，所以调其气也；平定气息，握固凝神，神宫内视，

五脏昭彻，所以守其气也；法则天地，顺理阴阳，交媾坎离，济用水火，所以交其气也。(《素问病机气宜保命集·原道论》)

[释义] 用气功的吹嘘呼吸以吐故纳新，新陈代谢；用五禽戏模仿熊、鸟的动作并结合导引、按摩，都是调整人体气机，使气血流畅的方法措施。要使气息平和，内脏清澈如能透视，精神集中，必须闭目守神，这些都是守护神气的举措。天地自然界的运转，阴阳盛衰的调理，男女交合的适宜，水火的相互调济等，都是平衡、交互协调人气的方法。

[阐释] 本段明确点出，如何养气，在于调气、守气、交气的协调配合。

第二节　五禽戏

1 [原文] 古之仙者，为导引之事，熊经鸱[①]顾，引挽腰体，动诸关节，以求难老。(《后汉书·华佗传》)

[注释]

①鸱（chi 痴）：鹫，猛禽。

[释义] 古时那些想修炼成长生不老的人，常常用导引等办法来锻炼身体。他们效法熊、猛禽鹫鸟等禽兽作缓步行走、颈部左顾右盼等动作，屈伸和转动身形腰肢以活动全身各部关节，以期达到保健、强身和延年益寿的目的。

2 [原文] (华佗对吴普说)："人体欲得劳动，但不当使极耳。动摇则谷气得消，血脉流通，病不得生……熊经鸱顾，引輓腰体，动诸关节，以求难老。吾有一术，名曰五禽戏：一曰虎，二曰鹿，三曰熊，四曰猿，五曰鸟。亦以除疾，兼利蹄足，以当导引。体中不快，

起作一禽之戏，沾濡汗出，因上著粉，身体轻便，腹中欲食。”普施行之，年九十余，耳目聪明，齿牙完坚。(《三国志·华佗传》)

[**阐释**] 在仿生的动态养生方面，先是有庄子的熊经、鸟伸。继之，刘安发展为上述的“六禽戏”导引法。以后，三国时华佗继承上法改行虎、鹿、熊、猿、鸟的“五禽戏”，对后世的医疗保健、医疗运动、康复的发展，起了积极的促进和推动作用。

3 [**原文**] 吐故纳新，熊经、鸟伸、凫浴、猿蠼、鸱视、虎顾，是养形之人也。(《淮南子·精神训》)

[**释义**] 在动态养生中，为了使人体新陈代谢正常进行而能吐故纳新，古人很早就运用仿生学的原理，先后效法飞禽走兽的各种运动方式，如熊的行走、鸟的伸翅、水鸟的泳浴、猿猴的攀援、鹰隼的高空探视远眺、老虎的回头顾盼探望等，这都是古人效法禽兽的动作，运动养形的有效措施。

第三节　八段锦

1 [**原文**] 八段锦法（又称十二段锦）：

闭目冥心坐，握固静思神。

叩齿三十六，两手抱昆仑。

左右鸣天鼓，二十四度闻。

微摆撼天柱……

赤龙搅水津，鼓漱三十六。

闭气搓手热，背摩后精门。

尽此一口气，想火烧脐轮。

左右辘轳转……

两脚放舒伸，叉手双虚托。

低头攀足频……

从候神水至，再漱再生津。

河车搬运毕，想发火烧身。(《修龄要旨》)

[**释义**] 闭上双目安静端坐，两手握固集中思想，排除杂念静坐片刻。两手抱头，上下牙齿轻轻叩击 36 次。两手掌掩耳振击耳朵，然后双手掩紧耳朵并用食、中指弹击后枕部各 24 次为鸣天鼓。微微摆动头颈部……用舌头充分搅动口腔内唾液，待积满口腔后不马上咽下，闭嘴鼓动面颊含漱 36 次，再分数口慢慢咽下。两掌对搓至发热，然后用热手心紧贴腰部肾俞附近上下摩擦，直至腰背发热。思想高度集中，专心想着并确实使得脐周围和全身发热。左右手做转动辘轳一样上肢旋转摇动的运动……再坐位两足伸直，两手相叉掌心向上做举托动作，反复数次。腰部前屈，两手尽量触及足趾，反复进行，再一次做舌头搅拌唾液，鼓漱 36 次后再徐徐咽下和意念活动：专心想像脐周围和全身发热的场景。

第四节　易筋经

1 [**原文**] 易筋经

韦驮献杵一势

韦驮献杵二势

韦驮献杵三势

摘星换斗势

出爪亮翅势

倒拽九牛尾势

九鬼拔马刀势

三盘落地势
青龙探爪势
卧虎扑食势
打躬势
掉尾势(《内功图说》)

第五章　养生康复护理

第一节　养生益寿

养生，古代又称摄生，用现代的话讲，就是保养人的生命。历代医家在中医理论基础上融合其自身实践经验和研究成果，形成了博大精深的养生理论体系。

历史上中医医家中有不少百岁寿星，如唐代孙思邈，在100岁高寿时还一边临床治病一边著书立说，写成不朽医典《千金翼方》。随着科学技术的发展，物质文明和医疗水平的提高，人类的平均寿命在不断增长。1980年我国人口平均寿命已达69岁，标志着我国已进入了世界长寿国的行列。

事实证明，只要随时注意养生之道，并持之以恒坚持执行，是完全能够保持身心健康，提高生存质量，延缓衰老的。而中医在这方面积累了极为丰富的经验，确有一整套行之有效的养生长寿之道，优势明显。因此，研究整理、深入发掘应用这些宝藏并使之为全人类的健康事业服务，意义重大。

一、养生的重要性

生、长、壮、老、已，是不可抗拒的自然规律。但有的人能健康地活到一百多岁，有的却过早地夭折了，其中一个很重要的原因就是善不善于养生。

善养生者，精神愉快，精力充沛，动作灵活，思维敏捷，眠食俱佳……反之则多病多痛，精神疲惫，反应迟钝，甚至麻木不仁，动作缓慢而僵硬，身体瘦弱。显然，每个人都希望自己是前者，而不是后者。那么，重视养生吧！你会得到强健的体魄，灵活的动作，愉快的心情，高质量的生活，充满温馨的晚年。

1［**原文**］上古之人，其知道者①，法于阴阳，和于术数②，饮食有节，起居有常，不妄作劳③，故能形与神俱，而尽终其天年，度百岁乃去；今时之人不然也，以酒为浆④，以妄为常，醉以入房，以欲竭其精，以好散其真⑤，不知持满⑥，不时御神⑦，务快其心，逆于生乐，起居无节，故半百而衰也。(《素问·上古天真论》)

［**注释**］

①知道者：懂得养生之道的人。

②法于阴阳，和于术数：取法于天地自然的规律，综合运用各种养生的方法，使之为健康长寿服务。阴阳，指天地变化的规律。术数，指养生的正确方法。

③劳：过度的劳累和房劳。

④以酒为浆：把酒当成水浆，狂饮无度。

⑤以好散其真：好，《甲乙经》作“耗”。真，指先天的真气，即受之于先天的生命原动力。

⑥持满：保持精气的充满。

⑦不时御神：不善于驾驭和使用精神，即妄耗神气。时，善于。

［**释义**］上古时代那些懂得养生之道的人，能够取法天地阴阳自然变化之理而加以适应，调和各种养生方法。饮食有所节制，作息有一定规律，既不妄自操劳，又避免过度的房劳，所以能够形神俱旺，协调统一，活到天赋的自然年龄，超过百岁才离开人间。现在的人就不是这样了，把酒当水浆，滥饮无度；使反常的生活成为习惯，醉酒行房，恣情纵欲而使阴精竭绝；为满足嗜好而使真气耗散；不知谨慎地保持精气的充满，不善于统驭精

神，而专求心志的一时快乐，违逆人生乐趣；起居作息，毫无规律，所以活到半百之年就衰老不堪了。

[**阐释**] 通过对养生的不同态度和不一样后果的对比，强调了养生的重要意义。告诫人们：要想健康长寿，必须保持生活的正常规律，养精保神以全真，否则必然导致早衰。

2 [**原文**] 人之年寿长短，元气所禀，本有厚薄。然人能善养，亦可延年。(《养身三要·善养延年》)

[**阐释**] 人的寿命长短固然与先天禀赋有关，但后天的调养保健似乎更为重要。《养身三要》这种客观评价养生保健的作用是很可贵的。

二、养生要旨

1 [**原文**] 故智者之养生也，必顺四时而适寒暑，和喜怒而安居处，节阴阳而调刚柔，如是则僻邪不至，长生久视①。(《灵枢·本神》)

[**注释**]

①长生久视：意指长寿，不易衰老。

[**释义**] 明智的人其养生方法，必定适应四时季节气候寒暑的变化，善于节制自己的喜怒哀乐等情志，并能很有规律地安排日常生活；调节人体的阴阳刚柔，使之互相协调，这样才不致被邪气侵袭，就能达到健康愉快，并进而延长寿命的目的。

2 [**原文**] 养性大要：一曰啬神①，二曰爱气，三曰养形②，四曰导引③，五曰言论，六曰饮食，七曰房室。(《千金翼方·养性·卷十二》)

[**注释**]

①啬神：爱惜精神。啬，通“涩”。

②养形：保养身体。形，即形体，身体。

③导引：古代流传下来的一种健身方法，以意识指导下的四肢运动、呼吸运动和自我按摩相结合为特点。

[**释义**] 保养身体的重要方法：第一，要注意保养精神，不要过多思虑，患得患失，使人精神浮散，正气受损。第二，要保养自身的元气，它是人体脏腑、精神、气血和各种功能的根本。第三，应注意保养形体，运动锻炼，但要注意劳逸结合，使身材匀称，筋强力壮，关节灵活，健康不衰。第四，要做导引一类肢体、呼吸和自我按摩相结合的锻炼活动，使呼吸匀调，动作敏捷，心气平和。第五，要加强个人修养，注意言语，少说废话，不高声疾呼，避免祸从口出；多言伤神，少语保神。第六，要注意饮食宜忌，不偏食挑食，不过饥过饱，饮食平衡协调，荤素、粗细搭配合理，寒温得当。第七，要节制房室，清心寡欲以保其精……

3 [**原文**] 养生之法有四：曰寡欲，曰慎动，曰法时，曰却疾。夫寡欲者，谓坚忍其性也；慎动者，谓保定其气也；法时者，谓和于阴阳也；却疾者，谓慎于医药也；坚忍其性则不坏其根矣；保定其气则不疲其枝矣；和于阴阳则不犯其邪矣；慎于医药则不遇其毒矣。(《养身四要·卷一》)

4 [**原文**] 一身动则一身强，一家动则一家强，一国动则一国强，天下动则天下强。(《言行录》)

[**阐释**] 清代颜习斋在《言行录》中特别强调一个“动”字，他认为养生最好的办法就是体育运动。运动可使身强、家强、国强、天下强；反之，个人及家国天下都衰弱不堪。即使在今天看来，这个观点仍然正确无误。

5 [**原文**] 得道①者生以长寿。(《吕氏春秋》)

［注释］

①道：泛指思想、学说、方法、技艺等，此处指养生之道。

［释义］懂得养生之道的人可以长生延寿。

［阐释］我国在春秋战国时即已总结了有关养生长寿的学说和方法。

6［原文］凡养生，莫若知本[①]，知本则疾无由至矣。（《吕氏春秋·尽数》）

［注释］

①本：根本，此处指平衡阴阳，善保精、气、神的完美和协调等。

［释义］凡希望养生延寿的人，都必须通晓并能熟知养生的根本措施和方法，疾病就无法侵犯身体了。

7［原文］不能说[①]其意志，养其寿命者，皆非通道者。（《庄子·盗跖》）

［注释］

①说：古"悦"字。

［释义］不能使自己心情愉悦畅达而超凡脱俗的人，不能通过养生而延长其寿命的人，都不算是通晓养生之道的人。

8［原文］人常失道，非道失人，人常去生，非生去人。故养生者，慎勿失道。（《养性延命录·教诫篇》）

［释义］人常远离或失误于养生之道，而不是道失误于人。人常无法长生，而不是长生要远离于人。故善于养生的人是非常谨慎并一刻也不失养生之道的人。

9［原文］五福：一曰寿，二曰富，三曰康宁，四曰攸好德，五曰考终命。（《尚书·洪范》）

［释义］什么是五种福运呢？这就是高寿、富裕、健康且安

宁、道德高尚美好、终享天命之年。

10［**原文**］生从十三：虚、无、清、净、微、寡、柔、弱、卑、损、时、和、啬。（《七部名教要记·虚无第十三》）

［**释义**］养生之道要遵从十三条要旨：心无杂念，怀着一颗平常心；恬淡于世事，名利权位弃之脑后；内心清洁无染，豁达大度；俗念净除，自然品格高尚；谨小慎微无过失，尽量不犯大错误；寡欲而不贪不占，减少许多诱惑及陷阱；温柔谦恭不逞强，甘作弱者之心；自视平等，不卑不亢；减损太过激烈的言行，须知许多时候“祸从口出”；知时达务顺四时之变，识时务者为俊杰，顺四时者少病痛；秉性谦和，与人为善，是搞好复杂的人际关系的基础；崇尚俭朴，勤俭节约、朴实无华，从来是中华民族的传统美德。

［**阐释**］一般来说，这十三字言简意赅，既是养生之道，也是为人之道。这其中包含了深刻的健康新概念，不仅身体（生理）健康，而且心理健康，道德健康，社会适应也健康。中国古代养生的内涵能够达到这样高的境界，非常了不起！

11［**原文**］少不勤行，壮不意时，长而安贫，老而寡欲，闲心劳行，养生之方也。（《养性延命篇》）

［**释义**］年少时行为勤勉有度，壮年时能注意时令世事的变化，年长时能安于贫困，年老时能清心少欲，心态清闲、豁达大方，形体适当劳动锻炼……这些都是有助于养生的措施和方法。

12［**原文**］一莫贪非财，恐伤汝身；二莫饮醉，恐乱汝性；三不得苦己劳形，恐伤荣卫。（《益龄单·三戒》）

［**释义**］一不要贪图非份之财，以免伤害心身；二不要贪杯醉酒以免损伤你的性能力以及理智；三不要过于运动劳作和刻苦自己，以免损伤荣卫气血。

［阐释］人生“三戒”谈到心理健康、道德健康、平衡饮食而不好酒贪杯，适度劳作而不过分透支体能，甚至会引起“过劳死”。这些内容，对今人养生有重要的启示作用。

13［原文］劳形按影皆非道，炼气吞霞更是狂。(《悟真篇》)

［释义］仅使形体劳动而心神压抑，郁郁寡欢，都不是养生的正道；每天早晚的服气吞霞更是狂妄少动、虚无飘渺，实际上对养生并没有多少益处的方法。

［阐释］此节也指明了单靠劳形按影或服气吞霞都不能延寿，而需多种途径的根据个人具体情况（包括体质和弱点、环境等因素）选用前述有关措施并长期坚持才会有成。

14［原文］若能游心虚静，息虑无为，服元气于子①后，时导引于闲室，摄养无亏，兼饵良药，则百年耆寿，是常分也。(《养性延命录》)

［注释］

①子：古人时辰，相当于半夜。

［释义］如一个人能做到恬淡虚无、不过多计较个人得失而甚少思虑，半夜能领元气行气功，白天运导引于空闲室内，摄养心身使之无虚亏，兼服食养生良药，则常可延年益寿，活上百岁也很常见。

15［原文］调神气，慎酒色，节起居，省思虑……为长生之大端。(《华氏中藏经》)

［释义］注意调节精神形气，酒色上谨慎不贪，生活起居加以节制使之规律有序，尽量减省凡俗名利权位的忧虑……这些都是养生长寿的重要方法和措施。

16［原文］人体欲得劳动……动摇则谷气得消，血脉流通，病不得生，譬犹户枢不朽是也。(《三国志·方伎传》）。

[释义] 人体需经常适度地劳动、运动，运动得当可使饮食易于消化，周身气血流畅，可防止病痛发生。这好像跟木门的枢斗一样因不时的开关运动而不易腐朽虫伤，是一个道理。

[阐释] 要想长生，必须经常适当参加劳动和运动，可有助于延年益寿。当然，这种运动也常是与静养有机配合，使动静咸宜以求得健身、祛病、延寿的美好目的。当然，劳动和运动也切忌过度和一曝十寒而贵在坚持。

17 [原文] 朝夕导引，以宣动营卫，使无辍阂。（《抱朴子·内篇·杂应》）

[释义] 早晚进行气功、导引、推拿等运动锻炼，可以促进人体营卫气血的流动输布，有利于新陈代谢、阴阳平衡；但应该坚持有常，不宜间断中止。

18 [原文] 极须知调身按摩、动摇肢节、导引行气……能如此者，可得一二百年。（《千金翼方·养老食疗》）

[释义] 在养生方面应十分重视用按摩、导引、运动肢体关节等可使周身气血运行畅达无阻。如果能遵行此类运动的养生人士，多半可活到百岁以上。

19 [原文] 天地本乎阴阳，阴阳主乎动静。人身一阴阳也，阴阳一动静也。动静合宜，气血和畅，百病不生，乃得尽其天年。（《延年九转法·全图说》）

[释义] 天地万物以阴阳为根本，阴阳为动与静的主导。人体为阴（物质）和阳（功能）的有机组合，阴阳有动也有静。如动静配合适宜，则气血和调畅达，健康无病，延年益寿而得享其自然寿命。

20 [原文] 窦公[①] 年百八十岁，两目皆盲，文帝奇

之，问曰："何因至此？"对曰："臣年十三失明，父母哀其不及众技，教鼓琴，以导引，无所服饵。"（《新论》）

[**注释**]

①窦公：西汉时期的音乐家。

[**释义**] 窦公180岁时，汉文帝闻其长寿至此，觉得非常奇怪，便问其长寿秘诀。窦公答曰：我13岁失明，父母很悲哀，怕我学不到更多的谋生技艺，就教我鼓琴，教我导引术。音乐和导引术伴随我一生，并没有服食什么仙丹妙药之类。

[**阐释**] 窦公之所以长寿，并非服食仙丹妙药，而是长期坚持鼓琴、导引锻炼的结果。鼓琴活动上肢，音乐陶冶性情，导引全身锻炼。良好的职业、心情，长期的运动锻炼，是健康长寿的重要条件。

第二节 天人合一 法于阴阳

天人合一，法于阴阳，就是要掌握自然变化的规律，主动地去适应自然气候和外界环境的变化，这也是中国古代和谐思想的重要认识，并在医疗、护理、养生、保健方面广泛地应用。

一、天人合一

"天人合一"是中国古代先贤提出的伟大思想之一。他们认为：人不仅能够逐步认识自然，掌握其规律，而且还能在一定程度上能主动地改造自然环境，使之更适合于人类的生存，进而达到养生长寿的目的。《内经》说的"提挈天地，把握阴阳"，就是这个意思。

但古人又认为这种改天换地的事，普通人是难以办到的。作为一般的养生防病，主要是认识自然，并顺应其规律，从而提出

"天人相应"的观点。这个观点主要阐明了气候与养生长寿的关系，环境与养生长寿的关系。这就在认识和处理人与自然、人与社会的关系问题上，提高到了非常理性的层面上。

1［**原文**］夔！命汝典乐……八音克谐，无相夺伦，神人以和。(《尚书·尧典》)

［**释义**］夔，命令你主持礼乐之事……务必使音韵谐和，排列有序，神人听后都感觉悦耳动听以致心情舒畅。

2［**原文**］一阴一阳之谓道……刚柔相推而生变化。(《易经》)

［**阐释**］自然宇宙是和谐的整体，构成这一整体的双方，既互相矛盾、对立，又互相贯通、关联，由此引起事物的和谐发展，变化无穷。

3［**原文**］夫大人者，与天地合其德，与日月合其明，与四时合其序。(《易经·乾卦文言》)

［**阐释**］人在这个宇宙中不是万物的主宰，应做到天人协调，顺应自然规律，处理好与天地、日月、四时季节气候间的关系；要充分尊重和认识自然规律，按自然规律办事。古人的这一认识是非常可贵的。

4［**原文**］数罟[1]不入夸池，鱼鳖不可胜食也；斧斤以时入山林，木材不可胜用也。(《孟子·梁惠王上》)

［**注释**］

①罟（gu 古）：网。

［**阐释**］中国古代人们根据天人合一的观念，要求以和善、友爱的态度对待自然万物，善待鸟、兽、鱼、虫、草、木，提出了丰富的保护自然资源的思想。很显然，他们反对人类的滥捕滥杀、滥砍滥伐等破坏生态平衡的种种行为，体现了善待自然万物的生态伦理思想，亦即高度概括的"天人合一"观念。我们只

有一个地球，而地球是人类共同的家园。爱护自然实际上就是爱护人类自己，这一观点在两千多年前提出，实在难能可贵！

从庄子的“道法自然，反朴归真”的自然主义和谐到孔孟的“尽心知性”、“与天地参”的伦理主义和谐，人与自然平等和谐的“天人合一”思想一直延续至今，成了人们的基本信念和价值追求，并形成一支重要的思想流派。

5 ［**原文**］天时不如地利，地利不如人和。（《孟子》）

［**阐释**］在人与社会的关系上，古代先哲主张人与人之间相容相生，和平共处，追求人际关系和谐的大同社会。“和为贵”的思想，历来为儒家所重视，包含了与天时相和，与地利相和，与人之间相和。而作为社会的一分子，良好的人际关系最能促使人健康长寿。

6 ［**原文**］己所不欲，勿施于人。（《论语·颜渊》）

［**释义**］自己不愿做的事情，千万不要让别人去做。

7 ［**原文**］地势坤，君子以厚德载物。（《易经》）

8 ［**原文**］老吾老以及人之老，幼吾幼以及人之幼。（《孟子·梁惠王上》）

［**阐释**］如何才能人际和谐，先贤们具体提出儒家“仁学”思想，它对中国人文化、道德、心理的影响非常显著。

“仁”的实施原则是推己及人、由近及远和孔子所说的“忠恕”。一方面对待人，帮助人要真心诚意；另一方面即宽容精神，亦即宽以待人。认为这是实现社会和谐的道德原则。先贤们还强调，人不仅应当懂得“仁”，实践“仁”，还应以“仁”为快乐，这样才能做到真正的“仁者安仁”，也才能得到最大的快乐，除去恐惧和烦闷，达到心灵的平静与欢愉。在大力提倡精神文明的今天，重新审视古人的伟大思想意义重大，对构建“和谐社会”，让更多的人道德健康、社会适应健康，确有非常重要的作用。

9［原文］四海之内皆为兄弟。(《论语·颜渊》)

［释义］全国甚至全世界的人们都是兄弟姐妹，理当相亲相爱。

10［原文］仁者无敌，以德服人。(《孟子·公孙王上》)

［阐释］这里孔子描绘了重诚实、讲仁爱、求友善、修和睦的社会蓝图。老子描绘了人与人之间“无欲”、“无为”、“无争”，彼此和睦相处，宽大为怀，人人“甘其食、美其服、安其居、乐其俗”的理想社会。古人所设想的大同世界，作为一种崇高目标和理想境界，始终引领中华民族的志士仁人追求以仁政和谐为基本特征的社会发展目标。并且提出万邦团结，和睦共处；提倡王道，反对霸道；主张感化，反对滥施暴力。

“天人合一”思想的现代价值，在物质文明高度发达的今天应该得到理性的呼应和重新发扬。“损有余而补不足”，这种思想在中医治疗、护理上一直被奉为圭臬，在社会实践中实为一种公正合理的美德。

11［原文］水火有气而无生，草木有生而无知，禽兽有知而无义，人有气、有生、有知，变且有义，故最为天下贵也。(《荀子·王制》)

［阐释］人类认识自然、改造自然能力的提高，并不意味着人类在处理与自然的关系时，可以以征服者自居，为所欲为。而应在物质文明高度发达的同时恢复自然，保护生态，走可持续发展的道路。人既是自然的一部分，却又是自然的光环和荣耀。人既然“最为天下贵”，对自然界草木、禽兽更应该珍惜、爱护，承担起保护自然环境，使其永续发展的重大责任。

二、四时气候与养生长寿

春夏秋冬，气候温热凉寒的交替变化，影响着世界的万事万物，也影响着人类。

适应四时气候变化而养生则长寿，违逆四时气候变化就会生病，甚至短寿。现代的医学气象学研究的就是这个问题。通过大量的研究和实践证明，气象因素对人体的复杂影响是巨大的，证实祖国医学适应四时不同气候的养生之道是科学的，客观的，也是非常必要的。

1 [**原文**] 法则天地，象似日月，辨列星辰，逆从阴阳，分别四时，将从上古合同于道，亦可使益寿而有极时。(《素问·上古天真论》)

[**释义**] 依据天地的变化，日月的东升西落，星辰的位置移动，以顺从阴阳的消长和适应四时季节气候的变迁，追随上古真人，使生活符合养生之道，这样的人能增益寿命，但有终结的时候。

2 [**原文**] 春三月，此谓发陈①，天地俱生，万物以荣，夜卧早起，广步于庭，被发缓形②，以使志生③，生而勿杀，予而勿夺，赏而勿罚，此春气之应，养生之道④也，逆之则伤肝，夏为寒变，奉长者少⑤。(《素问·四气调神大论》)

[**注释**]

①发陈：推陈出新的意思。发，启动、推出。陈，故、陈旧、久。

②被发缓形：披散头发，解开衣带，舒缓形体。被，同“披”。

③以使志生：通过调摄精神，保持情志舒发、愉快，以适应

春生蓬勃朝气。

④养生之道：这是总结上文的调神方法，强调这些方法是保养春生蓬勃朝气的规范。

⑤逆之则伤肝，夏为寒变，奉长者少：若春天逆于养生之道，则肝气受损，提供给夏天的条件不良，至夏季则长养之气不足，而易于发生寒性病变。奉，即自上而下，从此达彼的意思。这里是指春生以冬藏为条件。

［**释义**］春季的三个月，称为发陈，是推陈出新，生命萌发的季节时令，天地自然都富有蓬勃生气，万物显得欣欣向荣。此时人们应该入夜即睡眠，早些起床；披散开头发，松解开衣带等紧束身体的东西，使形体舒缓；放宽步子在庭园中散步，使精神愉快恬静，胸怀开畅条达，保持万物的勃勃生机。不要滥行杀伐，多施与，少敛夺；多奖励，少惩罚。这是适应春季时令，保养生发之气的方法。如果违逆了春生之气，便会损伤肝脏，则提供给夏长之气的条件不足，到夏季就容易发生寒性病变。

3［**原文**］夏三月，此谓蕃秀①，天地气交，万物华实，夜卧早起，无厌于日②，使志无怒，使华英成秀③，使气得泄，若所爱在外④，此夏气之应，养长之道⑤也。逆之则伤心，秋为痎疟⑥，奉收者少，冬至重病⑦。（《素问·四气调神大论》）

［**注释**］

①蕃秀：繁茂秀美。

②无厌于日：不要讨厌白天太长。

③华英成秀：王冰："缓阳则物化……。物化则华英成秀。"《类经》卷二第四注："使志无怒则华英成秀。华英：言神气也。"二说并存，后说似更为贴切，可从。

④若所爱在外：形容精神向外，意气舒展，对周围事物兴趣浓厚。与后面冬三月"若有私意，若已有得"意义正好相对应。

⑤养长之道：夏季，自然万物处于长势旺盛的阶段，人类亦应当如此，根据这个季节及生物发展阶段的特征，来调摄精神的方法，即为养长之道。

⑥痎疟：泛指疟疾。

⑦冬至重病：有两种解释：第一种，"重"读"虫"。王冰："冬水胜火，故重病于冬至之时也"。马莳说："不特秋时为病也，肺金不能生肾水，则冬为重病者有矣。"第二种，"重"读"众"。《太素》："奉秋收之道不足，得冬之气成热中，病重也。"张志聪说："至冬时寒水当令，无阳热温配，故冬时为病，甚危险也。"两义皆通。

[**释义**] 夏天的三个月，称为蕃秀季节，是自然界万物繁茂秀美的时令。此时，天气下降，地气上腾，天地之气相交，植物开花结实，长势旺盛，人们应该晚睡早起，不要厌恶白天太长，情志应该保持愉快平静，切勿发怒致肝火上冲，要使精神适应夏气以成其秀美，使人体气机宣畅，通泄自如，精神外向，对外界事物有浓厚的兴趣，这是适应夏季的气候，保护长养之气的方法。如果违逆了夏长之气，就会损伤心脏，提供给秋收之气的条件不足，到秋天容易发生疟疾等一类疾病，冬天还会再次发生危重疾病。

4 [**原文**] 秋三月，此谓容平①，天气以急，地气以明②，早卧早起，与鸡俱兴③，使志安宁，以缓秋刑④，收敛神气，使秋气平，无外其志，使肺气清，此秋气之应，养收之道⑤也。逆之则伤肺，冬为飧泄⑥，奉藏者少。（《素问·四气调神大论》）

[**注释**]

①容平：自然界万物的形态平静下来，不再繁盛地生长。《说文》："容，盛也。"平有丰收之义。秋天是万物成熟收获的季节，故称容平。

②天气以急，地气以明：天空的风气劲急，地面的景象清肃。所谓“秋风萧瑟，黄叶纷飞”。

③与鸡俱兴：比喻人的起卧，和鸡的活动时间相同，即早卧早起。

④使志安宁，以缓秋刑：《类经》卷一第四注：“阳和日退，阴寒日生，故欲神志安宁，以避肃杀之气。”秋邢，秋季收敛、肃杀之气。秋去冬来，秋凉冬寒，古人多有伤感悲秋情结。

⑤养收之道：秋气收敛，人与之应，气机逐渐肃收，调摄精神起居，以随秋令的特点，保养机体的适应能力，即为养收之道。

⑥飧（sun 孙）泄：完谷不化的泄泻，多属脾肾阳虚的寒性腹泻。

［**释义**］秋季的三个月，谓之容平。自然景象因万物成熟而平定收敛，此时，天高风急，地气清肃，人应早睡早起，与鸡的活动时间相仿，以保持神志的安宁，减缓秋季肃杀之气对人体的影响。收敛神气，以适应秋季容平的特征，不使神思外驰，以保持肺气的清肃功能，这就是适应秋令的特点而保养人体收敛之气的方法。若违逆了秋收之气，就会伤及肺脏，提供给冬藏之气的条件不足，冬天就要发生飧泄一类疾病。

5［**原文**］冬三月，此谓闭藏①，水冰地坼②，无扰乎阳，早卧晚起，必待日光，使志若伏若匿，若有私意，若已有得，去寒就温，无泄皮肤，使气亟夺③，此冬气之应，养藏之道④也。逆之则伤肾，春为痿厥⑤，奉生者少。（《素问·四气调神大论》）

［**注释**］

①闭藏：生机潜伏，阳气深深地闭藏于体内。

②坼（che 彻）：裂开。

③使气亟（qi 器）夺：使阳气频繁地丢失。亟，频繁，多

次。夺，失去。

④养藏之道：冬令闭藏，人与之相适应而使气机匿伏，调摄精神起居，以保养人体闭藏机能的方法，即为养藏之道。

⑤痿厥：手足软弱无力为痿，寒冷太过称为厥。或以痿厥为痿证，厥作气向上逆解释，为其病机。

[**释义**] 冬季的三个月，谓之闭藏，是生机潜伏，万物蛰藏的时令。当此时节，大地龟裂，人应该早睡晚起，待到日光照耀时起床才好，不要轻易地扰动阳气，妄事操劳，要使神志深藏于内，安静自若，好象个人的隐秘，严守而不外泄；又像得到了渴望已久的东西，把它秘藏起来一样。要躲避寒冷，求取温暖，不要使皮肤开泄而令阳气不断地损失，这是适应冬季气候的变化而保养人体闭藏机能的方法。违逆了冬令闭藏阳气的原则，就要损伤肾脏，提供给春生之气的条件不足，春天就会发生痿厥之疾。

[**阐释**] 以上四节论述春、夏、秋、冬四季不同的养生、养长、养收、养藏的不同方法，是《上古天真论》“法于阴阳”这一摄生原则的具体化。这种适应四时季节气候之变的养生方法对保护健康和预防疾病，有一定的指导作用。同时也体现了祖国医学“天人相应”的整体观念和人与自然和谐相处的宝贵经验。

上述养生方法对老年人、慢性病人的养生特别具有现实意义。

6 [**原文**] 圣人春夏养阳，秋冬养阴[①]，以从其根，故与万物沉浮于生长之门[②]。逆其根，则伐其本，坏其真矣。故阴阳四时者，万物之终始也，死生之本也。逆之则灾害生，从之则苛疾[③]不起，是谓得道。（《素问·四气调神大论》）

[**注释**]

①春夏养阳，秋冬养阴：当春夏之时，蓄养阳气；秋冬之时，蓄养阴气。这是因为春夏外界阳盛，自然万物处于生发盛长

阶段，逆春气则少阳不生，逆夏气则太阳不长，人体必养阳气才能与万物生长之势相适应。秋冬外界阴盛，自然万物处于敛藏阶段，逆秋气则太阴不收，逆冬气则少阴不藏，人体必养阴气才能与万物敛藏之势相适应。养阳即前文所论之养生、养长之道；养阴即前文所论之养收、养藏之道。

②沉浮于生长之门：沉浮，指随着季节气候的变化而进行生长收藏的规律性运动。生长之门，即生命活动的生长收藏之途径。

③苛疾：重病。

[**释义**] 圣人在春夏季节保养阳气以适应生长的需要，在秋冬季节保养阴气以适应收藏的需要。违背了生命发展的根本规律，就会戕伐生命力，破坏真元之气。因此阴阳四时就是万物的终始，是人体衰盛存亡的根本，违逆了它，就会产生灾害；顺从了它，就不会发生重病而获得健康，这样就叫做懂得了养生之道。

[**阐释**] 本节所论圣人春夏养阳、秋冬养阴的道理，与前文养生、养长、养收、养藏是一致的，都是从“天人和一”、“法于阴阳”的角度提出的摄生原则。同时从生、长、收、藏的生命发展需要出发，强调春夏季节蓄养阳气，秋冬季节蓄养阴气的重要性。

7 [**原文**] 夏之萐[①]，冬之裘[②]……暑则卧簟[③]，寒则围炉……而热者以凉，冷者以暖，随四时而更变，因是得免于病。(《理瀹骈文·续增略言》)

[**注释**]

①萐（sha 啥）：扇子。

②裘：皮衣。

③簟（dian 电）：竹席。

[**释义**] 夏日用扇子，冬天穿皮衣……暑天酷热就睡卧竹席

以求凉爽宜人，冬天严寒就围着烤火炉取暖……热的时候使身体凉爽，冷的时候使身体暖和，随四季气候变化而变化，所以能保养身体使之处于最佳状态而能有效地预防各种疾病的发生。

8［**原文**］春夏教以礼乐，秋冬教以诗书，亦春夏养阳，秋冬养阴之法也。盖春生夏长，乃阳气发泄之时，教以礼乐者，歌咏以养其性情，舞蹈以养其血脉，亦养阳之道也。秋收冬藏，乃阴气收敛之时，教以《诗》、《书》①者，优游②以求之，涵咏以体之，亦养阴之道也。（《养身四要·法时·卷三》）

［**注释**］

①《诗》、《书》：《诗》，指《诗经》。《书》，指《尚书》。这里泛指《诗经》、《尚书》、《礼记》、《乐经》、《周易》、《春秋》，谓之六经。

②优游：悠闲自在，从容不迫地沉浸于书的海洋之中。

［**阐释**］这里发展丰富并且具体化了《内经》提出的“春夏养阳，秋冬养阴”的内涵。天热时使身体凉爽，天冷时使身体暖和。“春夏教以礼乐，秋冬教以诗书，”在医疗、康复保健的实践中给人以宝贵的启示。在人文、艺术等领域里让人更好地养生，既提高了生活的质量，又受到文学、艺术的熏陶，更丰富了中国传统养生护理的内涵。

三、地理环境与养生长寿

长寿与地域有一定的关系，不少国家，如我国新疆、广西某些山区与日本、前苏联的阿塞拜疆、巴基斯坦的埃尔汗、厄瓜多尔的卡拉汗、北欧等国都有一些长寿地区、长寿村。那里的地理环境、气候条件、生活习俗都对人们的健康长寿非常有利，所以历来多长寿老人。

我国古代的寺院和现代的许多疗养院、旅游休养胜地，一般都选择山清水秀的地方，那里既有名山大川，苍松翠柏，又有鸣泉流水，绿野蓝天；空气清新，日照充足；或选择海滨，水天相接，空旷辽远，使人心胸开阔，有益健康。这些地方确是很好的修身养性之地，足见古人的先见之明！

1［原文］帝曰：其于寿夭何如？岐伯曰：阴精所奉其人寿，阳精所降其人夭[①]……西北之气散而寒之，东南之气收而温之，一州之气，生化寿夭不同，其故何也？岐伯曰：高下之理，地势使然也。崇高则阴气治之，污下则阳气治之。阳胜者先天，阴盛者后天[②]，此地理之常，生化之道也……高者其气寿，下者其气夭，地之大小异也[③]……故治病者，必明天道地理，阴阳更胜，气之先后，人之寿夭，生化之期，乃可以知人之形气矣。(《素问·五常政大论》)

［注释］

①阴精所奉其人寿，阳精所降其人夭：王冰："阴精所奉，高之地也。阳精所降，下之地也。阴方之地，阳不妄泄，寒气外持，邪不数中，而正气坚守，故寿延。阳方之地，阳气耗散，发泄无度，风湿数中，真气倾竭，故夭折。"

②阳胜者先天，阴盛者后天：王冰；"先天谓先天时也，后天谓后天时也。悉言土地生荣枯落之先后也，物既有之，人亦如然。"

③地之大小异也：《类经》："然大而天下则千万里之遥，有所异也，小而一州则数十里之近，亦有所异也。"

［释义］黄帝问：天气的寒热、地势的高下与人的寿夭有什么关系呢？岐伯回答：西北地势高峻气候寒冷，阴精上奉，气不妄泄，其人易长寿；东南地势低洼气候炎热，阳精下降，气常耗散，其人易夭折，在一州的范围内，人们的寿夭也各不相同，这

是什么缘故呢？岐伯说：这是因为地势高低不同的关系。凡地势崇高之处，是阴气为主；地势低下之处，是阳气为主。阳气为主则阳气盛，阳气盛则气候先天时而至。阴气为主则阴气盛，阴气盛则气候后天时而至。万物的生化亦与此相适应，这是地势高低与万物生化之间关系的一般规律……地势崇高的地区，人易长寿；地势低下的地区，人易夭折。不管地区范围大小，都是有差异的……所以，医护工作人员必须明了气候变化的规律、地理环境的差别、阴阳盛衰、气之先后、寿夭不同、生化常规等各种情况，然后才能掌握人的外在形态和内在气机、功能变化的情况以辨证施护，最大限度地为人类健康服务。

［**阐释**］本节说明了气候、地理环境对人的寿夭与发病的关系。一般说来，居住在空气清新的高寒山区，其人多长寿；而居住在空气污浊、气候炎热的平原地区，其人寿命相对较短。

现代科学研究发现：高山气候寒冷地区的植物，生长缓慢，生长期长，寿命也长；平原气候炎热地区的植物，生长较快，生长期短，寿命也相应短促。近年来又发现超低温冷冻可以极大地延长生命至几百年、上千年，证实了上述理论的正确性。

2［**原文**］诸山水黑土中，出泉流者，不可久居。（《诸病源候论·瘿候·卷三十一》）

［**释义**］那些山中黑土附近流出泉水的地方，人们不可久居长处于此。

［**阐释**］这里可能是某些当时尚未认识的有毒的重金属元素、放射性地矿或过浓的有机腐殖质溶于水中，在当时无法有效处理而对人畜有毒的缘故，为了身体健康，所以应当远避为好。古人虽然无法说得更为具体，但远远避之，仍不失为上策。

3［**原文**］看地形向背择取好处，立一正屋三间……柱令稍高，椽上著栈[①]，栈讫上著三四寸泥，泥令平，待干即以瓦盖之。四面筑墙……务令厚密……须断风隙拆缝门窗……若无瓦，草盖令厚二尺，则冬温夏凉……门令牢固……正屋东去十步造屋三间……二间作厨，一间作库。库内东墙施一棚……以安食物。必不近正屋，近则恐烟气及人，兼虑火烛……以篱院隔之……西屋之南立屋一间……充念诵入静之处。中门外作水一池，可半亩余，深三尺，水常令满。种芰②荷、菱芡③，绕池岸种甘菊，既堪采食，兼可阅目怡④闲也。(《千金翼方·择地·卷十四》)

［注释］

①栈：竹木编成的遮蔽物，固定在房顶椽子上面。

②芰（jì 技）：菱。一年生水生草本植物，夏开白花，果实有硬壳有角，又叫菱角，可食。

③芡：一年生水草，茎叶有刺，开紫花。果实叫芡实，外皮有刺，种仁可食，也入药。

④怡：和悦，愉快。

［释义］看准地形的向背，选择最好的地方，如坐北朝南或依山傍水处修三间正屋……柱子要高些，椽子上先固定竹木作栈，栈上再敷三四寸厚的泥，泥土要抹得光滑平整，等泥土半干后上面严密盖瓦。屋子四壁筑墙……墙一定要厚实严密……门窗的缝隙一定要封闭严实，不让邪风吹进屋内……如果没有瓦，屋顶的草一定要盖两尺厚，使屋内冬暖夏凉……门一定要做得牢固……离正屋东面十步远再修三间房屋……两间做厨房，一间做储藏室。储藏室东面墙上搭一个棚子，存放各种食物。厨房一定不能紧靠正屋，一则防止炊烟扰人，二则还可防备火烛……院子周围用篱笆隔起来……西屋南面再修一间房子，早晚作为念经颂佛，参禅入静的地方。中门外挖一个水池，面积半亩多，深三尺，常常灌满清水。里面种上菱、荷花和芡等水生植物，围绕池岸种上甘菊，既可采摘食用，又可观花看景而陶冶性情。

4［原文］凡人居止之室，必须周密，勿令有细隙，致有风气得入……久居不觉，使人中风。(《备急千金要方·居处法·卷二十七》)

［释义］凡是人居住的房屋，天气寒冷时必须使门窗关闭严密，不留一丝缝隙使风气侵入……如果在有缝隙的房子里居住久了，即使风气侵入自己也毫无知觉，那样久而久之会使人很容易得中风一类疾病。

［阐释］居住环境与人的健康长寿关系密切，目前的绿色环保观念早已深入人心。可是一两千年前的医护人员对居住的环境有这样深刻而全面的认识，诸如房屋的选址、朝向，要求高敞、明亮、通风良好；建筑样式，周围的环境布置；门窗、周围的篱笆院墙等安全设置、保护措施；水塘大小、深浅，既是小巧一景，又可蓄水防火；整体绿化，以及各种趋利避害，比如防火烛、防盗、防六淫外侵人体、念颂入静处的设置等具体措施。可见古人对健康的认识，不仅仅是生理的健康，而且实际上包含了心理的健康、精神道德的健康和社会适应健康的内容。这是非常难能可贵的！

第三节 心理护理

人有七情六欲，因此喜怒哀乐的情绪变化总是难免的。而常怀乐意、欢喜、愉悦的心情，有利于正常生理活动的运行，对人体健康极为有益。但是，过激的情绪变化，超过人体所能适应的精神应激，就会扰乱正常的生理活动，从而引起疾病。《内经》所谓的“恬淡虚无”，是说保持乐观情绪，排除私心杂念，不患得患失，不追逐名利，自然就会心胸开阔，精神愉悦。这样，人体内的正气必然旺盛，病邪无法入侵，人也就健康无病了。

智慧的古人认识到，在人的一生中，只要常保持精神乐观、豁达大度，就一定会健康长寿的。

一、养性长寿

古人称道德修养为养性，而一般养生从广义上也叫养性。这里介绍的养性是指道德修养，简称为养德。讲道德是中华民族的优良传统，自古以来，人们就把道德作为立身之本。凡是有作为、有建树的人，无一不是有道德的人。

至于道德与长寿的关系，孔子最先提出了“仁者寿”、“大德必得其寿”的观点。道德修养也历来为中医养生之道的重要方面。现在我们提倡的精神文明，就是发扬中华民族的优良道德传统。善于养生的人，就必须首先注重道德修养，只有具备高尚的道德情操，才能确保身心健康。

1［**原文**］虚邪贼风①，避之有时，恬惔虚无②，真气从之，精神内守，病安从来。是以志闲而少欲，心安而不惧③，形劳而不倦，气从以顺，各从其欲，皆德所愿。故美其食，任其服④，乐其俗，高下不相慕，其民故曰朴⑤。是以嗜欲不能劳其目，淫邪不能惑其心，愚智贤不肖不惧于物⑥，故合于道。所以能年皆度百岁而动作不衰者，以其德全不危也⑦。（《素问·上古天真论》）

［**注释**］

①虚邪贼风：指一切反常的气候及外在的致病因素。

②恬惔虚无：心情清静安闲而没有杂念。恬，静。惔，安。虚无，无杂念和妄想。

③惧：焦虑。

④任其服：衣着随便。任，随意。

⑤朴：朴实无华。

⑥不惧于物：不因外物而动心思虑，患得患失。

⑦德全不危：领会了养性修身之道并加以实行，从而不受内

外病因的危害。

[**释义**] 对虚邪贼风等致病因素，应及时避开。心情要清静安闲，排除杂念妄想，以便真气顺畅，精神守持于内，这样疾病就无从发生。因此，人们就可以心志安闲，少有欲望，情绪安定而没有焦虑，形体劳作而不会疲倦，真气因而调顺，各人都能随其所欲而满足自己的愿望。人们无论吃什么食物都觉得甘美，随便穿什么衣服都感到满意，大家喜爱自己的风俗习惯，愉快地生活。社会地位无论高低，都不相倾慕，所以这些人称得上朴实无华。因而任何不正常的嗜欲都不会引起他们的注目，任何淫乱邪僻的事都不能惑乱他们的心志。无论愚笨的，聪明的，能力大的，能力小的，都不因外界事物的变化而焦虑动心，所以符合养生之道。他们之所以能够活到百岁以上而动作不显得衰老，正是由于领会和掌握了修身养性的方法而身体不被内外邪气干扰危害所致。

[**阐释**] 本节提出养生的原则，一是“虚邪贼风，避之有时”，避免外界致病因素的侵扰；二是“恬惔虚无”、“精神内守”，避免内部情志的刺激，保养精气神，籍以保持正气的充盛。从人体内外两方面考虑养生防病，益寿延年。

2 [**原文**] 清虚静泰，少私寡欲。知名位之伤德，故忽而不营，非欲而疆①禁也；识厚味之害性，故弃而弗顾，非贪而后抑也。外物以累心不存②，神气以醇泊③独著。旷④然无忧患，寂⑤然无思虑。又守之以一⑥，养之以和，和理⑦日济，同乎大顺⑧。然后蒸以灵芝，润以醴泉⑨，晞⑩以朝阳，绥以五弦⑪，无为自得，体妙心玄⑫，忘欢而后乐足，遗生⑬而后身存。(《养生论》)

[**注释**]

①疆：通“强”。

②外物以累心不存：意为外界事物因为能使身心受害，故不

留存于心。累，带累，使受害。

③醇（chun 纯）泊：淳朴恬静。

④旷：开朗。

⑤寂：心神安静，无杂念。

⑥一：用心专一。

⑦和理：和顺。

⑧大顺：语出《老子·第六十五章》，这里指要与自然界的规律相适应。顺，和谐。

⑨醴泉：甘美的泉水。

⑩晞（xi 稀）：此为晒之意，即沐浴阳光。

⑪绥（sui 隋）以五弦：即弹琴以愉悦心志。绥，安抚。五弦，此指乐器。

⑫玄：奥妙、微妙，引申为深沉静默。

⑬遗生：摆脱生命的牵挂。遗，弃、摆脱。

[**释义**] 善于养生的人心地清静恬惔，行动安祥从容，绝少私念，不贪情欲。深知名利地位会妨碍品德修养，所以漠然置之，不去刻意追求。认识到过食膏粱厚味会伤害人的性命，所以抛弃它毫不觉得可惜，并不是内心贪恋而在行动上勉强克制。这是他们深知养生之道，晓得外界事物会有害身心，所以弃之。想精神饱满就必须思想淳朴恬静才行。胸怀坦荡就没有忧愁，心神安静就没有焦虑。还要长期坚持如一，和合天时地理以保养身心健康，和合平衡的规律天天起作用，就能完全顺应自然之大理。然后服用灵芝一类药物陶冶情志，饮用甘美的泉水滋润脏腑，沐浴朝阳增进健康，弹弹琴瑟怡悦心神，清静无为、怡然自乐、身体轻健、心情旷达。忘掉欢欣反而常常感到快乐满足，摆脱生命的牵挂反而可以健康长寿。

3 [**原文**] 养生有五难，名利不去为一难，喜怒不除为二难，声色①不去为三难，滋味②不绝为四难，神虑精

散[3]为五难。(《备急千金要方·养性·卷二十七》)

[**注释**]

①声色：色欲。

②滋味：膏粱厚味，即高脂肪、高胆固醇食物。

③神虑精散：此指过度思虑，伤心伤脾，进而损害身心。

4 [**原文**] 名与身孰[1]亲？身与货孰多？……安于淡薄，少思寡欲，省语以养气，不妄作劳以养形，虚心以维神，寿夭得失安之于数，得丧既轻，血气自然谐和，邪无所容，病安增剧？苟[2]能持此，亦庶几于道，可谓得其真趣矣。(《脾胃论·下卷》)

[**注释**]

①孰：谁，哪一个。

②苟：假如。

[**释义**] 名利和身体，哪一个更亲近一些？肯定是后者。身体与财货谁更重要一些？肯定是前者。……安于饮食的淡泊，减少思虑，节制嗜欲，少讲废话以保养元气，不过于劳累以保养形体，虚心宁静以维护精神，寿命和得失都不去考虑，患得患失的心理负担减轻了，神志不焦虑，血气自然会调和。正气内存，病邪无隙可乘，疾病怎么会发作甚至增多和加重呢？如果能坚持这种预防疾病的思想，才合于自然规律，就能得到人生的真正乐趣。

二、精神调养

中医把各种心理活动称为“七情”，即喜、怒、忧、思、悲、恐、惊。欢悦的心情有利于正常人体生理功能的运行，对健康有益。但是，过激的情绪变化若超过人体所能承受的精神刺激，就会扰乱正常的生理功能，从而引发疾病。

祖国医学认为“心主神志”，七情为心发出，情绪异常又损伤心神，心神主宰全身，心神一伤，全身的脏器活动都将受到影响而发病。

由于精神因素对人体健康长寿的影响极大，所以古往今来的学者都提倡人们要开朗乐观、朝气蓬勃、积极向上，力戒悲哀忧愁等不良情绪，经常保持良好乐观的情绪，把自己的精神情志调整到最佳状态。

1［原文］志意和则精神专直，魂魄不散，悔怒不至，五脏不受邪气矣①。(《太素·五脏命分·卷六》)

［释义］志意所为必当，故无悔矣。志意司腠理，外邪不入，故五脏不受也。

2［原文］不违情性之欢，而俯仰①可从，不弃耳目之好②而顾③可行。(《千金翼方·养性·卷十二》)

［注释］

①俯仰：俯即低头，仰即头向上望。

②好：喜爱。

③顾：环顾，斜视。

［释义］要使自己身心健康，就不要违背自己的感情和兴趣爱好。不管是低下的或高尚的，只要是喜欢之事，都可去做。凡喜欢听的歌声、鸟鸣声、风声、雨声，凡喜欢看的鲜花、戏曲都不要放弃欣赏的机会。无论斜视或环顾都可以，这样精神才愉快。

3［原文］莫忧思，莫大怒，莫悲愁，莫大惧，莫多言，莫大笑，勿汲汲①于所欲，勿悁悁②怀忿恨，皆损寿命。若能不犯者，则得长生也。(《备急千金要方·养性·卷二十七》)

［注释］

①汲汲（ji 及）：心情急切的样子。

②悁悁（yuan）：生气、气愤。

［释义］不要忧郁、思虑，不要大怒，不要悲伤忧愁，不要过于恐惧，不要过多言语，不要大喜，性情不要急切，不要怀恨、气愤，这些都会损伤人的寿命。如果以上不妥行为均没有，就一定能长寿。

4［原文］神伤于思虑则肉脱，意伤于忧愁则肢废，魂伤于悲哀则筋挛，魄伤于喜乐则衰槁，志伤于盛怒则腰脊重，难俯仰也，忧愁不已，气多厥逆。(《医贯·中风论·卷二》)

［释义］思虑过度使精神所伤，导致形体消瘦，忧郁愁苦过度使意志所伤，导致肢体受损，悲哀过度使魂所伤，导致筋脉痉挛，愉快心境过度使体魄受伤，导致形体枯槁，过度愤怒使神志所伤，导致腰部与脊柱受伤，俯卧和仰卧均很困难，长期忧愁，导致气机逆乱。

5［原文］七情之气，惟怒最甚。忌忧郁。夫气贵舒而不贵郁，舒则周身畅利，郁则百脉违和……倘以世务营心，终日怏怏，是欲蹈万古之长夜，宁非昧而不觉者乎……(《红炉点雪·卷四》)

6［原文］一立志，二存心，三谨口，四用功，五安分，六择交，七改过，八积善。(《理瀹骈文·附篇·治心病》)

7［原文］俗情浓艳处，淡得下；俗情苦恼处，耐得下；俗情抑郁处，遣得下；俗情耽溺[①]处，撇得下；俗情劳攘处，闲得下；俗情牵绊处，斩得下；俗情矜张[②]处，抑得下；俗情侈放[③]处，敛得下；俗情难忍处，忍得下；俗情难容处，容得下。斯为有超世之识，且有超世之守也。(《身世准绳·辨学·上卷》)

[注释]

①耽溺：沉溺，过度入迷。

②矜（jin 今）张：自尊自大、自夸。

③侈放：浪费，用财物过度。

8［原文］养心必先去欲，人之心胸，有欲则窄，无欲则宽；人之心境，有欲则忙，无欲则闲；人之心术，有欲则险，无欲则平；人之心事，有欲则忧，无欲则乐；人之心气，有欲则馁，无欲则刚。须把心头打叠干净……莫作心上过不去之事，莫萌心上行不去之心。（《身世准绳·治心·上卷》）

9［原文］炎凉之态，富贵甚于贫贱妬忌之心，骨肉甚于外人。此处若不当以冷眼，御以平气，鲜不日坐烦恼障中矣。孙思邈曰：“长短家家有，炎凉处处同，休添心上焰，只作耳边风。”直达者之言也。（《身世准绳·达观·下卷》）

智者之养生也……和喜怒而安居处，节阴阳而调刚柔；如是，则僻邪不至，长生久视。（《灵枢·本神》）

10［原文］世人欲识卫生道，喜怒有节嗔怒少。心诚意正思虑除，顺理修身去烦恼。（《千金要方》）

11［原文］未事不可先迎，遇事不可过忧，既事不可留住，听其自来，应以自然，任其自去，忿懥[1]恐惧，好乐忧患，皆得其正，此养生之法也。（《寿世青编·养心说》）

[注释]

①懥（zhi 至）：愤怒。

第四节　饮食与养生

饮食有节是指科学合理的进食。节包括三个方面的涵义：节制——不偏食、不嗜食、不过饥过饱；节律——定时就餐；饮食宜忌——过冷过热，对身体病情不利的、不清洁的东西均在禁忌之列。

下面分为食养，饮食宜忌，饮食致病和食疗四个方面介绍。

一、食养

人离不开饮食，就像离不开空气和水一样。但并不是任何食物对人体都有益，必须有所选择，并注意其合理的食用。

两千多年前，《内经》就为人们设计的一张合理的食谱："五谷喂养，五果为助，五畜为益，五菜为充，五味合而服之，以补精益气。"这个食谱有主食，有副食，有肉类以提供足量的蛋白质和脂肪。有蔬菜和水果以提供多种维生素、纤维素和矿物质。各种食品齐全，且主次配搭合理，是一张科学的合理的食谱，按此养生则健康长寿。

1［**原文**］天食人以五气①，地食人以五味。五气入鼻，藏于心肺，上使五色修明，音色能彰。五味入口，藏于脾胃，胃有所藏，以养五气②，气和而生，津液相成，神乃自生。（《素问·六节脏象论》）

［**注释**］

①天食人以五气：天供给人们生命所必需的气。食，指饲养、供给之意。五气，指天之气，因随时令的变化而表现为风、暑、湿、燥、寒，故称五气。

②五气：这里指五脏功能之气。

［**释义**］天在上，为阳为气，故天供给人们五气。地在下，

为阴为味，故地供给人们五味。五气由鼻吸入，贮藏于心肺，心主荣面色，肺主音色，因而能使面部的五色明润，肺的声音洪亮；五味由口食入，藏于肠胃，经过消化，吸收其精微，以养五脏之气，五脏之气与五味的谷气，两相和合，就能产生津液，润泽脏腑，补益精髓，因而神气也就自然健旺了。

2［**原文**］天之精气，其大数常出三入一，故谷不入，丰日则气衰，一日则气少矣[①]。（《黄帝内经太素·调食·卷儿》）

［**注释**］

①杨上善注：“天之精气，则气海中气也。气海之中，谷之精气，呼吸出入也。人之呼也，谷之精气三分出已，及其吸也，一分还入，即须资食，充其肠胃之虚，以接不还之气。若半日不食，则肠胃间虚，谷气衰也。一日不食，肠胃大虚，若气少也。七日不食，肠胃虚竭，谷气皆尽，遂命终也。”

［**阐释**］本节说明饮食对人体的重要性。半天不吃食物则气衰，一天不吃则气少，七天不吃东西，则可以饿死人。

3［**原文**］关中土地，俗好俭啬，厨膳肴馐，不过菹酱[①]而已，其人少病而寿。（《备急千金药方·养性篇·卷二十七》）

［**注释**］

①菹酱：肉酱。

［**释义**］关中一带，人们的风俗习惯都好勤俭节约，做的最好的菜肴，也不过是肉酱而已，但是那里的人都少病而长寿。

4［**原文**］安身之本，必资于食。（《备急千金药方·养性·卷二十七》）

［**释义**］饮食是安身立命的根本。

5［原文］世间之物，惟五谷得味之正，但能淡食各味，最能养精。又丸煮粥饭而中有厚汁滚作一一团者，此米之精液所聚也，食之最能生精。（《证治准绳·女科·卷四》）

安谷则昌，绝谷则亡。（《红炉点雪·卷三》）

［释义］能吃食物则佳，不能进食则很危险，发展下去就是死亡。

二、饮食宜忌

食物的种类之多，不可胜数。其中有的对人体有害，有的对人体有益，有原来对人体有害，但经过某种配合及制作后变为对人体有益的食物。在这繁杂纷纭的饮食物中，人类为求生存，必然会趋利避害。经过长期的生活实践，总结出许多宝贵的经验。

1［原文］秽饭、馁肉、臭鱼①，食之皆伤人。

自死肉，口闭者，不可食之。

六畜自死，皆疫死，则有毒，不可食之。（《金匮要略·禽兽鱼虫禁忌并治第二十四》）

［注释］

①秽饭、馁肉、臭鱼：肮脏的饭，腐烂、秽臭的鱼、肉。均指腐烂霉变、不卫生或发臭的食品。

［阐释］张仲景早就指出，凡是腐烂发臭、霉变肮脏的食物，或自死禽兽的肉，无论口闭与否，都不能食用。

2［原文］肉中有米点者①，不可食之。凡肉及肝，落地不着尘土者，不可食之。猪肉落水浮者，不可食。诸肉不干，火炙不动，见水自动者②，不可食。诸肉及鱼，若狗不食，鸟不啄者，不可食。（《金匮要略·禽兽鱼虫禁忌并治第二十四》）

［注释］

①肉中有米点者：米点指恶血成瘀的瘀斑，或为感染包囊虫，均有毒或生寄生虫病而不可食。

②诸肉不干，火炙不动，见水自动者：有的肉无论晒或烤都不干燥，用柴火加工也不见熟，在水中自己能活动。这指的是物理异常现象，恐其有毒，不可食。

［阐释］凡是肉类及其内脏，落地不沾尘土，置水中浮起者，都是已经腐败而不可吃的。另外，禽兽的嗅觉较人灵敏，犬鸟尚且不食的肉类及鱼类，推知有毒不可食。

3［原文］不知食宜者，不足以存生也，……食不欲杂，杂则或有所犯，有所犯者或有所伤，或当时虽无疾，积久为人作患。（《备急千金要方·养性·服食法第六》）

［释义］不了解饮食宜忌者，就不能保持健康长寿，……吃东西不宜太繁杂，如果过杂就会对人体有害，有的当时感觉不到病痛，积久就会使人患病。

4［原文］人生至六十、七十以后，……饮食尤当谨节，……物性之热者，炭火制作者，气之香辣者，味之甘腻者，皆不可事业。（《格致余论·养老论》）

［阐释］老年人的饮食，尤当注意清淡、营养、易于消化。

三、饮食有节

1［原文］是以善养性者，先饥而食，先渴而饮，食欲数而少，不欲顿而多，多难消化，常欲令饱中饥，饥中饱耳。盖饱则伤肺，饥则伤气，或则伤筋，酢[①]则伤骨，故每字淡食，食当熟嚼，食米脂入腹，酒脂入肠。人之当食，须去烦恼……每食不用重肉，喜生百病，常

须少食肉，多食饭。(《备急千金要方·养性·卷二十七》)

[**注释**]

①酢：同“醋”。

[**释义**] 善于养生的人，饮食应当有节，肚中饥饿才进饮食，口渴然后才喝水。进食要多餐少量，不能每天吃的顿数太少而每顿吃得太多，这样会引起饮食积滞不化。常应似饥似饱，因为过饱则伤肺气，过饥则伤正气，过咸的食物则会伤筋，过酸的食物则会伤骨，所以应当学会吃清淡的饮食。吃东西时应当细细的咀嚼，才能很好的消化和吸收饮食物中的精华。吃东西时，须除去烦恼，每餐肉食不宜过多，肉食过多容易产生多种疾病，应当少肉多菜，多吃米饭等主食。

[**阐释**] 孙思邈本人就是一位百岁老人，他介绍的长寿经验值得高度重视。

2 [**原文**] 凡常饮食，每令节俭，若贪味多餐，临盘大饱，食讫觉腹中彭亨①短气，或致暴疾，仍为霍乱②。又夏至以后迄至秋分③，必须慎肥腻饼臛④酥油之属，此物与酒浆瓜果理极相仿。夫在身所以多疾者，皆由春夏取冷太过，饮食不节故也。(《备急千金要方·养性·卷二十六》)

[**注释**]

①彭亨：肚子胀的样子。

②霍乱：泛指吐泻之肠胃疾病，而不是现代医学的霍乱病。

③夏至以后迄至秋分：旧历的五月初至八月底三个月的时间。

④臛：肉羹。

[**释义**] 平时吃饮食，应当节俭。若觉味道鲜美而贪图过多

食，面对美味佳肴吃得过饱，食毕觉得肚子膨胀、短气，可能会引起呕吐腹泻的突发性疾病。若在夏至到秋分这段时间，多湿邪易伤脾，必须少吃肥厚滋腻的酥油一类的食物，它们与酒浆辛燥，瓜果生冷一样，都能伤害脾胃，在人身所以多病的原因，主要在于春夏贪凉太多，饮食失于节制。

3［**原文**］人不得每夜食，食毕即须步行，会稍畅而坐卧。若食气未消，而伤风或醉卧，当成积聚百病。(《外台秘要·将息禁忌论·卷十一》)

朝出莫饥，暮宿莫饱。(《身世准绳·为圣·下卷》)

［**阐释**］此条与现在提倡的："早晨要吃饱，中午要好吃，晚上要吃少"的精神是一致的。

4［**原文**］怒后不可食，食后不可发怒。(《身世准绳·为圣·下卷》)

［**阐释**］情绪与食欲有密切的关系，古人提得如此精辟，是难能可贵的。

5［**原文**］伏热者，勿骤饮水，求寒者，勿骤饮汤。(《身世准绳·卫生·下卷》)

凡有喜食之物，不可纵口，常念病从口入，惕然自省。如上古之人，饥则求食，饱则弃余也可。苟不知节，必餍足而后止，则气味之偏，害其中和之气。传化之迟，斯成苑莝之积矣，为辟为满为痛。纵一时之欲，贻终身害，善养生者，固为是乎。(《养生四要·卷一》)

或问：饥甚方食，而食反不运化，多为呕吐吞酸等证，何也？曰：……饥不得食，胃气已损，脾气已伤，而中气大不足矣。遇食大嚼，过饱益甚，是以大伤胃气……，而为内伤等证者多矣。又或负重远行，辛苦饥甚，遇食太过，则四肢倦怠矣。若又强力复行，适遇风雨外袭，遂成内伤挟外感之证，或为肿胀危笃之疾。养生君子，切宜防微杜渐，戒之戒之！（《医学正传·卷一》）

［阐释］古代医家对饮食宜忌的经验如此之丰富，为当今饮食护理提供了非常宝贵的借鉴。

四、饮食致病

饮食不当，常会引起不适，甚者致病。而善于养生者，必能从其反面认识种种危害，妥为保养，以防患于未然。其中特别提到烟、酒的危害，值得引起人们的高度重视。

1［原文］多食咸，则脉凝泣①而变色。多食苦，则皮槁而毛拔②。多食辛，则筋急而爪枯。多食酸，则肉胝胎而唇揭③。多食甘，则骨痛而发落。此五味之所伤也。（《素问·五脏生成篇》）

［注释］

①凝泣：凝涩不通。泣，同“涩”。

②毛拔：毫毛脱落。

③肉胝胎而唇揭：指皮肉粗厚皱缩，口唇掀起。胝，皮肉粗厚。胎，皱缩。揭，掀起。

［释义］过食咸味，则使血脉凝涩不畅，而颜面色泽发生变化。过食苦味，则使皮肤枯槁而毫毛脱落。过食辛味，则使筋脉痉挛而爪甲枯干。过食酸味，则使肌肉粗厚皱缩而口唇掀揭。过食甘味，则使骨骼疼痛而头发脱落。这是偏食五味所造成的损害。

2［原文］水谷之寒热，感则害于六腑。（《素问·阴阳应象大论》）

[**释义**] 感受了饮食寒热之邪，六腑就要受到伤害。

[**阐释**] 过食饮食五味，则伤及人体血脉、皮肤、毫毛、筋骨、爪甲、肌肉、骨骼等组织器官，使其发生疾病。饮食的偏热、偏凉也会伤及六腑，发生六腑的病变。

3 [**原文**] 阴①之所生，本在五味②，阴之五宫③，伤在五味。是故味过于酸，肝气以津，脾气乃绝④。味过于咸，大骨气劳，短肌、心气抑⑤。味过于甘，心气喘满，色黑，肾气不衡⑥。味过于苦，脾气不濡，胃气乃厚⑦。味过于辛，筋脉沮弛，精神乃央⑧。是故谨和五味，骨正筋柔，气血以流，腠理⑨以密，如是则骨气已精⑩，谨道如法⑪，常有天命。（《素问·生气通天论》）

[**注释**]

①阴：阴精。

②五味：酸苦甘辛咸五种味道的饮食或药物。

③阴之五宫：五脏。宫：居室。

④味过于酸……脾气乃绝：酸味入肝，适量养肝，太过则肝气淫溢过盛。肝属木，木盛克土，脾属土，所以肝强则脾弱，日久而脾气绝。

⑤味过于咸……心气抑：大骨气劳，指骨骼损伤。大骨在此泛指全身骨骼而言。短肌，即肌肉短缩。心气抑，指心气抑郁衰弱。

⑥味过于甘……肾气不衡：《类经》十二卷第五注：“甘入脾，过于甘则滞缓上焦，故心气喘满。甘从土化，土胜则水病，故黑色见于外而肾气不衡于内。衡，平野。”

⑦味过于苦……胃气乃厚：苦味属火，适量则火生土而助脾，过之则令脾气受损，燥而不润，脾虽喜燥，但过则损伤其机能，不能正常的运化胃中津液，故使胃气呆滞而呈胀满。濡，湿润。厚，此作壅滞解。

⑧味过于辛……精神乃央：《类经》注："沮，坏也。弛，纵也。辛入肺，过于辛则肺气乘肝，肝主筋，故筋脉沮弛。辛散气，则精神耗伤，故曰乃央。"

⑨腠理：泛指皮肤，肌肉，脏腑的纹理及其交接处，为渗泄汗液，流通气血和病邪出入的门户，有抗邪入侵的作用。

⑩骨气以精：骨气精壮，骨骼有力。

⑪谨道如法：重视养生之道，按照正确的方法加以实行。

[**释义**] 阴精的产生，来源于饮食五味，贮藏阴精的五脏，也会因五味而受伤。过食酸味，会使肝气淫溢而亢盛，从而导致脾气的衰竭；过食咸味，会使骨骼损伤、肌肉短缩、心气抑郁；过食甜味，会使脾气过燥而不濡润，从而使胃气壅滞；过食辛味，会使筋脉败坏，发生弛纵，精神受损。因此谨慎的调和五味，会使骨骼强健、筋脉柔和、气血通畅、腠理致密，这样，骨气就精强有力。所以，重视养生之道，并依照正确的方法加以实行，就会长期保有天赋的生命力。

4 [**原文**] 四季食生葵，令人饮食不化，发百病。非但食中，药中皆不可用，深宜慎之。(《金匮要略·果实菜谷禁忌并治》)

[**阐释**] 程云来：脾旺四季，生葵冷滑，非脾所宜。发病之物，药饵中，皆不宜也。

5 [**原文**] 樱桃、杏，多食伤筋骨。安石榴，不可多食，损人肺。胡桃，不可多食，令人动痰饮。生枣，多食，令人热渴、气胀、寒热，羸瘦者弥不可食，伤人。(《金匮要略·果实菜谷禁忌并治》)

[**阐释**] 《金鉴》："樱桃、杏，为酸性寒，若过食则伤筋骨。"《内经》云："酸则伤筋，寒则伤骨。安石榴味酸涩，酸涩则气滞，肺主气宜利而不宜滞，滞则伤损矣。固不可多食。"推

而广之：任何食物，都不宜偏嗜，过食则宜生病。

6［原文］因饮水浆过多，便令停滞不散，更遇寒气，积聚而成癖。(《诸病源候论·癖候·卷二》)

［释义］若因饮水过多，便会停留不化，如再感寒邪，则水寒之气搏结，便积聚成为癖病。

7［原文］饮酒者，隔上变为伏热，……扁鹊云：久饮酒者，腐肠烂胃，溃髓蒸筋，伤神损寿，醉当风卧，以扇自扇成恶风，醉以冷水洗浴，成疼痹。(《备急千金药方·养性·卷二十七》)

［释义］喝酒会引起隔上伏热，……扁鹊说：经常饮酒的人，会使其肠胃腐烂、脑髓溃坏、烧灼禁锢、精神受损、寿命夭折。若喝醉酒以后，又当风睡卧并用扇子搧风，会使卫外不固而成痛痹之证。

8［原文］少年纵酒者，多成劳损，夫酒本狂药，大损真阴，惟少饮之未必无益，多饮之难免无伤。(《景岳全书·杂证谟·卷十六》)

第五节　生活起居护理

起居有常即要求人们生活有规律。起居，就是指作息；有常，是指有一定的规律。孙思邈说："善摄生者，卧起有四时之早晚，兴居有至和之常制。"

现代科学研究证实，长寿需要有规律的生活。在人体内，有节奏性是普遍现象，如心跳、呼吸等。一旦失去节律性，人的健康甚至生命就将遭到危害。

现代兴起的"生物钟学说"、"时间生物学"，就是研究节律与健康长寿的关系的新学科。每日起床、入睡、锻炼、工作、散步、洗漱、排便等形成一定的规律，对人体的长寿必然大有好处。

一、寒温适宜

1［**原文**］寒暑伤形①。(《素问·阴阳应象大论》)

［**注释**］

①寒暑伤形：张志聪说："外淫之邪，由皮毛而入于经络脏腑，故暑伤形。"

［**释义**］寒暑等邪气外侵，可以损伤阳气。

2［**原文**］食饮食服，亦欲适寒温。(《灵枢·师传篇》)

［**释义**］在饮食衣服穿着方面，也应该注意寒温适度。

3［**原文**］凡人冬不欲极温，夏不欲穷凉。(《外台秘要·将息禁忌论》)

遇卒风暴寒，衣服不能御者，则宜争努周身之气以当之。气弱不能御者病。如衣薄而气短，则添衣，于无风处居止。气尚短，则以沸汤一碗熏其口鼻即不短也。

如衣厚于不通风处居止，而气短，则宜减衣摩汗孔合于漫风①处居止。

如久居高屋，或天寒阴湿所遇，令其短者亦如前法熏之。

如局周密小室，或大热而处寒凉，气短，则出就风日，凡气短皆宜食滋味汤饮，令胃调和。或大热能食而渴，喜寒饮，当从权以饮之，然不可耽嗜②。

如冬寒喜热物，亦依时暂食。遇天气变更，风寒阴晦，宜预避之。大抵宜温暖，避风寒。(《脾胃论·摄

养》)

[注释]

①漫风：散漫的凉风、微风。

②耽嗜：过于嗜好。

[释义] 如遇到气候突然变化，衣服穿得太少，不能抗御暴风骤寒的时候，则宜调动本身抗病能力，鼓起全身的劲来御外寒，身体强健的人，这样做是有效的，如形衰气弱的人这样做，达不到效果仍然要生病。

如衣服穿少了，身体感到寒冷而呼吸短促，及时增加衣服，移到温暖的房间居住，如果呼吸还是短促，就以开水一碗熏其口鼻，使痉挛的小气管舒张，呼吸短促的现象就会缓解的。

如穿着很厚的衣服，呆在空气不流通的小房间内，也会发生呼吸短促、出汗，以减少衣服，摩揉汗孔使其闭合，移到空气流通的房间居住。

如久住高大的房屋，或天气寒冷、雨水过多、阴湿太盛，阻碍人身汗腺的排泄，使人呼吸短促，也宜用开水熏口鼻的办法处理。

如住在不通风的小房间内，或天气大热而住在过于阴凉的地方，都能产生呼吸短促，宜迁到有风有太阳的环境中去居住。凡属呼吸短促的患者，皆宜吃点有营养的汤水，使胃气调和。如或夏天气候太热，能食而口渴，喜喝寒凉的饮料，应当给与，以解上焦的烦热，但不可过于嗜好，以造成寒冷伤中之害。如冬天气候寒凉喜爱热的饮食，亦宜暂时给予以助温暖。

如遇天气突然变化，刮风奇寒或阴天晦暗，都应当预先防备，一般说来应保持身体暖和，避免在外吹风冒寒。

4 [原文] 方其汗浴，切莫当风，四肢俱谨，尤慎三冬，非徒衣厚，尤在藏精。(《医学心悟·首卷·医中百误歌》)

［阐释］这里把慎风寒的内容扩大了，不仅在多穿衣裤鞋袜，而且包括冬天藏精节欲的内容，这是很有见地的。

5［原文］大寒大暑，勿可出入。大风大雨，大雷大雪，大雾，不可出行。(《身世准绳·卫生·下卷》)

二、调睡眠

1［原文］卧出而风吹之，血凝于肤者为痹，凝于脉者为泣，凝于足者为厥，此三者，血行而不得反其空①，故为痹厥也。(《素问·五脏生成篇》)

［注释］

①空：同孔，指血气循行之道路，即大谷小豀之属。

［释义］如果刚睡醒就外出受到风吹，血液的循行就要凝滞，凝于肌肤的，发生痹证；凝于经脉的，发生气血运行的滞涩；凝于足部的，该部发生阙冷，这三种情况，都是由于气血的运行不能返回组织间隙的孔穴之处，所以造成痹阙等症。

2［原文］病得之沐发未干而卧，所以阙头热至肩。(《史记·扁鹊仓公列传》)

［释义］洗浴后头发没有干就睡觉……，容易得头部阙冷而肩部发热的病。

3［原文］睡侧而屈，觉正而伸，早晚以时，先睡心，后睡眼。(《珍本医书集成·十四册·寿世青编·睡诀》)

［释义］睡眠宜侧卧屈足，睡醒后应仰卧时伸展四肢。每天应按时睡眠和起床，既使头脑（心）得到充分休息，又使眼睛得到休息。

4［原文］大寒勿令炉安向头傍，令人头重目赤鼻干。寝卧不得多言笑，譬五脏如钟磬，不悬则不可发声。勿食后就卧，恐食难消化。勿卧开口，以泄真气。勿以手压心口，令人梦魇。睡醒觉热勿饮水，又睡。凡梦勿语人。午倦只宜半靠卧，晚卧休将思虑忧。早早眠，慢慢起，屈伸偃卧常自在，和缓从容无劳忧。(《身世准绳·卫生·下卷》)

［阐释］古代医家对睡眠的养生经验与现代科学睡眠的观点一致，值得弘扬和推广。

5［原文］安寝乃人生最乐，古人有言：不觅[1]仙方觅睡方。冬夜以二鼓为度，暑月以一梗为度，每笑人长夜酣饮不休，谓之消夜。夫[2]人终日劳劳，夜则安息，是极有味，何以消遣为？冬夏皆当以日出而起，于夏尤宜。天地清旭之气，最为爽神，失之甚为可惜。予[3]山居颇闲，暑月日出则起，收水草清香之味，莲方敛而未开，竹含露而犹滴，可谓至快。日常漏永[4]，不妨午睡数刻，焚香垂幙，净展桃笙[5]，睡足而起，神清气爽，真不啻[6]天际真人。况居家最易早起……至老不晏[7]起。(《养生三要·卫生精义》)

［注释］

①觅：找，寻找。

②夫（fu 扶）：文言发语词。

③予：古汉语中的“我“。颇闲，指闲暇时间很多。

④漏永：日长之义。漏，古代滴水计时的器具。

⑤桃笙：竹簟。

⑥不啻（chi 赤）：不只，不异于。

⑦晏：迟。

［阐释］古代医家对睡眠的科学养生是非常重视的，值得进一步推广和应用。

三、清洁卫生

1［原文］食毕当漱口数过，令人牙齿不败，口香。热食讫，以冷酢[①]浆漱口者，令人口气长臭，作逆齿病[②]。(《备急千金药方·养性》)

［注释］

①酢：作醋解。

②逆（ni 逆）齿病：指龋齿一类病。

［释义］饮食后应当漱口几次，使人牙齿不易损坏，而且口中有香味。若吃热饮食后，又喝冷醋浆水漱口，会使人口中常留臭味，并易生龋齿病。

2［原文］凡冲热有汗，不用洗手面及漱口。(《外台秘要·将息禁忌论·卷十一》)

［释义］大凡活动后身热汗出，毛孔舒张未闭，最忌立即用冷水洗面洗澡或漱口，而应稍事休息，再行洗漱，或用热水而不用冷水。

3［原文］儿衣先以清水洗之，勿令沙土草污。

若藏衣不谨，……虫蚁食者，令儿病恶疮。(《外台秘要·小而藏衣法·卷三十五》)

［释义］小儿的衣服先用清水洗干净，不要让泥沙或植物等污染了。

如果衣服收藏得不好，被虫蚁等昆虫爬过，会使小儿生恶疮。

4［原文］晨起擦面，非徒为光泽也，和血气而升阳宜胃也。(《理瀹骈文·续增略言》)

［释义］晨起洗脸擦面，并非只是为了光泽美观，还具有调和气血与升提清阳、温胃健中的作用。

5［原文］洗眼，滋脏腑之精华以除障[1]也。漱齿，坚骨以防蛀[2]也。梳发，疏风散火也。临卧濯[3]足，三阴[4]皆起于足，指[5]寒又从足心入，濯之所以温阴[6]而却寒也。(《理瀹骈文·续增略言》)

［注释］

①障：影响眼睛视力的内外翳障。

②蛀（zhu）：蛀虫。

③濯（zhuo 浊）：洗。

④三阴：太阴、少阴和厥阴三条阴经。

⑤指：同“趾”，足趾。

⑥温阴：温暖下肢。阴，这里指下肢。

［释义］洗眼可以滋润脏腑的精华，以消除翳障。刷牙漱口能够使牙齿坚固，以防止蛀蚀。梳头洗发，可以疏风散火。临睡前洗足，因太阴经、少阴经、厥阴经皆起于足，趾寒又是从足心而入，故洗足能温暖下肢而祛寒。

6［原文］漱齿勿用棕刷，败齿。五脏喜香洁，恶腥膻，食必择可。勿搔首披发覆面……发不可误入鲜食。……唾多损神，唾远损气。行热勿以河水洗面。深山流出冷水，不可饮。水有沙虫处，不可浴。有水弩虫处，不可渡。……先以物击水，虫散方可渡。勿冷水洗沐。饥勿浴，饱勿浴。洗头不可用冷水，成头风。有眼疾不可浴。午后勿洗头，汗出勿洗。盛热勿以水洗面，勿以大热汤漱口。(《身世准绳·卫生·下卷》)

饥饿澡浴，则病骨节烦痛。汗出见湿，则病痤痱[1]。(《养生三要·卫生精义》)

［注释］

①痤痱（cuo fei 嵯废）：痤，即痤疮。青年人面部易生黑头

小红疙瘩，俗称粉刺。痱，通“疿”。暑汗过多，引起汗腺发炎，皮肤表面生的小红疹，刺痒难受。

第六节　劳逸适度　不妄作劳

1 [**原文**] 体欲常劳……劳无过极。(《博物志·卷七》)

[**释义**] 人体宜经常劳力运动，但这类锻炼虽宜常作不懈，却也不能过度过猛。

2 [**原文**] 精神亟欲静，气血极欲动。(《医学入门·保养说》)

[**释义**] 神志精气非常需要静养，气血营卫非常需要动养。

[**阐释**] 先秦时期虽然早已提出“动静结合”的养生理论，但并无明确的具体措施，到了明清时期始有“静养精神，动养形体”的提法。这在养生学理论上是一个重大的突破。

3 [**原文**] 过动伤阴，阳必偏胜；过静伤阳，阴必偏胜。且阴伤而阳无所成，阳亦伤也；阳伤而阴无所生，阴亦伤也。(《延年九转法·全图说》)

[**释义**] 如运动太过则伤阴分，阳气势必过甚；过于静息不动则伤阳气，阴分势必过甚。而且当阴分伤损时，阳气伤损也势所必然。

[**阐释**]“静以养阴，动以养阳。”但动静必须合宜，阴阳才能平衡。如动静过甚，非但伤及对方，且阴或阳的本身亦因连带受损而致两败俱伤。这种动静太过的不良后果，理应避免。

4 [**原文**] 人复不可都绝阴阳，不交则生致壅阏之病。故幽闭怨旷，多病而不寿也；任情肆意，又损年命。唯有得其节宣之和，可以不损。(《抱朴子·内篇·释滞》)

[释义] 人的正常性生活不应都拒绝和回避，因为较久没有性生活易发生壅滞、瘀塞等病症。心情幽怨久旷，常常多病而早夭；但如果恣意妄为而无节制，过多地消耗肾精，会折损寿命。只适度节制和宣泄恰当，才可以不损健康、永葆青春而长寿。

[阐释] 恰当的宣泄和有节制的性生活可保健康和长寿，近两千年前晋代葛洪其认识的广度和深刻性较之更早期的彭祖提倡的“上士别床，中士异被”的禁欲方法，更加全面而高明。

5 [原文] 不欲甚劳，不欲甚逸。(《彭祖摄生养性论》)

[释义] 人体日常的运动养生，不宜过于劳累，要循序渐进，过劳于人不利；也不宜过于清闲安逸，太逸于人同样不利。

6 [原文] 寝处不时……逸劳过度者，疾共杀之。(《孔子·家语·五仪解》)

[释义] 居处生活的地方不合时宜，过劳或过逸的人容易发生病痛而早死。

[阐释] 因为寝居的环境对人体的健康密切相关，故荀子曾指出，“防邪僻而近中正……居必择乡”(《荀子·劝学》) 的主张。《内经》中亦有“安居处……僻邪不至，长生久视”(《灵枢·本神》) 的高度重视环境卫生与人体健康之间关系密切的认识。并强调“起居有常，不妄作劳”的养生经验，同时还警示了“以妄为常……起居无节……常半百而衰”(《素问·上古天真论》) 的告诫。可见这类摄生的思想都是一脉相承的。

7 [原文] 血脉欲其通也，筋骨欲其固也，心志欲其和也，精气欲其行也。若此，则病无所居，而恶无由生矣。病之留，恶之生也，精气郁也。(《吕氏春秋》)

[释义] 气血经脉须要畅通无阻，肌筋骨骼须要坚固牢靠，心意志趣须要平和清净，精气则须要通和畅达，若真能做到这

些，则病症无法在体内停留，邪恶病因也不会产生并入侵。疾病之所以发生和稽留，是因为有病邪恶气的产生和精气血运的郁滞所致。

［**阐释**］人的精血之气是以通利流畅为贵的，精血一旦郁滞，则百病由此而生，故表明了人体常“动”——适度地劳动和运动锻炼，有益健康长寿。

8［**原文**］养性之道，常欲小劳，但莫大疲及强所不能堪耳。且流水不腐，户枢不蠹，以其运动故也。（《备急千金要方·养性·卷二十七》）

［**释义**］养生长寿的道理，要让身体经常适当活动，但不要使人过于疲倦以及勉强自己做不能胜任的剧烈活动。流动的水之所以不会腐烂发臭，门上的转轴之所以不会被虫蛀蚀，是因为它们在不停运动的缘故。

［**阐释**］古人早就认识到“生命在于运动”这个简单而朴素的真理，并把它引用到医学领域中来，并作为重要的养生之道而加以应用。古人还认识到“小劳”有助于养生长寿，而“过劳”则反而有害的。

9［**原文**］人不欲使乐①，乐人不寿。但当莫强为力所不任，举重引强，掘地苦作，倦而不息，以致筋骨疲竭耳。然劳苦胜于逸乐也。能从朝至暮，常有所为，使之不息乃快……饱食不用坐与卧，欲得步行，务作以散之，不尔使人得积聚不消之疾，及手足痹蹶②，面目黧皯③，必损年寿也。（《养性延命录·教戒篇第一》）

［**注释**］

①乐：非乐观之乐，而是过分安逸之意。

②痹蹶（jue 决）：痹，风寒湿邪侵袭肢体、经络而导致疼痛、麻木、屈伸不利等病症。蹶，通“厥”，颠仆、跌倒。

③黧皯（li gan 力干）：又叫面皯、黧黑皯。由肾亏火旺，血虚不荣，火燥结滞或肝郁气滞所致。面部黄褐或淡黑斑形状、大小不一，枯熇而无光泽，边界清楚，不高出皮肤，以女性多见。

［**阐释**］不要过于安逸，那会导致气血瘀滞、筋伤肉萎，从而缩短寿命。也不要过于劳累，那会导致筋骨疲惫，甚至衰竭而死。其目的在于强调“体欲常小劳”，适度劳动或运动，确实具有增强体质，延长寿命的作用。

全文提示我们：过逸，易得现代文明病；过劳，警防走向另一个极端——过劳死。一千多年前能有如此精辟的认识，非常难能可贵！

10［**原文**］流水不腐，户枢不蝼[1]，动也。形气亦然。形不动则精[2]不流，精不流则气郁。（《吕氏春秋·尽数》）

［**注释**］

①蝼（lou 篓）：蝼蛄，一种对农作物有害的昆虫。此处义同蛀。

②精：人体的精气。

［**阐释**］运动能保持人体精气周流全身而不会郁滞，促进人体的生命活动，使之长久地保持其青春活力。

11［**原文**］上古之人，其知道者，法于阴阳……起居有常，不妄作劳，故能形与神俱，而尽终其天年，度百岁乃去。今时之人不然也，以酒为浆，以妄为常，醉以入房，以欲竭其精，以耗散其真，不知持满，不时御神，务快其心，逆于生乐，起居无节，故半百而衰也。（《素问·上古天真论》）。

［**释义**］远古的人，其掌握了养生法则的，皆知晓，人的生

命活动都要效法天地自然界的阴阳寒暑变化……要起居生活有常规，不过份的劳累和贪欲，这样才能使身形与心神清静配合一致而健康长寿直至自然死亡，即活到百岁。现今的人多不是这样，常把酒当水喝，把多劳多思多欲视为正常，并醉酒后行房事，以过份的性欲耗竭其精气，亏损其真元，平时不知少思寡欲以充满其精气，经常多思多欲以煽动其心神，以取快一时之情性，而与生命的清静欢乐相违背，以致生活起居没有节制，耗损精神，故常未到50岁就身心衰弱了。

12［**原文**］心动则相火亦动，动则精自走，所以圣贤只是教人收心养心，其旨深矣……善养生者，亦宜暂远帷幕，各自珍重，保全天和。（《格致余论·阳有余阴不足论》）

［**释义**］如果人的欲念妄动，则肾中相火因而煽动，相火动则精可自泄……所以，善养生的人往往教人做到收敛欲念，善养心神，这一主旨其含义是很深远的……故善于养生的人多会尽量节制房事，夫妇双方都要珍重护精，如此则可保健长寿。

［**阐释**］朱丹溪十分重视固精养阴，他在所撰的《色欲箴》中特别强调阴精难生易耗。因心肾相火常易妄动，故竭力主张收心养心以抑相火，节制房事以保存肾精而全天和。

13［**原文**］元气有限，人欲无涯。火生于木，祸发必克。尾闾①不禁，沧海②以竭……（少年）当守夫子③在色之戒，及其老也，则当寡欲闲心……而可以得天元之寿矣。（《三元参赞延寿书·天元之寿精气不耗者得之》）

［**注释**］

①尾闾：古人喻为海水归宿处。此处为“孳尾”（即动物尾交），即指性交。

②沧海：原指大海、东海。此处喻指精液。

③夫子：孔丘、孔夫子之简称，孔夫子曾有三戒之说，即“少之时，戒之在色……”。

［**释义**］人的精元之气是有限的，而人的欲望却是无穷的。相火生于肝木，如色欲太甚，则相火反克肾水。即是说，频繁地纵欲性交，可使精液耗竭……故善养生的人，应该谨遵孔子的年轻之时应当戒色之劝而不纵欲，到老年时更宜心神清净远避性欲，这样则多能身心健康而长寿。

［**阐释**］李鹏飞在此书中对“欲”字论述甚详，简括之，即：“欲不可绝，欲不可早，欲不可纵，欲不可强。”将色欲的宜忌阐发得非常清楚明白。

14［**原文**］心为精主，意为气马，心驰意动，则精气随之行，故正心诚为中心柱子。（《养生肤语》）

［**释义**］心是阴精的主宰，意念为精气的坐骑，如果人早已心神飞驰意念妄动，则人的精气也就随精气的妄动而妄动，故要息念养精，首先要心神清净无邪才是对证良策。

［**阐释**］这两句箴言点明：固精首先要静心，心正才能欲禁，欲禁才可固精，故养生者的收心正心，才是固精保阴的前提和关键。

15［**原文**］精成于血，不独房室之交损吾之精，凡日用损之事，皆当深戒。如目劳于视则血以视耗，耳劳于听则血以听耗，心劳于思则血以思耗，吾随事而节之，则血得其养而与日俱积矣，是故贵节劳。（《摄生三要·聚精》）

［**释义**］精液精气是由血生成的，不仅交合时可损耗精气，就是在日常生活中也可损耗，故这些都当深引为戒。如双眼视物过度则久视伤血；双耳听音过度则久听耗血；心神思虑过劳则久思伤血。如我们在这些日常操劳中尽量使其不过度劳累而有所节

制，则血气可因养息而逐日有所增长和蓄积。从这个意义上说，节制劳累也可以固精养阴。

［**阐释**］此节认为，精血同源，可互相促进和转化。积血在于防劳，血充则精固，故减少劳累也可养精。

节性欲防阴精耗竭的关键在①中壮年节欲；②老年人断欲；③提倡晚婚。这一观点，在以后的条文中多有反映。

16［**原文**］古人男子三十而后娶，女子二十而后嫁。王如褚氏论[①]，恐伤其精血也，男精女血，难成而易败，夫以易败之阴，从之以无穷之欲，败而又败，故男不待于八八[②]，女子不待于七七[③]而早衰矣。(《广嗣纪要·寡欲篇》)

［**注释**］

①褚氏论：褚澄《褚氏遗书》之所论。

②八八：《素问·上古天真论》云："丈夫八岁肾气实，发长齿更。二八肾气盛，天癸至，精气溢泻，阴阳和，故能有子。三八肾气平均，筋骨劲强，故真牙生而长极。四八筋骨隆盛，肌肉满壮。五八肾气衰，发坠齿槁。六八阳气衰竭于上，面焦，发鬓颁白。七八肝气衰，筋不能动，天癸竭，精少肾藏衰，形体皆极。八八则齿发去。"提出男子生长发育，一般以八八六十四岁为周期极限。

③七七：《素问·上古天真论》云："女子七岁肾气盛，齿更发长。二七而天癸至，任脉通，太冲脉盛，月事以时下，故有子。三七肾气平均，故真牙生而长极。四七筋骨坚，发长极，身体盛壮。五七阳明脉衰，面始焦，发始堕。六七三阳脉衰于上，面皆焦，发始白。七七任脉虚，太冲脉衰少，天癸竭，地道不通，故形坏而无子也。"提出女子的生长发育，一般以七七四十九岁为周期极限，

［**释义**］古人认为：婚嫁的适当年龄，男子最好是三十，女

子为二十岁。这主要是防止年龄太小而伤其阳精阴血之故……男精女血，生成较难而败损却易。如果用易于耗损的精血，来填充无穷的性欲，则易致败损之亟。如此，则男子一般不到六十四岁，女子不待四十九岁，就可出现过早的衰老。

[阐释] 男女婚嫁年龄，各国规定不一。我国各个历史阶段，也不完全一致，但一般多认为，男以25～30岁，女以20～22岁较为适宜。这主要是从男女体质的生长发育是否完全成熟着眼的，故值得重视。因为男女性事过早、过频都不利于身心健康和却病益寿。

17 **[原文]** 人产①而所不学者二：一曰息②，二曰食。非此二者，无非学与服③。故贰④生者，食也；孙⑤生者，色也。是以圣人合男女必有则也。(《长沙马王堆汉墓医简第40～41·养生方》)

[注释]

①产：通“生”，出生、产育。

②息：呼吸。

③服：实用、从事、实践。

④贰（er）：协助、重复、倍加。

⑤孙：古“损”字。

[释义] 人出生后不需经过任何学习就知道怎样做的事有两种：一是呼吸，一是吃奶进食。此外，都无非是经过学习和见习实践后才懂得的。故饮食能增加生命的活力，而不适当的性活动则可耗损生命。所以善于养生的人，在性事方面必然会遵守一定的法则，使符合性卫生规律而致长寿。

[阐释] 古人通过对家庭和夫妇生活实践的大量观察，在两千多年前就提出了“合男女必有则”的养生概念，这一学术思想是非常宝贵的。现代有人（包括个别医务工作者）认为，既云“食、色、性也”，那就可以在交合上随心所欲，可卒上暴

下，可施泄无度等等。这一看法是非常错误的，大家知道，在封建社会中，除极个别帝王能长寿外，绝大多数都是多病且短命的。出现这种奇怪的社会现象（因帝王的保养和衣食住行都是上乘水准）的重要原因之一，就是君主与三宫六院、七十二嫔妃和成千宫女等过着穷奢极欲、荒淫无度的糜烂生活，旦旦而伐之，故多伤肾耗夜，体虚而折寿。从中我们当可汲取诸多教益。

18［**原文**］黄帝曰：夫阴阳交接节度①为之奈何？素女曰：交接之道，故有形状②，男致不衰，女除百病，心意娱乐，气力强然。不知行者，渐以衰损。欲知其道，在于定气、安心、和志，三气③皆至，神明④统归，不寒不热，不饥不饱，亭⑤身定体，性必舒达……女快意，男盛不衰，以此为节。(《素女经》)

［**注释**］

①节度：节奏和限度，一般的方法和原则。

②形状：有关内容和目的。

③三气：指男子性兴奋时，阴茎之怒、大、坚热是由于心气、肝气、肾气等三气来至所引起。在《养生方》中亦称“三脂”。

④神明：精神意识。

⑤亭：通“定”，调和、调节。

［**释义**］黄帝问道：“男女交合的节奏和法度是怎样的呢?”素女回答说：“夫妇交接，有其相应的法度节制，这就是性事宜使男子不致衰弱，女子能去除百病，双方都心情愉快，健力强体。而不知道运用这一法则的人，则身体可日渐衰老虚损。交接法则的要点是脏气宜稳定、心绪需安乐、情志要和谐。男茎勃起，心肝肾三气来到，精神意识专一。夫妇性事时宜气候不寒不热，进食不饥不饱，身体安定，性感舒展……女方感到快慰，而男茎尚未软衰时即止。这就是男女性事的重要法则。”

［阐释］本文提出的夫妇性事法则，其目的是要达到“男致不衰，女除百病，心意娱乐，气力强然”，切忌施泻过度，渐至衰损。其要领是：定气、安心、和志，这即是要求其精神和形体都事前有充分的准备。此外，还对时间的选择和具体的操作等提出了要求。现在看来，这些都是仍值得人们了解、掌握和探索的性养生学问题。条文所述甚详，可见古人对此非常重视。

19［原文］房中者，性情之极，至道之际，是以圣人制外乐以禁内情而为之节。久乐而有节，则和平寿考①。迷者弗顾，以生疾而殒②性命。信哉是言：曰极、曰际、曰制、曰禁，非纵欲以败度，乃养性以延龄也。(《洞玄子》)

［注释］

①寿考：年老长寿。

②殒（yun 运）：销损、死亡、坠落。

［释义］房事是性欲极端兴奋的表现，是至为重要的生命活动时刻。故懂得养生的人，常以体外的缱绻之乐来节制体内两阴接合的性乐。虽长期享受性生活乐趣而有所节制的人，是可以形神调和平静而健康长寿的。不知养生的人沉迷于淫乐而无节度，故常生病甚至危及生命。所以说，“性情之极”、“至道之际”、“制外乐以禁内情”，这些都是性事时必须信守的原则，即不能放纵性欲而败坏节度，必须颐养心性使其益寿延年。

［阐释］本文提出“极、际、制、禁”四字的性事原则，目的在于养性延龄。如能做到这四字所说的内容，必将大大有利于正常性生理、性心理的卫生要求，故可久乐而寿考。这一原则，也为现代性医学与长寿医学的渗透和交叉提供了新思路和新课题，值得深入探索。

20［原文］黄帝①问素女②曰：今欲长不交接，为之奈何？素女曰：不可。天地有开阖，阴阳有施化，人法阴阳，随四时。今欲不交接，神气不宣布，阴阳闭隔，何以自补？练气数行，去故纳新以自助也。玉茎不动则辟[③]死其舍，所以常引以当导引也。能动而不施者，所谓还精，还精补益，生道乃著。（《素女经》）

［**注释**］

①黄帝：姓公孙，居轩辕之丘，故号轩辕氏；又居姬水，因改姓姬；亦称有熊氏。诸侯尊为天子，以代神农氏。因有土德之瑞，故号黄帝（古人认为五行中之土色为黄）。传说蚕桑、医药、舟车、宫室、法律、算数、文学等之制，皆始于黄帝时。后代不少著作，多以黄帝名义托重。

②素女：为传说中的神女名，与黄帝同时，或言其长于音乐，或言其善房中术。《隋书·经籍志》录有其三著作：《素女养生要方》《素女秘道经》《素女方》等，故素女应为古代有名的房中家之一。

③辟（bi 比）：此处作“闭”解。

［**释义**］黄帝召问素女说：“我今后想长期不再有房事，可以吗？”素女回答：“不可以。因为即使是天与地也有开放与闭合的时候，阴与阳也须施泄与生化。人是按阴阳的法则、随天地四时变化而生活的，今你若禁欲而不与女方交合，则精神与脏腑功能都得不到正常的宣达与输布，阴阳阻隔闭塞，不能进行自我补益。人应当经常练习调气，使新陈代谢不断，去旧而生新，这样才能达到自我补益的目的。如果男子长期不举阳交合，则功能易于衰退。所以夫妇宜有适当的交合并视之为导引术来进行，男方且做到虽交合而不泄或少泄精，此名之为‘还精’，即是将精液还藏于自身体内。通过还精以自补，多能养生延寿”。

［**阐释**］本文的文字不多，却简要地表达了古代医家、房中家在性医学方面的三个重要的论点：一、不赞成夫妇间长期禁欲

而不行房事，认为天地尚有开合，阴阳还须施化。人应法于阴阳、和于术数，使神气宣布，不宜强行禁欲或独身。

二、将夫妇房事视为导引术之一

将夫妇房事视为导引术之一这一论点颇为新颖别致，所谓“练气数行，去故纳新以自助”，似是古代性医学提出的新课题和新的性疾患防治措施，值得引起重视和加以深入探索。

三、提出了“还精补益”的观点

认为动而不施，还精补益可以延寿。此一观点似与现代性医学矛盾，其是非曲直还有待大量深入的实践资料来鉴识。

21 ［**原文**］ 交接以写①精为乐，令闭而不泄，何以为乐乎？彭祖②答曰：精出则身体怠倦，耳苦嘈嘈③，目苦欲眠，喉咽干枯，骨节解堕④，虽复暂快，终于不乐也。若乃动不写，气力有余，身体能便，耳目聪明，虽自抑静，意爱更重，恒若不足，何以不乐邪⑤？（《玉房秘诀》）

［**注释**］

①写：通“泻”、“泄”。

②彭祖：尧封之于彭城，人称彭祖，传说其寿高八百岁。

③嘈嘈：喧声、人众声杂，指因为肾虚而有耳鸣之苦。

④解堕：懈怠无力。

⑤邪：此处通“耶”字。

［**释义**］ 一般人都认为，男女交合以射精为达到性高潮而享其快乐的标志，今所言夫妇交合宜闭精不泻，这又怎能享受性事的快乐呢？彭祖解答说：射精后则身体疲倦困乏，耳常为嘈杂的声音所苦，眼却常闭目思睡，喉干咽燥，全身骨骼关节困怠乏力。虽射精时可暂有快感，但终因精力耗损而感到不爽快舒服。

如交合时茎动而不泄精，则精气体力常保持充沛，身体轻捷灵活，耳聪目明，虽当时性乐有所抑制，但夫妇情爱之意更重，好象经常感到性欲尚未完全满足一样，这又有什么不快乐的呢？

［**阐释**］本文提出的古代房中家有关动而少泄的养生之道，虽与世俗所认为以泄精为乐的做法有些矛盾，但其所观察到的泄精与不泄精之间生理的盛衰对比，是颇发人深思的。文中所指出的“虽自抑静，意爱更重，恒若不足”的医学哲理是值得重视的。因为人类性事的目的，不单只是为了生育，还有健康和快乐。其余能做到闭而不泄，实为“气力有余，身体能便，耳目聪明”的重要因素之一。

22［**原文**］道要不欲失精，宜爱液者也。即[1]欲求子，何可[2]得写？素女曰：人有强弱，年有老壮，各随其气力，不欲强快，强快即有所损。故男子十五，盛者可一日再施，瘦者可一日一施。年廿，盛者日再施，羸者可一日一施。年卅，盛者可一日一施，劣者二日一施。年卌[3]盛者三日一施，虚者四日一施。五十盛者五日一施，虚者可十日一施。六十盛者十日一施，虚者廿日一施。七十盛者卅日一施，虚者不写。(《玉房秘诀》)

［**注释**］

①即：此处疑为“既”字。

②可：此处疑为“不”字。

③卌：即四十的古字。

［**释义**］性事的重要原则是不要过耗精气，这是从固护和爱惜精液的观点着眼的。但既想生儿育女，又怎么可以不施泻精液呢？素女回答说：人的体质有强弱、年龄有老壮的不同，应各随其精气和体力的盛衰而酌情决定泄精与否，不能勉强地泄精以图性事的暂时快感，因为一味强求快感，对身体多有损耗。故十五岁壮盛的男子，可一天泄精两次；瘦弱的，只可一日泄精一次。

二十岁而身体壮盛者，可每日泄精二次；虚弱者，每日只可泄一次。三十岁壮盛的男子，可一日一泄；体质差的，则只能两日一泄。四十岁壮盛男子，可三日泄精一次；体虚者只能四日泄精一次。五十岁壮盛的人可五日泄一次；虚弱的，只能十日泄一次。六十岁体盛者，可十日泄一次；体虚者，只可廿日泄一次。七十岁体盛者，可三十日泄一次；体虚的，则不宜泄精。

［阐释］本文提出性事时，男子以“不欲失精而须爱液”为原则。即使是为了生育而需射精时，亦应根据体质强弱、年龄老少、精气盛衰等具体条件来确定施泄的频度。其原则是，不能贪图性事的暂时快感而强行射精，此即所谓“强快即有所损”之意。

文中提出的每组年龄分盛衰、强弱而确定施泄的频度，是古人实践经验的初步总结，有其重要的参考价值。但以每十岁来分，未免过于机械。只需掌握原则，根据各自情况灵活掌握。

现在一般认为，15~20 岁即婚配，性事频繁，应属时间太早。因此时正处于青少年阶段，体质未定、精气未盈、生长发育尚未臻完全成熟，若过早交合泄精，将不利于其健康成长，更谈不上却病延年了。但古人的平均寿命比现在低，可能这是他们性事年龄相对较早的原因。

23［原文］年廿常二日一施；卅，三日一施；卌，四日一施；五十，五日一施；年过六十以去，勿复施写。（《医心方·第廿八篇》）

［释义］二十岁男子要二日泄精一次；三十岁时，可三日泄一次精；四十岁时，可四日泄精一次；五十岁时，可五日泄一次精；年过六十以后，则不宜再泄精液了。

［阐释］本文依据年龄的不断增长，大致总结了古人对泄精频率的看法，虽各家所提出的频率疏密不一，但其总的原则都是，年轻体壮的，其施精间距较短；年老体衰的，泄精间距拉

长。六十岁后，因男子多阴阳俱衰，故一般不宜再泄精。然而因人的个体差异很大，故前所述各种泄精频度，并非一成不变，而应根据年龄大小、体质强弱、疾病有无等情况而酌情处理。其最关重要的指征是，泄精后，男子自觉精神愉快、情绪饱满、体力充沛、工作轻劲有力、思维敏捷、注意集中等，为施泄有节的反映。

24［**原文**］……男子贵清心寡欲，所以养其精；女子贵平心定意①，所以养其血。盖男子之形乐者，气必盈，志②乐者，神③必荡，不知安调则神易散，不知全形则盈易亏，故其精常不足，不能至于溢而泄也。此男子所以贵清心寡欲，养其精也。女子之性偏急而难容，女子之情，媚悦④而易感，难容则多怒而气逆，易感则多交而沥枯。气逆不行，血少不荣，则月事不以时也。此女子所以贵平心定意，养其血也。（《广嗣纪要·寡欲篇》）

［**注释**］

①平心定意：心要清净，欲念要少，但当房事时，一心一意地去增强夫妻的性爱。

②志：志向、意志。

③神：阴阳两精交合为神。另外也有人作神态（形气），或作神志（精神）理解。

④媚悦：含逢迎、喜爱、美好之意。

［**释义**］夫妇交合时，男子应该做到心意清净而少杂念，以涵养其阳精；女子贵在心意和平而安定，以养其阴血。如男子放浪形骸，则多形气盈溢，情志安乐，其心神必浮荡无羁。若不知适时调整其情志，则心神易于耗散；不知健全其形体，则盈气亦易虚损，故其阳精常感不足，以致无法或不能施泄。这就是为什么男子贵清心寡欲以养其阳精的道理。女子的个性多躁急而难容忍，情意多喜美好而易感动，难容则多怒而体气冲逆失常，易感

则可因频繁交合而阴液减少。体气逆冲而不畅行，阴血衰少而不荣盛，导致月经不能如期来潮。这就是为什么女子贵平心定意以养其阴血的道理。

［**阐释**］本文阐述了性事，尤其是以求子为目的时交合须具有正确的精神心理状态。要求做到清心寡欲、平心静意，男以养精，女以养血，以利于阴阳交畅，精血合凝。这类有关性心理学和卫生学的经验总结，是值得重视的。至于以神交作为孕育的必要条件，则未必尽然。因不少事例证明，在夫妇不和或性暴力行为下受孕成胎的亦有之。当然，在神交的条件下是否将更有利于优生优育，则值得进一步探究。

25［**原文**］《养生经》①云：交合之时，女有五伤之候：一者，阴户尚闭不开，不可强刺②，强刺则伤肺；二者，女兴已动欲男，男或不从，兴过始交则伤心，伤心则经不调；三者，少阴③而遇老阳，玉茎④不坚，茎举而易软，虽入不得摇动，则女伤其目，必至于盲；四者，女经水未尽，男强逼合，则伤其肾；五者，男子饮酒大醉，与女子交合，茎物坚硬，久刺之不止，女情已过，阳兴不休则伤腹。五伤之候，欲求子者，交合之时，不可不慎也。（《广嗣纪要·协期》）

［**注释**］

①《养生经》：为古代的一种养生专书。

②刺：刺激，冲刺。此处借喻交合时男子阴茎的抽送摩擦动作。

③少阴、老阳：此处借喻女子年龄少小而男子年龄较老的婚配情况。

④玉茎：男子阴茎。

［**释义**］古书《养生经》曾说，男女交合时，如时机和动作

不当，则女方可有五种受损伤的征候：一是女阴闭而未开，此时不可强行交合，强行冲刺则可伤女之肺气；二是女子性欲已兴奋而男方不配合，待女方性欲已过时才与之交合，这样就伤女之心气而致月经不调；三是妙龄女与老年男结合，男子阳物易软弱，多难成事，此则易伤女方眼目视力，甚至引起失明；四是女方月经未净时，男方强行与之交合，可伤其肾气；五是男子酒醉后与女方交合，阴茎坚硬异常，如交合过久，女子性欲已过而男欲正浓，此则易伤女之腹气。此五种因性事不当而致女方损伤的征候，对欲求子嗣的夫妇，尤应注意防止上述危害，在这方面不得不谨慎从事。

[**阐释**] 本文所提出的女子五伤之候，实际上也是夫妇性事时的五点禁忌：女阴未开，说明女方性欲未至，故交则损女；女欲已盛而男欲未兴，或女情已过而男性正旺，说明二人性欲不同步，强行交合亦必伤女；少女老男，阴盛阳衰，情欲难填，故亦伤女；经水未尽而强交，不符合性事卫生，常亦损女；醉后行房，男盛女弱，故女易耗伤。这五种情况说明，当女子缺乏性交的生理心理准备，或性欲已过，或年龄悬殊，或月经未净，或酒醉强交，均可使其生理或心理受到损害，故宜尽量避免，谨慎从事。

是否在上述特定情况下，只分别伤肺、伤心、伤目、伤肾、或伤腹、则恐不宜如此机械地领会，应当活看。但可以肯定，性事不当必将对女方，有时对双方都多有伤损，故不可不慎。

26 [**原文**] 上蔡[①]曰："色欲已断二十来年矣。盖欲有为，必须强盛，方胜任得，故断之也。"（《男女绅言》）

[**注释**]

①上蔡：北宋学者谢良佐，字显道，上蔡（今河南省辖）人，时人尊之为上蔡先生。

［释义］谢良佐曾说："我已断绝色欲廿多年。因为我认为，人要有所作为，必须有强壮的身体和充沛的精力才能胜任，而断绝色欲，则是强身壮体使精力旺盛的重要措施。"

［阐释］中老年断欲，于身于事业大有助益，谢良佐所言颇有道理。这正如宋代大诗人陆游在《剑南诗稿》中所云："中年绝欲不复念，今日肉食夫何难，天公赋与本来薄，一概扫空方少安"。唐代诗人白居易在《白香山诗集》中也有诗云："夜长无睡起阶前，寥落星河欲曙天，十五年来明月夜，何曾一夜不孤眠"。这些诗都是前人有感中年寡欲有利祛病延年的感慨，特录此供读者参考，同时从一个侧面了解古人的生活、工作情况。

27［原文］尊生之士[①]，不须服食，不须导引，不须吐纳[②]，能大明生死，几[③]于道矣……上根[④]顿悟无生，其次莫若寡欲，未必长生，亦可却病。反而求之，人之死由于生，人之病由于欲。上工治未病，下工治已病。已病矣，绎[⑤]其致病之根，由于不谨。急远房帏，绝嗜欲，庶几得之。世人服食以图长生，惑矣；甚者日服补药以资纵欲，则惑之甚也！（《医贯》）。

［注释］

①尊生之士：尊重和重视养生的人。

②吐纳：气功一类的呼吸练习。

③几：接近、符合。

④上根：智慧很高的人。

⑤绎（yi 一）：原意为抽丝，此喻寻根溯源，探求事理的究竟。

［释义］重视养生的人，并不一定需要特别注意饮食营养，甚至服食仙丹妙药，也不需要天天作气功导引、呼吸吐纳，只要能明白和遵守可致长生、防范早夭的注意事项，则可说是已掌握了养生长寿的大道理。生是死的入门之处，没有生就没有死。绝

顶聪明的人已经透彻了解生与死的辩证关系和影响因素，从而尽量做到无生妄念、不死而长生。次等聪明的人，亦能做到尽量少纵性欲，此虽不一定长生，但也可防病延年。反过来看，人之死是由于生，人之病是由于妄生情欲。上等医生能做到预防疾病的发作，下等医生则只治病而不屑防病。即使已生疾病，如能找出其致病的根由，了解到是由于房事不节，纵欲伤身，从而告诫其尽量减少房事，也算找到了治病的效方。有些人企图靠饮食滋补以求长生，这是迷惑无知的；更有靠每天服补药仙丹来勉强纵欲行房的，那就更不对了。

［**阐释**］此文主旨在于，说明清心寡欲以养生的道理，并进一步指出，如一味纵欲而不蓄养精气，则尽管每日进补或加强饮食营养，或作气功导引，那一切都是徒劳无益的。将节欲、食补、导引、气功几者与养生的相互关系做了一个较全面的比较和总结。

28［**原文**］人到中年，每求延寿之术，有谓当绝欲者，有谓当服食补剂者。余谓修①短有命，原不可以强求。如必欲尽人事，则绝欲、戒思虑，二者并重，而绝欲尤为切要。(《冷庐医话》)

［**注释**］

①修：长也。此处指高寿或长寿。

［**释义**］人到四十岁左右，多在搜求、考虑延长寿命的方法。有的认为杜绝性欲可以延年，有的则以为长生须进食补药。我的看法是，年寿的长短，生死自有定数，是不可以强力追求的。非要尽人力而为的话，则杜绝情欲，尽可能避免愁思和忧虑，这二者是同样重要的，而绝欲则更属至要。

［**阐释**］本文对人寿长短虽不无宿命论之嫌，但也强调杜绝色欲、少生妄念是健康长寿的重要条件。虽对进补亦不忽视，但作用毕竟有限，且仅限于一个方面。但本文仍然对体之宜，病之

证及药之性等提出了一些唯物辩证的观点。

29［**原文**］服药千裹[①]，不如一宵独宿；服药千朝，不如独卧一宵。(《古今谚》)

［**注释**］

①裹：包裹，此处指药一剂。

［**释义**］服食一千包补药，不如与妻一夜分床独卧；服药千天，不如一夜分床独眠。

［**阐释**］这里特别强调了清心寡欲、养精保肾的重要性，远远胜过药物的补益治疗作用。在某种特定的情况下，是有其根据的，因而也是科学的。另外，也暗含了“防重于治”——预防纵欲伤身致病的积极思想。

30［**原文**］惟人之生，与天地参。坤道成女，乾道成男。配为夫妇，生育攸[①]寄。血气方刚，惟其时矣。成之以时，接之以时。父子之亲，其要在兹[②]。眷[③]彼昧者，徇[④]情恣欲。惟恐不及，济以燥毒。气阳血阴，人身之神。阴平阳秘，我体长春。血气几何，而不自惜。我之所生，翻为我贼。女之耽[⑤]兮，其欲实多。闺房之肃，门庭之和。士之耽兮，其家自废。既伤厥德，此身亦瘁[⑥]。远彼帏薄[⑦]，放心乃收。饮食甘美，身安病瘳[⑧]。(《格致余论》)

［**注释**］

①攸（you 优）：通“所”。

②兹：通“此”。

③眷：眷顾，关怀。

④徇（xun 讯）：通“殉”，以身从物。

⑤耽（dan 单）：沉溺，十分爱好。

⑥瘁（cui 脆）：憔悴，困乏，劳累。

⑦帏薄：古人用来障隔房室内外的遮掩物，此处比喻为夫妇闺房私事。帏，即幔。薄，即帘。

⑧瘳（chou 抽）：病体痊愈。

［释义］人生活于天地间，必然受外界自然环境的影响。依照自然的法则，阴血偏盛成女，阳精偏盛成男，男女分别长大以后结为夫妇则可生儿育女。当体质健壮、血气方刚之年，各方面已趋成熟，则婚嫁性事才正当时。父母子女亲密的血缘之情，重要之点也在于此。但有不了解这些道理的人，常纵欲以损其身，有的惟恐性能力不够，还以燥毒的所谓壮阳药物进补而反得其害。人的阴阳气血是身体的元神所系，只有经常做到阴阳平和、气血充盛，才能使青春久驻。血气是宝贵的，应加爱惜。不要把本来是生养我们的东西，反因纵欲而被我们大量消耗、伤损了。妇女沉溺于色欲，其欲念将会过多，夫妇间能相敬如宾，家庭才能和睦。男子如过于沉溺色欲，则家庭自将走向毁灭。既有损自己的德行，身体也必憔悴多病。只有疏远闺房纵欲之乐，收敛性欲，再加上适当的饮食营养，才可使身体安康强健，疾病不生。

［阐释］朱丹溪这篇劝诫色欲的箴言是合乎科学的，他强调男女必须在成年后体质健壮时才能结婚生育，需经常保持阴阳气血平调而充盛，切忌纵欲恣性，否则，既损身又毁家。本文从生物学和社会学的角度，提出对纵欲的劝诫是有远见的。其所建议的远房帏、收放（荡之）心、美饮食（注意营养）等综合防治对策，非常中肯。其实效远比单仅提出的远房帏要好得多。

第七节　叩齿漱津

1［原文］每旦啄齿三十六通，能至三百弥佳，令人齿坚不痛。(《养性延命录·导引按摩篇》)。

［释义］每日清晨叩齿三十六次，能叩三百次更好，该法可

使人牙齿坚固不痛。

2［原文］咽津纳气是人行，有药方能造化生，鼎内若无真种子，犹将水火煮空铛。（《悟真篇》）

［释义］语译：咽津和吐纳浊气清气，是常人习用的养生方法，此方法只有在三宝（精、气、神）合理运用下才可导致造化长生的效用，如果炼丹炉鼎内没有相应的大药受炼，那也只不过是如用水火烧煮一口空锅一样，只是徒劳无益罢了。

3［原文］凡小解之时，闭口紧扣其齿，解毕方开，永无齿疾。（《逍遥子导引诀·叩齿牙无疾》）

［释义］每次解小便时，闭口咬紧上下牙齿，溲完后才松口齿，常练可无齿病。

4［原文］每旦啄齿三十六通，能至三百弥佳，令人齿坚不痛。（《养性延命录·导引按摩篇》）

［释义］每日清晨叩齿三十六次，能叩三百次更好，此可使人牙齿坚固不痛。

5［原文］平明睡醒时，即起端坐凝神息虑，舌抵上腭，闭口调息，津液自生，渐至满口，分作三次，以意送下，久行之，则五脏之邪火不炎，四肢之气血流畅，诸疾不生，永除后患，老而不衰。（《逍遥子导引诀·水潮除后患》）

［释义］当天亮人睡醒时，即起身端坐使心神凝静无思无虑，舌头抵住上腭（俗称天花板），闭口调理气息，就有口中津液分泌，渐充满口内，此时可分三次，用意念导其下咽。经常行此导引，可使五脏的邪火不能作病，四肢的气血流通畅达，多种疾病不再生，永除后患，至年老时身体也不会衰弱。

6［原文］肾有久病者，可以寅时面向南，静神不乱

思，闭气不息七遍，以引颈咽气顺之，如咽甚硬物。如此七遍后，饵舌下津令无数。（《素问·刺法论》）

［**释义**］有久患肾病的人，可于清晨寅时（天尚未亮）面朝南方，使心神安静不兴杂念，闭气不呼吸七次，随之以颈引伸向下咽气，似咽某硬物一样。如此做七遍后，可吞咽舌下的津液多次。

7［**原文**］平明睡醒时，即起端坐凝神息虑，舌抵上腭，闭口调息，津液自生，渐至满口，分作三次，以意送下，久行之，则五脏之邪火不炎，四肢之气血流畅，诸疾不生，永除后患，老而不衰。（《逍遥子导引诀·水潮除后患》）

［**释义**］当天亮人睡醒时，即起身端坐使心神凝静无思无虑，舌头抵住上腭（俗称天花板），闭口调理气息，就有口中津液分泌，渐充满口内，此时可分三次，用意念导其下咽。经常行此导引，可使五脏的邪火不能作病，四肢的气血流通畅达，多种疾病不再生，永除后患，至年老时身体也不会衰弱。

8［**原文**］王真，字叔经，上党人。习闭气而吞之，名曰胎息。习漱舌下泉而咽之，名曰胎食。（《汉武内传》）

［**阐释**］上两段记载了百岁老人王真的长寿经验：登山、胎息和胎食。登山是一种有益健康的运动，一可领略风景，怡悦精神；二则可以锻炼身体，增强体质。静坐调息这种缓慢而深长的呼吸锻炼法，可使练功者的基础代谢降低，“储能”能力提高。古人认为漱津咽唾“胜服诸药”。上述三法互相配合，有助健康，延缓衰老。

9［**原文**］每日能咽得三、五十咽津液[①]，胜服诸药。（《圣济总录》）

［注释］

①津液：唾液。古医家认为唾液是不能随便丢弃、对人体很宝贵的东西。

10［原文］服元气，饮醴泉[①]，乃延年之本也。(《养性延命录·杂戒忌禳害祈善篇》)

［注释］

①醴泉：口中唾液。

［释义］吸服元气，饮咽唾液，为延寿根本。

11［原文］唾不咽，则气海不润；气海不润，则津液乏，是以……饮醴泉乃延命之本也。(《养性延命录》)。

［释义］如不咽下唾液，则气海不得滋润，气海不润，则津液少。所以咽服唾液是延年益寿的根本。

［阐释］此为道家辟谷养生的方法。辟谷并非绝食，而是尽量减少五谷的饮食，以免葛洪所云“食谷者智而不寿”之虞。故古人有“食谷者知而夭，食气者神而寿”之说，可供参考。

12［原文］凡小解之时，闭口紧扣其齿，解毕方开，永无齿疾。(《逍遥子导引诀·叩齿牙无疾》)。

［释义］每次解小便时，闭口咬紧上下牙齿，溲完后才松口齿，常练可无齿病。

第八节　气功护理

1［原文］深则蓄[①]，蓄则伸[②]，伸则下[③]，下则定[④]，定则固[⑤]，固则萌[⑥]，萌则长[⑦]，长则退[⑧]，退则天[⑨]，天几桩在上[⑩]，地几桩在下，顺则生，逆则死。(《行气玉佩铭》)

[**注释**]

①蓄：真气蓄积。

②伸：真气延伸。

③下：下腹部的丹田。

④定：真气在丹田内恒定存在。

⑤固：充实饱满。

⑥萌：萌动、活动。

⑦长：真气充实到一定的程度则运行。

⑧退：向后、退后。

⑨天：在上，指真气向上运动

⑩天几桩在上，地几桩在下：上部的百会穴和下腹部丹田。

[**释义**] 真气运行的方法是：使气深入上腹部蓄积，当真气积蓄到一定量时就会向下延伸，直至下腹部的丹田；通过意守丹田，真气在丹田内形成气丘，恒定存在；随着时间延长逐渐充实饱满，丹田内呈现很大的萌动力；丹田真气充实到一定的程度，经会阴、尾闾、命门向后窜动，并沿脊柱向上过夹脊、透玉枕、直达脑海；督脉贯通后，真气在任督运转。头顶百会穴和下腹部丹田内有互相吸引的一种磁性力量，为生命的主宰，通过它真气在体内自然地运行，如果养生的方法不当就会产生危害。

2 [**原文**] 堕肢体，黜聪明，离形去知，同于大通，此谓坐忘。(《庄子·大宗师》)

[**释义**] 四肢身形懈堕放松，耳不聪目不明，似离形体，忘去知觉，与静养的大道同融一体，这就是超然入静的气功坐忘的境界。

3 [**原文**] 坐忘者，因存想而得，因存想而忘也。(《坐忘论》)

[**释义**] 所谓坐忘，就是因存有心想而获得，因存有心思而自忘。

4［原文］守一明法，长寿之根也……百病除去，守之无懈，可谓万岁之术也。(《太平经》)

［释义］守住身心使融为一体，明了此超然入静的坐忘养生大法，就掌握了长寿的根本法则……因这可避凶趋吉使百病不生。如一生毫不懈怠地守住这一大法，就运用了延年益寿的方术。

5［原文］抱一者，守道也。(《道德真经广圣义·卷十一》)

［释义］所谓抱一，就是要紧抱和守住养生的大道和法术。

6［原文］存谓存我之神，想谓想我之身，闭目即见自己之目，收心即见自己之心。心与目皆不离我身，不伤我神，则存想之渐也。(《天隐子·存想》)

［释义］什么是存想呢？“存”指的是保存自我的安静精神；“想”指的是专一默想自我的身形脏器。闭眼就意看自己的眼，收敛心神不思外物就看到自我的心。故此时的心与眼，皆不离我自身，且不耗损自我心神，这就逐渐进入到存想的清心境界。

7［原文］内不觉其一身，外不知乎宇宙，与道冥一，万虑皆遣。(《坐忘论·信敬》)

［释义］坐忘境界，就是自己感觉不到自身的内在，对外界而言，感觉不到宇宙（上下四方谓之宇，古往今来谓之宙）的有无，而将身心与长寿之道融合为一，此时任何欲念和思虑都停顿了。

8［原文］坐忘者，因存想而得，因存想而忘。行道而不见其行，非坐之义乎？有见而不行其见，非忘之义乎？何谓不行？曰：心不动故。何谓不见？形都泯故。或问曰：“何由得心不动？”天隐子默而不答。又问“何由得形都泯?”天隐子瞑而不视。或者悟道而退。曰:“道果在我矣。我果何人哉?天隐子果何人哉?于是彼我两忘,了无所照。”(《天隐子·坐忘》)

[**释义**] 所谓坐忘,是因存想而获得的,也因存想而淡忘的(注:参见上句解说)。正在行养生之道却不见其行动,这不就是“坐”的涵义么?似乎见到了什么而却视而不见,这不就是“忘”的涵义吗?什么叫做“不行”呢?这就是说,其心神并无感应的行动。什么叫“不见”呢?这就是说,物形好像都消失而未见到一样。或更进而再问:“为什么心神无感应的行动呢?”天隐子却沉默不予回答。当又问“为什么物形好像都视而不见了呢?”天隐子却闭目而不理睬。那人似乎已领悟到其中的奥妙而退出来并说:“养生的道理我终于领悟了。我算得了什么人呢?天隐子又算得了什么人呢?由此,对方与自我都遗忘殆尽了,在心意中都全反映不出其究竟了。

9 [**原文**] 夫定者,尽俗之极地,致道之初基,习静之成功,持安之毕事。(《坐忘论·泰定》)

[**释义**] 气功时的入定阶段,能最大限度地摆脱世俗的困扰,是习练好养生之道的初阶,在此基础上人静而致心静无为,继后,进一步达到心安恬淡,虚无持盈的“坐忘”、“神解”境界。

10 [**原文**] 思专,则志一不分;想寂,则心虚神朗。(《念佛三味诗集序》)

[**释义**] 心思专注于养生之道,则意志专一而不分散;思想寂静平淡,则心神虚无而爽朗守静。

11 [**原文**] 学仙之法,欲得怡愉淡泊,涤除嗜欲,内视返听,尸①居无心。(《抱朴子·论仙》)

[**注释**]

①尸：此指象征神灵的人或代死者受祭的神像。

[**释义**] 学神仙益寿延年的方法是，要愉快恬淡，怡然平静，要尽量清除嗜欲思虑，眼注身内守视丹田（脐下三寸处），两耳不收听外界的声音，如神像或亡人一样寂静，无思无虑。

12 [**原文**] 虚心实腹义俱深，只为虚心要诀心。(《悟真篇》)

[**释义**] 心神恬淡虚无和肾精固藏充盈都很重要，但为使虚心则首要彻悟心念，故气功入静是一个较长的习练过程。

13 [**原文**] 气是延生药，心为使气神。能从调息法，便是永年人。(《寿世传真》)

[**释义**] 元气是健康延寿的好药，心神则驱使着气的运行。如果能按养生的要求调气运气，人便可长生于健壮之中。

14 [**原文**] 吸新吐故以养脏，专意积精以适神，于以养生，岂不长哉。(《汉书》)

[**释义**] 服气养生法是用吸入新鲜空气和呼出故旧空气以润养五脏，着意于积聚精气以适应心神的需求，用此法来养生，就可使人健康长寿。

15 [**原文**] 取夜半之后、五更以来，睡觉后以水漱口，仰卧，伸手足。徐徐吐气一二十度，候谷气消尽，心静定后，即闭气忘情，将心在脐下丹田气海之中，寂然不动，则咽气两三度，便闭气，使心送向丹田中，渐觉气作声，下入气海中，幽幽然，是气行之候也。良久，待气行讫，又开口吐气徐徐，又闭口而咽之。如是三二十度，皆依前法。觉气饱即冥心志情，清思万虑。久久习之，觉口中津液甘香，食即有味。(《云笈七签·

卷五十·诸家气法·申天师服气要诀》)。

[**释义**] 养生服气可选在每晚夜半后至五更前这段时间，觉醒后用水漱口、平面仰卧、伸张手足，缓慢地吐气一、二十次，以便食物余气消散，先把心神安静下来，随之闭气忘却一切情欲思念，心神灌注在脐下三寸的下丹田至气海之间，寂静不动，咽气二、三次，便闭气，用心神将气送至下丹田处，渐渐可感到气流作响并下到气海穴处，此时腹内有幽幽深长的气感，反映了气在运行。过一会，气运行完毕，又张口吐气，继又慢慢闭口吞气。如此反复二、三十次，依上述方法去作。当感到腹内气充盈时即将意念引向迷糊恍惚的状态，清除杂念，淡忘一切往事，如此长练下去，口内将出现口水香甜状，进食也有味道。

16 [**原文**] 行气，或可以治百病，或可以入瘟疫，或可以禁蛇虎，或可以止疮血，或可以居水中，或可以行水上，或可以辟饥渴，或可以延年命。其大要者，胎息而已。(《抱朴子·释滞》)

[**释义**] 气功行气，有的可以治好百病，有的可以防治瘟疫，有的可以降伏蛇、虎，有的可以止住疮血，有的可以使人居于水中，有的可以使人行走于水面上，有的可以避免饥饿和口渴，甚至可以延年益寿。然而其奏效的主因则在于胎息的习炼。

17 [**原文**] 运气法，当闭目静坐，鼻吸清气，降至丹田，转过尾闾，随即提气如忍大便状。(《寿世青编·运气法》)

[**释义**] 练气功运气的方法，应当闭双目呈静坐状，先用鼻吸进清新外气，随意而领降至下丹田（约在脐下三寸腹壁下），循脐下至会阴再朝后转过尾闾（即尾脊骨的棘突处），随即如忍大便一样将会阴用力往上提气（此时可以意领气由尾闾沿脊椎向上运行）。

18［原文］初学行气，鼻中引气而闭之，阴以心数至一百二十，乃以口微吐之。及引之，皆不欲令己耳闻其气出入之声。常令入多出少，以鸿毛①着鼻口之上，吐气而鸿毛不动为候也。渐习增其心数，久久可以至千至千则老者更少②，日还一日矣。（《抱朴子·释滞》）

［注释］

①鸿毛：鸿雁的绒羽毛，甚轻。一时不易找到时，鸡鸭的绒毛亦可。

②少：此处应读去声“哨”。

［释义］初学气功的行气时，由鼻吸气入肺而停闭，再暗地里用意念默计由1～120，此时乃用口轻徐地将气吐出。当这样吸气和吐气时，都不要让自已听到气出入的声音。行气中通常是吸进的气多，吐出的气少些。如用绒毛放在鼻孔与上唇间，以吐气时绒毛不摆动作为检测行气是否合格的标准。如此渐学每次渐增加用心意暗数的次数，练习久了，其心数之数可达一千，至此阶段则年老人可显得年轻，且随着行气的进步而更显年少身轻。

19［原文］嘘呵呼嘻吹及呬①，行气之人分六字。果能依用口诀中，新旧有疴皆可治。（《陶真人卫生歌》）

［注释］

①嘘呵呼嘻吹呬：此为六字诀，是一种以呼吸配合发音的治病健身方法，属于气功的常见功法之一。

［释义］气功行气的人，常结合嘘呵呼嘻吹呬的六字口诀，如能依据需要，行气结合念此六字得法，则新病旧疾多可治好。

20［原文］春嘘明目夏呵心，秋呬冬吹肺肾宁，四季常呼脾化食，三焦嘻却热难停。（《卫生歌》）

［释义］春季行气时结合念“嘘”字可明目疏肝，夏季念“呵”字可护心神，秋念“呬”字可肃肺，冬念“吹”字可宁

肾，四季中常念“呼”字可助脾胃健食，治三焦病念“嘻”字可使烦热消除。

21 [**原文**] 春“嘘”明目本扶肝，夏至“呵”心火自闲，秋“呬”定收金肺润，肾“吹”惟要坎中安，三焦“嘻”却除烦热，四季长“呼”脾化餐，切忌出声闻口耳，其功尤胜保坤丹。(《修龄要旨·四季却病歌》)

[**释义**] 春季行气念“嘘”可明目护肝，夏季念“呵”可使心火静闲，秋季念“呬”可润肺金，冬季念“吹”可安肾坎，三焦治病念“嘻”可除烦热，四季结合念“呼”可壮脾阳化食。六字念声时切忌口出声、耳能闻及，这样的功法其效果常胜过服保坤丹。

22 [**原文**] 得胎息者，能不以鼻口嘘吸，如在胞胎之中，则道成矣。(《抱朴子·释滞》)

[**释义**] 善于练胎息气功的人，常能不用鼻口呼吸以行气，就好象孕于子宫中的胞胎一样无呼吸的新陈代谢，能如此作其养生修道之功已成。

23 [**原文**] 凡欲养息，先须养精；凡欲养精，先须养神；凡欲养神，先须养性；凡欲养性，先须养命。性命者，乃是神气也，魂魄也，阴阳也，坎离也。久而行之，结成圣胎，乃真胎息也。(《诸真圣胎神用诀·逍遥子胎息诀》)

[**释义**] 气功时欲养息，应先养精；欲养精，应先养神；欲养神，应先养性；欲养性，应先养命。性命即是神气、魂魄、阴阳、水火（离中虚、属肾火；坎中满，属心火）。久练此气功，可结成真胎息的圣胎而长生。

24 [**原文**] 先除欲以养精，后禁食以存命，是知食胎

气[1]，饮灵元[2]，为不死之道，返童还年。(《遵生八笺》)

[**注释**]

①食胎气：炼气功已达到有似胎儿在胞宫中无口鼻呼吸的真息境界。

②饮灵元：咽津功法。

[**释义**] 气功先须戒除嗜欲以保阴精，后宜节制饮食以保性命。须知练胎息、咽津液是为长生要法，可使人返老还童，健康延寿。

25 [**原文**] 假名胎息[1]，实曰内丹，非只治病，决定延年。(《胎息经》)

[**注释**]

①胎息：为使人体真气在下丹田处呼吸的一种气功方法，似胎儿在子宫内孕育。

[**释义**] 胎息只是一个借用的名词，它的实际涵义是炼内丹。这非仅可以治病，肯定还可益寿延年。

26 [**原文**] 临卧时坐于床，垂足解衣，闭气，舌柱上腭，目视顶。乃提缩谷道，以手摩擦两肾腧穴，各一百二十次，以多为妙、毕、即卧。如是三十年，极得力。(《遵生八笺·延年却病笺上》)

[**释义**] 将睡前坐在床边，双足垂床侧，松解衣服，闭住呼吸，舌尖抵住上腭板，双目上视，提缩肛门，并用双手按摩两侧肾俞穴各 120 次，能多按摩更好。按摩完后即可睡卧。如能依此坚持做 30 年，极有利于养牛延年。

27 [**原文**] 精也者，气之精者也。气道乃生，生乃思，思乃知，知乃止矣。(《管子》)。

[**释义**] 精是什么？精就是气的精华。调气使合乎养生之道

者则可久生，气生乃有思维意识，正确思维可使知调气的重要，有此认知则调气延寿的道理全在掌握之中。

28［**原文**］真气者，所受于天，与谷气并而充身也。（《灵枢·刺节真邪篇》）

［**释义**］人的真气怎样形成的呢？它是受之于先天父母之精气与降生后后天的五谷饮食的谷气精华合并而充斥于全身的真元之气。

29［**原文**］人生以气为本，以息①为元，以心为根，以肾为蒂，……人呼吸常在心肾之间，则血气自顺，元气自固，七情②不炽，百骸③之病自消矣。（《寿世保元·呼吸静功妙诀》）

［**注释**］

①息：呼吸，一呼一吸为一息。

②七情：喜、怒、悲、忧、思、恐、惊。

③百骸：人之整体而言。骸（hai 海）：骨的总称。

［**释义**］人的生命以真元之气为根本，以呼吸气息为首要，以心神的活动为根基，以肾气的先天为纽蒂，人的呼吸贯通心肾，则气血自然顺畅，元气自然充实，七情不会反常而亢进，形体身心的病也就可防止和消除了。

30［**原文**］吹嘘呼吸，吐故纳新，熊经鸟申，导引按跷，所以调其气也；平气定息，握固凝思，神宫①内视，五脏昭彻，所以守其气也；法则天地，顺理阴阳，交媾坎离②，济用水火，所以交其气也。（《素问病机气宜保命集》）

［**注释**］

①神宫：心神之宫府，心眼视物。

②坎离：坎中满（☵），离中虚（☲），道家用指水火、肾心、女男性器官。

［**释义**］吹嘘呼吸体内外之气、吐旧气纳新气，如熊之随步鸟之伸翅，行导引按摩推拿等，这些都是用来调节正气的；平调安定气息，把握固守、凝聚思念，调心内观脏腑，使五脏洞彻明视等，这些都是用以固守真气的养生法；此法依天地四时的气变而应，随阴阳的盛衰而调理，使心肾水火交合互济，这些都是使内外气相交济的养生方法。

31［**原文**］人之学养生，曰打坐，曰调息，正是主静功夫。但要打坐调息时，便思要不使其心妄动，妄动则打坐、调息都只是搬弄，如何成得事。(《养生四要》)

［**释义**］人习养生，其措施一是打坐，一是调息（调节呼吸），这都是习练静功的功夫。但在打坐调息的时候，一定不要使心神胡思乱想而躁动，如心躁动则打坐、调息都只是做样子，是一种自欺的做作，这是不能保健长寿的。

32［**原文**］八益：一曰治气，二曰致沫，三曰智时，四曰畜[①]气，五曰和沫，六曰窃[②]气，七曰寺[③]赢，八曰定顷。七孙（损）：一曰闭，二曰泄，三曰渴[④]，四曰勿[⑤]，五曰烦，六曰绝，七曰费。治八益：旦起，起坐，直脊开尻，翕州印[⑥]下之，曰治气。饮食，垂尻直脊，翕周通气焉，曰致沫。先戏两乐，女欲为之曰智时。为而耎[⑦]脊，翕周（州）呻下之，曰畜气。为而物亟，勿数出入，和治，曰和沫。出卧，令人起之，怒择之，曰积气。几已内脊，毋𢤱（山童），翕气印（即）下之，静身温之，曰寺赢。已而洒之，怒而舍之，曰定顷。此谓八益。

七孙：为之而疾痛，曰内闭。为之出汗，曰外泄。

为之不已曰褐奏[8]。为之而不能，曰费[9]。为之揣（喘）息中乱，曰烦。弗欲强之，曰绝。为之泰（太）疾，曰费。此胃（谓）七孙。故善用八益、去七孙，耳目聪明，身体轻利，阴气益强，延年益寿，居处乐长。（《马王堆汉墓医简·第31~39·天下至道谈》）

[注释]

①畜：古文通“蓄”。

②窃：为“积”之借用词。

③寺：通“侍”、或“待”、或“持”。

④渴：通“褐”、“奏”（见本文）。

⑤勿：通“费”，同“佛”（见本文）。

⑥翕州印：“翕”，收敛也。“卅”，疑为“州”之误，“州”指尻部或体窍（见《尔雅》）。“印”，原意为痕迹着于它物，引处疑为“即”字之误。

⑦耎：古“软”字，松软也。

⑧褐奏：理解为阴精竭尽的拼合。

⑨费：疑为“废”字的借用。

[释义] 所谓“八益”，一为治气（可理解为行导引调治精气）；二为致沫（引出津液阴水）；三为智（知）时（掌握性事的适宜时机）；四为蓄气（蓄养精气）；五为和沫（夫妇交合时宜有阴液渗润）；六为积气（积聚精液元气）；七为待嬴（维持气血的充盈）；八为定顷（一定须在阴茎萎软前退出阴道）。所谓七损，一为内闭（精道闭滞不通利）；二为外泄（汗出早泄）；三为渴（精气短竭）；四为勿（阳痿勿举）；五为烦（气粗喘、心烦乱）；六为绝（一方拒绝性交时）；七为费（操作急促、耗费精气）。

调治八益的方法是：

治气：早晨起床、静坐、脊柱挺直、臀骶放松、呼吸三十次使气下降丹田。

致沫：饮食后使臀骶部下垂，挺直脊柱，收敛肛门，使气机通畅。

智时：性事前夫妇先嬉戏爱抚，使双方欣乐而引起对方的性兴奋和性欲望。

蓄气：男女性事时，使脊柱松软，收敛肛门而导气，令气下聚前阴。

和沫：夫妇交合时，阴茎已勃起挺实，但不频繁出入阴道，和缓轻柔而为。

积气：睡卧时交合，须待阴茎勃起、挺大而择时以进入阴道。

侍羸：双方性兴奋较强，夫妇的性器已相接触，但不要摇动阴茎，可敛气屏息，使气积下阴部位，身形安静而使体热感传。故侍羸即是等待和维持精气的充盈。

定顷：房事至性高潮时，男方射精后宜将余精洒尽，并应趁阴茎尚未萎软时即退出。

以上为八益的具体内容。

七损则是

内闭：夫妇交合时因动作过快而产生疼痛，久之可致内伤五脏。

外泄：指汗出时性事可致阴泄伤津。

揭奏：男女频繁的性事可使阴精耗竭。

帮：纵有性欲要求，但在阳痿情况下勉强交合，则将更易引起阴茎的萎废。

33［**原文**］既行运气功夫，又加以动功，再及静功，则胸膈舒泰，气血流行，宿疾沉疴，为之顿去。（《寿世青编》）

［**释义**］养生的人，如做到了既作运气，又加动功，再有静养功夫，则其胸腹五脏六腑舒适平和，周身气血流通，即使有老

病重病，也可因而治愈了。

34［**原文**］彭祖曰：常闭气纳息，从平旦至日中，乃跪坐拭目摩搦①身体，舐唇咽唾服气数十，乃起行言笑。其偶有疲倦不安，便导引闭气以攻所患。(《养性延命录·服气疗病篇》)

［**注释**］

①搦（ruo 弱）：按摩、抚拭。

［**释义**］寿高八百岁的彭祖说：欲健康长寿，须常闭息以吸纳清气，从清晨到正午，要双膝跪坐用手拭擦双眼并按摩身体各部，以舌舐唇、咽吞唾液并服气数十次，作完上述导引后才离床步行并从事日常生活。如偶或出现疲倦不安适时，也可用导引闭气以消除不适。

35［**原文**］《太上日用经》曰："饮食餐完，禁口端坐，莫起邪念，世事俱忘，存神定意，眼不视物，耳不听声，息心内守，调息绵绵，呼吸自在，似有如无。心火下降，肾水上升，口中津生，灵真附体，得至长生，与天齐寿。"(《清修妙论笺·上卷》)

［**阐释**］这一段描述了气功锻炼中的静功练习全过程：静坐——排除杂念——调整呼吸——入静——练津咽唾，以及气功对养生保健的良好作用。

36［**原文**］止念令静，观理令明。念静理明，不死可能。导气令和，引体令柔。气和体柔，长生可求。(《清修妙论笺·上卷》)

37［**原文**］一法：惟高枕，偃仰，心平气定，其肿自收。二法：一足踏地，一足屈膝，两手抱犊鼻下，急挽向身极势。左右换易四七。去痔，五劳，三里气不下。

三法：踞坐，合两膝，张两足，不息两通。治五痔。四法：两手抱足，头不动，足向口受气，众节气散，来去三七，欲得捉左右侧身，各急挽，腰不动。去四支腰上下髋内冷，血冷筋急，闷痔。五法：两足相踏，向阴端急蹙，将两手捧膝头，两向极势，捧之二七竟，身侧两向取势二七，前后努腰七。去心劳，痔病。(《养生导引法·二十六·诸痔门》)

［释义］一法：仰卧，将枕放高，心平气定的调息，可使痔疮肿痛自行散。二法：一脚踏在地上，另一腿曲膝，两手抱膝头犊鼻下，尽力向身体腹部拉，左右交换各作二十八次。可祛除痔疮、五痨病和足三里经气不能下行。三法：踞坐，合拢两膝，张两脚，不息两遍。治疗五痔。四法：两手抱脚，头不动，不息行气，把脚对着口接受出气，直到全身各骨节气散，共做二十一次。然后用两手捉腰左右侧身，用力拉，腰保持不动。可去除四肢、腰上下、骨髓内冷、血冷、筋急、闷痔。五法：两脚掌对踏，向前阴处紧靠，用两手捧膝头，左右两边都尽量用力捧十四次完毕后，身体向两侧摆动十四次，再前后活动腰部七次。可祛除心劳、痔疮、膝冷。

第九节　怡情护理

生活中有些情趣高雅，内容健康，生动活泼，轻松愉快的娱乐活动都具有养生功能，如书画、音乐、种花养鱼等。这些活动不仅丰富了人们的生活，还能适当的调节情绪，陶冶情操，锻炼身体，从而起到养生的作用。

一、书画

1［原文］藏书者，无问册帙美恶，惟欲搜奇索隐，得见古人一言一论之秘，以广心胸……故积书充栋，类聚分门，时乎开函摊几，俾长日深更，沉潜玩索，恍对圣贤面谈千古，悦心快目，何乐可胜。古云开卷有益，岂欺我哉？不学无术，深可耻也。（《遵生八笺·燕闲清赏笺·论藏书》）

［**释义**］藏书的人，不要问册页装订的美丑，只应该搜寻奇书，探索隐密处。如果能见到古人一言一论的真秘，以扩展心胸，弥补还不知道、还没听到的知识……所以积书充溢到栋梁，分门别类地收聚，时而开卷摊在几案上，在日长如年，深更难眠之时，沉溺玩赏，恍然与圣贤面谈千古之事，赏心悦目，哪一种快乐可与之相匹？古人说：开卷有益。这难道是骗人的吗？而不学无术，才是应该深感耻辱的。

2［**原文**］余向曾见开皇兰亭一拓，有周文矩画萧翊赚兰亭图卷定武肥瘦二本[①]，并褚河南玉枕兰亭四帖，宝玩终日，恍入兰亭社中，饮山阴流觞水，一洗半生俗肠，顿令心目爽朗。（《遵生八笺·燕闲清赏笺·论历代碑帖》）

［**注释**］

①定武肥瘦二本：据《洞天清录·兰亭帖》云："兰亭帖，世以定武本为冠……然定武又自有肥瘦二本。"

3［**原文**］秦太虚云：余为汝南，得疾卧直舍。高仲符携《辋川图》示余，曰："阅此可以疗疾。"余本江海人，得图喜甚。即使二儿从旁引之。阅于枕上，恍然若与摩诘入辋川……忘其身之匏系[①]于汝南也！数日，疾良愈。（《寿亲养老新书·收画》）

［**注释**］

①匏（pao 咆）系：客居。

[**释义**] 宋代诗人秦观说：我在汝南做官时，染病在床，这时高仲符带着王维的《辋川图》来给我看，说："观阅这幅画可以治病。"我本来是江海边长大的人，得到此画后非常高兴。马上让两个儿子从旁把画展开，自己靠在枕上观看。我恍惚与王维携手进入辋川的美景之中……完全忘了自己客居在汝南。这样，几天以后，疾病就全好了。

4 [**原文**] 笔墨挥洒，最是乐事，素善书画者，兴到时，不妨偶一为之。书必草书，画必兰竹，乃能纵横任意，发抒性灵，而无拘束之嫌。饱食后不可捉笔，俯首倚案，有碍胃气，若因应酬促逼，转成魔障。(《老老恒言·消遣》)

[**释义**] 写字作画，最是快乐的事情。平素善于书画的老年人，兴趣来了时，不妨偶尔写写画画。书法必须写草书，绘画必须画兰、竹，这才能纵横挥洒，任意而为，抒发自己的性灵，而没有受到拘束的嫌疑。但吃饱饭以后，不可提笔，因为你低下头，身子伏倚在书案上，妨碍了胃气的运转。如果因为应酬而不得已饭后提笔，必然影响健康。

5 [**原文**] 法书名画，古人手迹所存，即古人精神所寄，窗明几净，展玩一过，不啻对古人。谛审①其佳妙，到心领神会处，仅有默默自得之趣味在。(《老老恒言·消遣》)

[**注释**]

①谛审：仔细地审查。

[**释义**] 至于书法、名画，是古人手迹的遗存，是古人精神所寄托的作品。窗明几净，展玩一遍，不只是和古人会面交流，仔细审视它的佳妙之处，达到心领神会的地步，自有一番默默自得的高尚趣味在里面。

二、音乐

1［原文］歌咏所以养性情，舞蹈所以养血脉。又不必静坐，宜夜眠早起，……食后宜稍动作舞蹈。(《红炉点雪》)

［释义］歌唱可以培养良好的性情，而舞蹈则可以活动滋养血脉。养生不必长时间静坐，而应该晚睡早起……吃了饭后应稍加运动，如散步、引导、舞蹈之类均可选择。

2［原文］天有五音，人有五脏；天有六律，人有六腑。……此人之与天地相应也。(《灵枢·邪客》)

［释义］天有宫、商、角、徵、羽五音，与此相应，人体就有心、肝、脾、肺、肾五脏；天有六律音阶，人就有胆、胃、大肠、小肠、膀胱、三焦六腑。这说明人体与天地是相对应的。

［阐释］古人以此作类比，强调人必须与自然界的变化相适应，才能健康长寿。

3［原文］声音感人之道，其效力速于训话与身教，……况丝竹能陶冶性情，讴歌能发舒抑郁，故无论男女，当职业余暇之时，或安弦操漫，或铁板铜琶，或引吭高歌，或曼声徐度，于身心二者交有裨益。(《寿世全书》)

［释义］歌声音乐乃是感动人的重要方法，它的作用比训话和自身的榜样还快速而有效。何况丝竹管弦能陶冶人的性情，放声歌唱能抒发抑郁之情，所以无论男女，在业余闲暇之时，或安上琴弦，信手漫弹；或重击响板，弹奏琵琶；或放开喉咙，高声吟唱；或声音柔和，缓缓抒发情怀。对于愉悦身心来说，演奏乐器和唱歌，二者都是有益的。

4［原文］止怒莫若诗，去忧莫若乐，节乐莫若礼。

(《管子·内业篇》)

［释义］制止发怒的好办法莫过于吟诗作赋，去除忧虑的好办法莫过于优美动听的音乐，而节制过分欢乐的办法则莫过于知时达礼，掌握好分寸、节制，适可而止。

三、运动娱乐

1［原文］舞以宣导之，以防民气郁瘀而滞着，筋骨瑟缩而不达。(《吕氏春秋·古乐篇》)

［释义］通过舞蹈的运动肢体使之宣泄导引，可防止人体的气郁血瘀或筋脉关节的僵硬甚至挛缩和不畅达。

2［原文］"一张一弛，文武之道也"。君子学道从政，勤劳疲倦，必从容宴息以养志游神，故可久也。(《投壶新格》)

［释义］"一张一弛，文武之道"，所以，当人们在紧张的学习、工作之后，因为辛劳而疲倦，就一定要用投壶、宴饮等较为从容和缓的方式来放松和休息排遣，从而养精蓄锐，才能获得长久的健康。

3［原文］坐久则络脉滞。居常无所事，即于室内，时时缓步，盘旋数十匝，使筋骸活动，络脉乃得流通。习之既久，步可渐至千百，兼增足力。步主筋，步则筋舒而四肢健，懒步则筋挛，筋挛日益加懒。偶展数武①，便苦气乏，难免久坐伤肉之弊。(《老老恒言·散步》)

［注释］

①武：半步，泛指脚步。

［释义］人如果坐得时间过长，就要引起经络、血脉凝滞。平时没什么事可做时，就要在屋子里时时缓步来回走几十次，使经脉、骨关节得以活动，络脉才能得以流通。练习久了，散步可

渐渐增加到千百步，又能增加脚力。步主筋，步行则筋舒而四肢康健，懒于步行则筋脉拘挛，筋脉拘挛就会日益加懒而更不想活动。偶尔走几步，就觉得气力不足，不想走了，难免要出现久坐伤肉的弊端。

4［**原文**］饭后食物停胃，必缓行数百步，散其气以输于脾，则磨胃而易腐化。《蠡海集》曰："脾与胃俱属土，土耕锄始能生殖，不动则为荒土矣，故步所以动之。"《琅嬛记》曰："古之老人，饭后必散步，欲摇动其身以消食也，故后人以散步为消遥。"（《老老恒言·散步》）

［**释义**］吃饭后，食物停留在胃中，必须缓行几百步，散其胃气，而输送到脾中，那么在胃体摩擦中而易于消化了。《蠡海集》说："脾与胃在五行中都属中土，土地耕锄，庄稼才能生长并且收获，如果不动土地，久而久之则成为荒土一片了，所以用散步的方式，去让中土运动。"《琅嬛记》说："古代的老年人，饭后必定散步，想活动其身体而消化食物，所以，后人以散步为逍遥。"

四、花鸟虫鱼

1［**原文**］院中植花木数十本，不求名种异卉，四时不绝便佳；呼童灌溉，可为日课，玩其生意，伺其开落，悦目赏心，无过于是。（《老老恒言·消遣》）

［**释义**］在院子里种植多种花木，不必追求各种名花异卉，只要四时花开不谢就好。呼叫儿童来帮助浇灌，可以成为每日必做的功课。用心观察它茁壮生长的情况，看花开花落的景象，令人赏心悦目，没有什么能超过园艺这种乐趣的了。

2［**原文**］鹤，野鸟也，性却闲静，园圃宽阔之所，即可畜，去来饮啄，任其自如，对之可使躁气顿蠲[①]。若笼画眉，架鹦鹉，不特近俗，并烦调护，岂非转多一累？（《老老恒言·消遣》）

[注释]

①蠲（juan 娟）：免除、清洁。

[释义] 鹤，是一种野鸟，它的性情闲散、安静，在园圃宽阔的地方，就可畜养，其来去饮水、啄食，任其自如，面对闲鹤，可以使自己的烦躁之气顿时消失。如果在鸟笼中关上画眉鸟，或架上鹦鹉，不仅近于庸俗的气氛，并且调护起来十分麻烦，岂不是又多了一重累赘？

3 [原文] 阶前大缸贮水，养金鱼数尾，浮沉旋绕于中，非必池沼，然后可观，闲伫时观鱼之乐，即乐鱼之乐，既足怡情，兼堪清目。（《老老恒言·消遣》）

[释义] 在台阶前面放一口大缸，里面贮满清水，养金鱼数尾，闲暇时，伫立其旁，既可怡情，又能清脑明目，自得其乐。

4 [原文] 拂尘涤砚，焚香烹茶，插瓶花，上帘钩，事事不妨身亲之，使时有小劳，筋骸血脉，乃不凝滞，所谓流水不腐，户枢不蠹[①]是也。（《老老恒言·消遣》）

[注释]

①蠹（du 度）：蛀虫，这里指虫蚀。

[释义] 用拂尘把砚台扫干净，然后焚香、烹茶，插上瓶花，挂上帘钩，事事不妨亲身去做，经常做些轻微的劳动，可防筋骨血脉凝滞，正是所谓的“流水不腐、户枢不蠹”啊！

五、琴棋

1 [原文] 棋可遣闲，易动心火，琴能养性，嫌磨指甲，素即擅长，不必自为之。幽窗邃室，观奕听琴，亦

足以消永昼[1]。(《老老恒言·消遣》)

[注释]

①永昼：漫长的白天。

[释义] 下棋可以消遣，但容易动心火；弹琴能够养性，但容易磨损指甲；假如你平素就擅长下棋弹琴，也不必亲自去做，在幽窗深屋内，观棋听琴，也足以用来消遣漫长的白天。

2 [原文] 琴为书室中雅乐，不可一日不对……渊明云："但得琴中趣，何劳弦上音。"吾辈业琴，不在记博，惟知琴趣，更得其真……清夜月明，操弄一二，养性修身之道，不外是矣。岂以丝桐为悦耳计哉？(《遵生八笺·燕闲清赏笺·论文房器具·琴剑》)

3 [原文] 窦公无所服御而致百八十，岂非鼓其琴内和其心哉？此亦养神之一征也。(《养生论》)

4 [原文] 其康乐者闻之，则欨[1]愉欢释，抃舞踊溢，留连澜漫，嗢噱[2]终日；若和平者听之，则怡养悦愉，淑穆元真，恬需乐古，弃事遗身。(《琴赋》)

[注释]

①欨（xu 虚）：笑的模样。

②嗢噱（wa jue 袜决）：笑。

[释义] 健康乐观者欣赏琴声，能够欢愉释然，情不自禁地拍手起舞，终日含笑，如果是心平气和者听到琴声，就会心情恬然，真气美好肃穆，静虚中遨游上古，抛弃琐事，忘却自身。

5 [原文] 朱文公《琴赞》云："养君中和之正性，禁尔忿欲之邪心。乾坤无言物有则，我欲与子钩其深。"欧阳公云："子尝有幽忧之疾，退而闲居，不能治也。既而学琴于友人孙道滋。受宫声数引，久而乐之，不知疾之在其体也。”夫疾，生平之忧者也。药之毒者，能攻其疾之聚，而不若声之至也，能和其心之所不平。心而平，不和者和，则疾之忘也，宜哉！奉亲者能琴，时为亲庭鼓一二操，亦足以娱悦其意，和平其心。（《寿亲养老全书·置琴》）

[**释义**] 朱熹有首《琴赞》的诗：“琴能培养你中正的性格，禁止你忿怒邪恶的私欲。乾坤无言但事物有一定法则，我想与你追求琴的深趣”。欧阳修也说：“我曾经有过抑郁之病，退隐闲居，也不能治愈。不久向朋友孙道滋学习弹琴，接受宫声曲调几首，弹久了便乐在其中，也不觉得疾病附体了。”疾病这东西，是平时忧患的聚集，而药中那些有效的，能够攻杀疾病的汇聚，但终不如音乐的效果好，音乐能够使不平衡的心理得以调和。心理如果平衡了，不和谐的因素也就和谐了，这样，就能忘却疾病了。真是适宜啊！侍奉双亲的儿女如果能弹琴，不时地为老人在庭中弹奏一两曲，也足以使他们娱乐，使他们心中和悦平静。

六、旅游

1 [**原文**] 王右军[①]既去官，与东土人士，营山水弋钓[②]之娱，又与道士许迈，共修服食[③]，遍采名药，不远千里，游东土中诸郡名山，泛沧海，叹曰：“我卒当以乐死。”（《起居安乐笺·尘外遐举笺·恬逸自足条·序古名论》）

[**注释**]

①王右军：晋代大书法家王羲之。

②弋钓：射猎和钓鱼。

③服食：一名服饵。道家养生法，指炼丹并服用仙丹妙药。

2 [**原文**] 乐天[①]云：“洛城内外六七十里间，凡观寺丘墅[2]，有泉石花竹者，靡[3]不游。人家有美沈鸿琴者靡不通，有图书歌舞者，靡不观。自居守洛川，泊布衣家[4]以宴游召者，亦时时往。(《起居安乐笺·尘外遐举笺·恬逸自足条·序古名论》)

［注释］

①乐天：唐代大诗人白居易，字乐天。

②丘墅：有山有水的大户人家别墅、园林。

③靡：没有，不。

④泊布衣家：贫穷的读书人。

［释义］唐代大诗人白居易说："洛阳城周边六七十里范围内，凡是寺庙道观，或大户人家别墅、园林，特别是有泉石、奇花异卉者，没有不去游览的。凡是美酒、音乐、琴韵，没有不通晓的。凡是有古今图书、歌舞表演的，没有不去欣赏的。自从到洛阳为官以来，即使平常百姓、穷读书人家宴请只要邀请了，也不分贵贱，只要有时间都高兴地前往与民同乐。"

3［原文］苏子美[1]答……曰："有兴则泛小舟，出盘阊二门[2]，吟啸览古于江山之间，渚茶野酿，足以消忧，莼鲈稻蟹，足以适口。(《起居安乐笺·尘外遐举笺·恬逸自足条·序古名论》)

［注释］

①苏子美：北宋诗人苏舜钦（1008~1048），字子美，四川中江人。

②盘阊二门：盘门和阊门，均为苏州古城门（西南和西门）。

4［原文］或命巾车，或棹孤舟，既窈窕以寻壑，亦崎岖而经丘[1]……登东皋以舒啸[2]，临清流而赋诗。(《起居安乐笺·尘外遐举笺·恬逸自足条·序古名论》)

［注释］

①经丘：经过崎岖不平的丘陵地带。

②舒啸：引亢高歌或吟诗以抒发感怀。

［释义］有时候乘车马，有时候驾一孤舟，在大自然中寻找最美的景色和丘壑，经过崎岖而漫长的旅途，过了无数山路弯弯……攀登上东面的高山之颠吟诗高歌以抒发感怀；临近清江水赋诗作画以寄情山水。

5［原文］倪正父《锄经堂》述五事：静坐第一，观书第二，看山水花木第三，与良朋讲论第四，教子弟读书第五。(《起居安乐笺·尘外遐举笺·恬逸自足条·序古名论》)

6［原文］齐斋十乐云："……浇花种竹……登城观山……"(《起居安乐笺·尘外遐举笺·恬逸自足条·序古名论》)

7［原文］邵康节[1]吟曰："……花似锦时高阁望，草如茵处小车行。"(《起居安乐笺·尘外遐举笺·恬逸自足条·序古名论》)

［注释］

①邵康节：邵雍（1011～1077），北宋哲学家。字尧夫，谥康节。

8［原文］谢灵运[1]《逸民赋》曰："御清风以远路，拂白云而峻举，指寰中以为期，望系外而延伫，推天地为一物，横四海于寸心。"(《起居安乐笺·尘外遐举笺·恬逸自足条·序古名论》)

［注释］

①谢灵运：南朝宋国诗人，河南太康人。

9［原文］歌者袁綯，尝从子瞻[①]与客游金山，命綯歌，歌罢，公自起舞。(《起居安乐笺·尘外遐举笺·恬逸自足条·序古名论》)

［注释］

①子瞻：苏轼。北宋文学家、书画家。字子瞻，号东坡。四川眉山人。

［释义］歌唱家袁綯，曾经跟随苏东坡及客人一起游览江苏著名景点金山，让袁綯歌唱，歌声起处，东坡也情不自禁地跳起舞来。

［阐释］这里，古人给我们提供了园艺种植、浇灌花木、登高望远、驾舟旅游、车马出行、寄情山水、亲朋聚会、引亢高歌、吟诗作画、欣赏歌舞、古籍字画等多种运动休闲项目，都是有益于身心健康的养生良方。即使在现代，这些也是一种非常积极、绿色环保的生活方式和亲近大自然的高尚娱乐。

10［原文］驻马饮

长安侠少，春时结伴，各骑矮马，饰以锦鞯金络，并辔而行，往来有花树旁，仆从执酒随之，遇好色，则驻马而饮。(《遵生八笺·四时调摄笺·春卷》)

［释义］京城长安有钱人家的子弟，每逢春和景明时节就结伴郊游。各自骑着饰以贵重物品的鞍马，并驾而行。遇到花丛树荫，则让仆从好酒好菜野餐一顿。遇到景色绝佳处，总要停马驻足，尽情赏玩。饮马于小溪清流，自己也对景把酒、吟咏唱和，不亦乐乎。

11［原文］登山远眺

正月人日，当登山远眺，李充[①]诗曰："命驾升西山，寓目眺原畴。"

(《遵生八笺·四时调摄笺·春卷》)

[注释]

①李充：东晋文学家。字弘度，湖北安陆人。首创中国图书目录经史子集分类法。

[释义] 正月初七为中国传统的人日，民俗当登高望远，或郊游踏青。李充有诗曰："骑马攀登上高耸的西山之上，极目远眺层层山峦，茂密森林和广阔的田园风光。"

12 [原文] 从容步山径，抚松竹，与麋犊[①]共偃息[②]于长林丰草间。坐弄流泉，漱齿濯[③]足。(《寿亲养老新篇·古今嘉言》)

[注释]

①麋犊：小鹿。

②偃息：休息、休闲。

③濯（zhuo 捉）：洗。

[释义] 从容漫步于山间小路，沿途抚弄迎面而来的松枝竹叶，与可爱的小鹿一同在茂林丰草间嬉戏玩耍。坐于山溪清流边上玩水、漱口、洗足。

下篇　病症护理

此篇主要对临床内、外、妇、儿等各科病症的临床护理经验进行整理和总结。现介绍如下：

第一章　常见内、外科病症调护

中医内科病症调护，是用中医内科学的基本理论，引用古籍原文来阐释内科所属病症的调护内容。内科病症的范围很广，包括外感病和内伤病两大类。外感病主要指伤寒及温病；内伤病包括《金匮要略》等书所说的脏腑经络诸病，外感和内伤疾病两者既有区别，又有联系。内伤易遭受外邪，而外感又可促进内伤，二者不可分割。故对于内科病症的调护必须结合调护总论，经方论服药调护、伤寒调护说、温热病调护等进行学习。

中医古籍中有关内科病症的调护内容颇多，本篇仅选摘22个常见病和多发病加以论述。于每病中，先用中医内科的基本理论概述其病因病机、古籍中病名，接着重点引用原文阐释每种病症的饮食起居调摄、情志调理、外治法、食疗观察等。而为了认识和掌握各种内科病症的调护规律，便于阅读、查找，本篇将各类疾病的调护方法归纳为以下四方面：

1. 饮食起居调护：包括疾病期的饮食宜忌、生活起居、劳逸、寒温、房事等调摄内容。

2. 调情治：中医古籍中谓："心病要用心药治。"内容包括静养、安神、五行生克理论在疾病中的应用等。

3. 护疗：调护者使用简易的外治法，如熏、蒸、熨、贴、针灸、导引、食疗等来辅助治疗。

4. 观察：包括对汗、尿、痰及药后的病情观察等。

第一节 感 冒

感冒是由于感受四时六淫之邪，伤及肺卫而引起的一种外感疾病。临床表现为头痛、鼻塞、流涕、恶风寒、发热等。本病与伤寒初起、温病早期相类似，但感冒病变多局限于肺卫，无六经传变和卫、气、营、血的演变过程。

感冒病的发生发展，与病人的饮食起居调摄关系密切，如调理得当，可不药而愈；调护失宜可致邪气重蹈，甚至变生他病。本病的调护方法多散见于中风、时病、伤风、外感、温病等病证中，下面选择古籍原文进行论述。

一、生活起居调护

1 [**原文**] 当汗之时，宜详时之寒暑，用衾[①]衣之厚薄。禁浴沐之火炕，重被、热粥、燔针二禁也，大汗之后，禁杂食、嗜欲、忧思作劳六禁也。故凡有此者，宜清房凉榻[②]，使不受客热之邪。清之而勿扰，休之而勿劳。(《儒门事亲·立诸时气解利禁忌》)

[**注释**]

①衾（qin 钦）：被子。

②榻（ta 踏）：狭长较矮的床。

[**释义**] 当用表药发汗时，应掌握天气寒凉温暑的变化及病人衣被的厚薄。发热病人，应当禁热浴、厚被、热粥、烧针。服药大汗出后，饮食不可杂乱，宜禁房事，少思虑，不过劳。病室宜清爽，床铺宜凉，凡患时气热病，须保持病室通风、清洁，使

不受邪热再袭。不扰动病人，使之安静养病。

2［原文］伤寒[1]惟宜密室避风，宜食粥米饭粒，谨静自守，只以姜汁热酒或姜茶等类与饮，待七日传变经络，虽不服药亦自然痊愈。(《寿世汇编·时症伤寒》)

［注释］

①伤寒：时症冒风感寒，非仲景六经伤寒。

3［原文］风寒俱从背俞而入，无论春夏秋冬，俱宜著背伤风、伤寒之患。(《不知医必要·伤风·卷一》)

［阐释］风热证，宜忌辛辣、煎炒、油腻。

二、护疗

1［原文］人冒气、时气、温病、伤寒。清旦初起，摩手令热，从体上下，名曰：干浴。令人胜风寒时气，寒热头痛，百病皆愈。(《外台秘要·天行病发汗等方四十二首》)

［释义］患风寒、风热感冒可用干浴方法治疗。方法是：早晨起床后，将两手互相摩擦使热，然后用热手在全身上下进行按摩，能治疗风寒、时气、寒热头痛等病。

［阐释］热手按摩能疏通气血、解肌散寒，长期坚持按摩可预防感冒、痹证、肠胃疾病。

2［原文］人冒风、时气、温病、伤寒。

又方不卧散[1]解之。于两鼻内之，连嚏喷三二十次，以衣被盖覆。用此药时，当于暖室中嚏罢，以酸辣浆粥投之，汗出如洗。嚏喷者，同吐法也。(《儒门事亲·解利伤寒七》)

［注释］

①不卧散：通关散，由细辛、皂荚末组成，专用来吹鼻取

嚏，可醒脑回神。

[阐释] 感冒早期，邪气在表。喷嚏使邪毒从鼻窍排出，犹如法排除宿食一样。其法简便易行，可向病人推广。

3 [原文] 解利伤寒七。先教并热盘足而坐，次用两手交十指攀脑后风池[①]风府[②]，二六是风门也。向前叩首，几至于地，如此连点一百二十数，急以葱醋粥，辛辣汤投之，汗出立解。(《儒门事亲·解利伤寒七》)

[注释]

①风池：足少阳胆经穴位，在后头骨下，风府穴旁开一寸，俯头取之。

②风府：督脉经穴位，入后发际一寸陷中，俯头取之。

[阐释] 手攀风池、风府，意在温经按摩，使风寒由此外出。叩首摇动肢体，动则生阳以祛散风寒。

4 [原文] 桃柳汤浴方出圣惠方治热病一日，身体壮热、头痛，骨肉酸楚，背脊强，口鼻干，手足微冷，小便赤黄，宜用。

桃枝并叶五片细剉，柳枝并叶五片细剉，上以水一石，煮取一斗，过渣，带热避风处淋浴，浴后于秘室中。(《普济方·第四册·一百五十二卷》)

[阐释] 用热药浴解肌透表疗效胜于服药。

5 [原文] 古人治风寒，用葱、姜、豉、盐炒热布包掩脐上。

又治伤寒、食积、寒热不调者，用一寒一热之药为饼置脐上，以熨斗盛炭火熨之，或空中运[①]之。(《理瀹骈文·续增略言》)

[注释]

①运：来回运动。

6 [原文] 感冒初起，偏头痛，萝卜汁加冰片少许，昂头灌入鼻中，左痛灌左，右痛灌右即愈。(《寿世汇编·伤寒》)

[阐释] 萝卜清热解毒利尿，冰片清凉退热，鼻窍通脑，用此滴鼻可治感冒初起头痛。

第二节　咳　嗽

咳嗽是肺脏疾病中的一种病证。古今医籍中将咳嗽分为外感咳嗽和内伤咳嗽。外感咳嗽多由风、寒、热、燥邪犯肺引起；内伤咳嗽多由嗜食烟酒、辛辣、煎炒之物损伤肺脏致病；或由郁怒伤肝，气郁化火，炼液为痰，痰热犯肺；或由素体阴虚，病后失养，虚火迫肺；或由脾虚痰湿犯肺所成。患病之后，若能谨慎调护，将养得当则可减轻病情。

一、饮食起居调护

1 [原文] 皮毛先受邪，邪气以从其合也。其寒饮食入胃①，从肺脉上至肺则肺寒，肺寒则内外何邪，因而客之，则为肺咳。(《素问·咳论》)

[注释]

①其寒饮食入胃：张景岳说："肺脉起于中焦，循胃，上隔属肺；故胃中饮食之寒，从肺脉上于肺也。所谓形寒寒饮则伤肺，正此节之谓。"

[释义] 如皮毛先受到外邪的侵袭，邪气就会影响到肺脏。若再吃了寒冷的饮食，寒气在胃循环肺脉上行于肺而使肺寒，与外来之寒邪相结合，因而留止于肺脏，就形成了肺咳。

[阐释] 凡属风寒、寒湿、痰湿咳嗽其饮食起居宜暖，忌食生冷，避免风寒外袭。

2［原文］夫酒客咳者，必致吐血，此因极饮过度所致也。(《金匮要略·惊悸吐衄下血胸满瘀血病脉证并治第十六》)

［释义］嗜酒人咳嗽，势必吐血，这是因为饮酒过度，胃中多积热，上熏于肺，热在上焦，迫血妄行，损伤肺络，故必致吐血。

［阐释］此条与上条相对，一曰寒饮由胃上肺，一曰辛热由胃上熏肺，此示凡属热咳、燥咳均须忌食辛辣煎炒食物。

3［原文］燥热咳嗽，须宜静以养阴。(《医衡·论痰气火以寒热异名》)

［阐释］静则生阴，安静休息，以助药物发挥作用。

4［原文］（凡肺病）饮食宜淡泊，不可过食炮炙厚味及过咸之物。宜多食蔬菜，若藕、鲜笋、白菜、莱菔、冬瓜。果品若西瓜、梨、桑椹、苹果、荸荠、甘蔗皆宜。不宜桃杏，忌烟、酒及一切辛辣之物。又忌一切变味，若糟鱼、松花蛋、卤虾油、酱豆腐、臭豆腐之类、亦不宜食。(《医学衷中参西录》)

［阐释］本文宜忌适用于肺热、肺燥、阴虚所致的咳嗽病证。

5［原文］在老，向有可所之疾，缘劳心过度，外为风寒所触，内郁之火窃发，上干肺家而咳嗽。并宜寂静调摄，庶不致喉烂声哑，酿成劳瘵也。

平素善怒躁急。宜戒恼怒，慎起居，不至酿成劳瘵。

向有咳嗽，遇风寒即发，此痰火咳嗽也。加之肥甘不忌，咳嗽日甚。

上海东门张子敬，初因风寒袭肺咳嗽。因不忌荤酒，不避风寒，日久伤肺而痰中带红。宜静养调摄，不致酿成劳瘵也。

崇明范锡凡，喘息不得卧，咳出黄痰。并忌醇酒厚味等物，胃中清爽而痰不生。

先天肾水不足，相火妄动，上炎烁肺而咳嗽。先宜静养，毋躁急恼怒，省言语，避风热。(《珍本医书集成·十三册·沈氏医案》)

［阐释］上录数条原文，可见不同证型其调护方法各异，说明临证应辨证施护。

二、护疗

1［原文］治卒的咳嗽方

又方从大椎下第五节下，六节上空间，灸一处，随年壮[1]。(《肘后备急方·卷三》)

［注释］

①随年壮：按照病人年龄大小，决定灸的壮数。壮，量词，一艾炷为一壮。

2［原文］养生方导引法云：先以鼻内[1]气，乃闭口，咳，还[2]，复以鼻内气，咳则愈。

又云：还向反望侧坐，不息七通，疗咳逆胸中病。(《外台秘要·咳逆及厥逆方七首》)

［注释］

①内（na 纳）：接受，此作吸气。

②还：此作呼气。

［释义］养生方导引法说：治疗咳嗽和胸中疾病，可用导引方法。先用鼻吸气，然后闭口、降气、咳、呼气。如此反复数次，咳嗽则愈。

又说：侧身坐，转颈向后望，闭气不息，气满则呼，如此七次，可疗咳嗽及胸中病。

3［**原文**］百部酒，治久近一切咳嗽。百部切炒，袋盛浸酒频频饮之。

苏子酒，主消痰下气，润肺止咳。家苏子炒研，娟袋盛之，浸酒中，日日饮之。（《珍本医书集成·十四册·寿世青编》）

［**阐释**］药酒治咳适于老年阳虚，寒痰胶固者。

4［**原文**］甘蔗粥，治咳嗽虚热，口干口燥，涕吐稠黏。

竹沥粥，治痰火如神。如常煮粥法，以竹沥下半杯，食之。

四汁膏，清痰降火，下气止血。雪梨、甘蔗、鲜藕、薄荷叶各等分捣汁，入瓦锅文火熬膏，频频饮。（《珍本医书集成·十四册·寿世青编》）

［**阐释**］上述食疗有清肺化痰的功效，适合于肺热咳嗽、燥热咳嗽及阴虚咳嗽。老年慢性咳嗽尤宜常服。

第三节　喘证　肺胀

喘证是以呼吸迫促，张口抬肩，甚则摇身撷肚，不得平卧为特征。凡外感内伤、饮食失节、情志失调等以及其他病损伤肺肾，影响气机升降出入，均可发生喘证。

肺胀多因长期咳喘上气，反复不愈，以致肺、肾、心脾功能失调，气血津液输布障碍而形成。喘证较轻，肺胀较重。古籍中常将二病并论，故此列为一节。

一、饮食起居调护

1［原文］支饮，谓饮水过多，停积于胸膈之间，支乘于心，故云支饮。其病令人咳逆喘息，身体如肿之状，谓之支饮也。(《诸病源候论·痰饮病诸候》)

［释义］支饮，谓饮水过多，不能运化，停积于胸膈之间，支撑胀满，故称为支饮。支饮的症候为咳嗽气喘，身体似肿之状，就叫支饮。

［阐释］病由饮水过多而得，故病后欲饮水者，只宜仿伤寒饮水法，少少与饮之，否则邪气重叠，以致暴喘。

2［原文］肺胀者，肺统周身之气，若邪偏左则左体不能贴席，偏右则右体不能贴席，贴席则喘咳不止。(《不居集·上册·十五卷》)

［阐释］朱丹溪说："肺胀而咳，或左或右不得眠，此痰夹淤血碍气而病。"若患侧着席则痰淤加重，故宜择健侧而卧。

3［原文］若水气上逆，喘咳不能仰卧。(《医衡·卷四·寝室篇》)

［阐释］咳喘、肺胀宜取半卧位。

4［原文］饮酒聚湿，生痰生热，……上泛为痰喘，酒肉当禁忌矣。

幼年哮喘，是寒暄[①]失时，食味不调，致饮邪聚络，凡有内外感触，必喘逆气填胸臆[②]。……宜更安静护养百日，一交秋分，暖护背部，勿得懈弛[③]。病发之时，暂用汤药，三、四日即止，平昔食物，尤宜谨慎。

(喘急上气中满者)凡腥浊厚味，皆滞气留着，与此病未合。(《珍本医书集成·十三册·扫叶庄医案》)

[**注释**]

①暄：温暖。

②臆：胸。

③懈弛：放松、松懈。

二、护疗

1 [**原文**] 哮喘者，温以麻黄、白果，凉以荞面、鸡清、磨芥、白芷、轻粉于背，寒热且薄桃、芫①，定喘鼻塞巴霜②，哮须红信③。(《理瀹骈文》)

[**注释**]（原注选释）

①桃、芫：肺热喘急，寒热往来，桃皮、芫花煎汤擦胸口，数刻即止。并治水气乘肺而喘者。

②鼻塞巴霜：巴霜、姜汁为丸，橘皮裹塞，又痰喘上气者，生南星或白芥子、姜汁调敷足心。

③喘须红信：冷哮用红砒少许，调入阿胶膏帖，或哮喘膏亦可。

[**释义**] 哮喘，是哮证和喘证的合称，哮有寒哮、热哮、痰哮、食哮、肾哮等。喘有寒喘、热喘、虚喘、实喘、痰喘、食喘等。治寒哮可用白果、麻黄捣烂塞鼻。治热哮痰稠便秘属实的，用荞面、鸡蛋清和为团，擦胸口。治哮喘、咳嗽及痰结胸，用白凤仙花根叶熬浓汁，擦背，令极热，再用白芥子三两，白芷、轻粉各三钱，蜜调作饼，帖背心第三骨节，虽热痛勿揭，正是拨动病根。若是肺热喘急，寒热往来，及水气乘肺而喘的，可用桃树皮，芫花煎汤擦胸口，数刻即止。定喘，可用巴豆霜、姜汁为丸，橘皮裹塞鼻内，又痰喘上气的，用生南星末或白芥子末，姜汁调敷足心。治冷哮，宜用红砒，调入阿胶膏帖。

2 [**原文**] 款冬冰糖汤，治小儿吼嗽，并大人咳嗽方。款冬花三钱，晶糖五钱。将二味放茶壶内，泡汤当茶吃，自然渐愈。

姜糖汤，治老人上气喘嗽，不得卧。生姜汁五两、黑砂糖四两，用水煎二十沸，时服半匙，渐渐咽之。(《医学从众录·卷二·痰饮》)

冷哮气喘急数年，根深沉痼，发时以开太阳逐饮，平昔用……，宜夏月阴气在内时候，艾炙肺俞等穴，可冀[1]宿患之安。(《珍本医书集成·十三册·扫叶庄医案》)

[**注释**]

①冀：希望。

3 [**原文**] 治痰壅塞，雪梨汁一杯，生姜汁四分之一，蜜半杯，薄荷细末一钱，和匀器盛，重汤煮一时，任意与食，降痰如奔马。

治冷哮，用白芥子末涂肺俞、膏肓、百劳等穴，涂后麻瞀疼痛。用白芥子末涂足心，引毒归下。(《珍本医书集成·十四册·存存斋医话》)

莱菔子粥，治气喘。用莱菔子即萝卜子三合，煮粥食。

杏仁粥，治上气咳嗽。扁杏仁去皮尖二两，研如泥，或加猪肺，用米三合，煮食。(《珍本医书集成·十四册·寿世青编》)

第四节 肺 痨

肺痨是一种慢性虚弱性疾患，具有传染性，临床上以咳嗽、咯血、胸痛、潮热、盗汗、形体消瘦等证为特征。

肺痨的致病因素不外为内外二端，内因为正气不足，精气耗损，外因为肺部感染“瘵虫”，病变主脏在肺，后期可累及脾肾，甚至传遍五脏。病理性质主要为阴虚，后期可由阴及阳，以致气阴耗伤，阴阳两虚。

一、饮食起居调护

1［**原文**］骨蒸之病，无问男女，特忌房室，举动劳作，尤所不宜。骨蒸之病，陈臭酸咸，黏食[①]不消，牛、马、驴、羊及生冷等，并不得食。此病宜食煮饭、盐豉、豆酱等，并须煮烂食之。候病稍退，恐肌肤虚弱者，可时食干鹿脯。（《外台秘要·传尸方四首·十三卷》）

［**注释**］

①黏食：糯米之类糍性食物。

［**阐释**］肺痨骨蒸阴损及阳，脾虚失运，饮食宜营养丰富易于消化。

2［**原文**］当禁不禁，病愈后犯禁而死。戴人[①]曰（病劳嗽）愈后当戒房事。其病愈，恃其安[②]，触禁而死。（《儒门事亲·九卷》）

［**注释**］

①戴人：张子和。

②恃其安：依仗病以恢复。

［**释义**］应当禁忌而不禁忌，病愈后触犯禁忌而死。张子和说：劳嗽病愈后应当戒房事。若病愈后依恃身体安康，不听医嘱，触犯禁忌以致病复而死。

3［**原文**］（劳嗽吐血）今有一单方，只是节欲，不但节欲，直须绝欲，不能绝欲，而徒恃乎药，未有能生

者也。(《医贯·四卷·吐血论》)

[阐释] 房劳伤肾精，痨瘵之人多精血虚弱，故当禁房事。

4 [原文] 传尸鬼注[①]诸疾，唯在屏弃一切，不进女色，调饮食，慎风寒，息嗔怒，静养二三年。(《笔花医镜·卷一·虚劳论治》)

[注释]

①传尸鬼注：痨瘵、疰疾类的传染病。

5 [原文] (肺痨咯血) 元气大虚欲脱也，遂乃以参汤，并以猪蹄煨汤服，如此调养至十数日，始渐入佳境，而胃纳也甚佳。每日须六七餐，过时则饥，每餐皆猪蹄、海参、鸡子粥饭等物。盖亡血之后，胃液耗竭，非籍动物之脂膏不能填补也。(《珍本医书集成·十三册·丛桂草堂医案》)

暴嗽仰不能卧，痰多冒血，调摄大旨，忌食辛辣，不宜夜坐及奔走之劳。(《珍本医书集成·十三册·扫叶庄医案》)

劳嗽发热，宜淡食，忌盐物。(《珍本医书集成·十四册·寿世青编》)

凡劳嗽吐血，戒食葱蒜等臭浊等物，并戒房事。(《寿世汇编·痨证》)

[阐释] 主要对肺痨的饮食调护进行具体介绍，与现代的肺结核病毒饮食护理是一致的。

二、调情志

1 [原文] 凡患此症者 (痨嗽)，如心性开爽，善自调养，又当境遇顺适，则可为治。若心性系滞或善怒多

郁，处逆境而怨抑难堪，处顺境而酒色眷恋，又不恪信医药，死何疑焉？（《理虚元鉴·论痨嗽吐血能治不能治大旨》）

素患肺病及头痛病，每病怒痰啖黏腻肥甘等物即发。惊忧交并于是病又大作，咳嗽咯血，能坐而不能卧，精神益疲，煎剂无大效。（《珍本医书集成·十三册·丛桂草堂医案》）

操持过烦，遂咳嗽失血，吃药无功，惟潜心屏俗，静处山林。（《珍本医书集成·十三册·扫叶庄医案》）

［**阐释**］对于肺痨病人调护，心情爽快对疾病的恢复具有重要意义。

三、护疗

1［**原文**］食疗补虚劳，治肺劳，止渴去热风。

用天门冬去皮心，入蜜煮之，食后服之。若曝干入蜜丸尤佳。（《肘后备急方·卷四》）

附：宜食诸物

猪心　若心虚自汗同参芪煮食妙。

猪肾　止盗汗、产后褥劳，盗汗煮粥食之。

麦曲　止盗汗。

豆豉　止盗汗，为末酒调服之。

鳖肉　益气补不足，去血热骨蒸、潮热咳嗽，同前胡贝母等煮食之，或丸服。乌鸦　煨研酒服之，主劳嗽、咳嗽、骨蒸、五劳七伤吐血，或同瓜壳根煮食。

猪脊髓　主骨蒸劳伤，同猪胆、童便、柴胡等药煎服。

猪肝　治急劳瘦、悴寒热，同甘草丸服。

猪肾　主传尸痨瘵，童便酒煮食。

猪胆　主骨蒸劳极。

羊肉　同山药作粥食，主骨蒸传尸。

猪肚　主骨蒸劳热，四时宜食。

猪肺　主传尸痨瘵，虚汗咳嗽发热，杀虫，阴干为末，水服日三次。

附：人部宜用药

童便　滋阴降火，男女痨症，日服二次，骨蒸发热，以五升煮一升，入蜜三匙，日二服。

人乳　补五脏虚损，劳瘵，同麝香服，或同人胞末服。

人胞　主男女一切虚损劳极，洗煮茯苓丸服。（《红炉点血》）

第五节　痰　饮

痰饮是痰证及饮证的和称，痰分寒痰和热痰；饮按仲景《金匮要略》可分为四类，即痰饮、悬饮、支饮、溢饮。

痰饮的成因为感受寒湿，或饮食不当，或劳欲太过，以致肺脾肾三脏的气化功能失调，水谷不得化为精微输布全身，津液停积，变生痰饮。

一、饮食起居调护

1［**原文**］夫病人饮水多，必暴喘满。凡食少饮多，水停心下，甚则悸，微则短气。（《金匮要略·痰饮咳嗽

病脉证并治第十二》）

［**释义**］素体脾胃虚弱，宿有掩饮的病人，若饮水过多，或口渴暴饮，必然引起水积为患之喘满证候。病痰饮者多属脾肺肾三脏气化功能失调，若食谷少而饮水多，则水停心下，水邪凌心则悸，泛肺则短气。

［**阐释**］痰饮患者，水停而不消，若再多饮必然邪气重叠，护理时应控制病人入水量。

2［**原文**］膈痰者，谓痰水在胸膈之上，又犯大寒，使阳气不行，令痰水结聚不散。而阴气逆上，上与风痰相结，上冲于头，即令头痛。（《诸病源候论·痰饮病诸候》）

［**释义**］所谓膈痰，是指痰饮停留于胸膈之上，又受大寒，以致阳气不能运行，痰饮结聚不散。饮为阴邪，阴气上逆，上与风痰相结合，上冲头部，因而发生头痛。

［**阐释**］痰饮病人，宜避寒食寒居，常以温暖将理。

3［**原文**］流饮者，由饮水多，水流走肠胃之间，漉漉有声，谓之流饮。……将息遇冷，亦能虚胀。（《诸病源候论·痰饮病诸候》）

［**释义**］流饮，是由于饮水过多，不能及时运化，流动于肠胃之间，发生漉漉的声音，这就称为流饮。……如将息失宜，感受寒凉，影响脾胃运化功能，亦能发生虚胀。

［**阐释**］痰饮病人，宜少饮水，适寒温，暖衣温食将护。

4［**原文**］有留饮者，饮水多必心下悸。（《丹溪手镜·悸》）

夫痰之证，必爱惜护持，治之愈与不愈，亦在人之调摄何如尔。戒忌箴[1]绝戒暴怒，最远房室，更慎起居，尤忌忧郁，顺就寒暄，节调饮食。（《红炉点雪·痰火戒

忌》)

[注释]

①箴：常用于规劝。

5 [原文] 痰饮咳嗽，……不得右卧，右卧则咳剧，肺亦伤矣。(《珍本医书集成·十二册·王旭高临证医案》)

[阐释] 饮邪停聚一侧，宜选健侧着席。

二、护疗

[原文] 外寒外治熨法：治一切痰结、水结等症。

葱白头一大把　老生姜二大块　生萝卜四五个，如无时，以子一合代之，三味共捣烂炒热，用布作两包轮换，久久罨熨心胸肋下痛处，无不豁然自开，汗出而愈。如数次炒干，则烹以酒，且不宜热，恐炮烙难受也。

伤寒炒熨法，治痰结。生姜、茶叶煎汤，调银朱，明矾涂胸口。(《寿世汇编·一卷》)

[阐释] 介绍了古人调护外寒证的方法。

第六节　汗　证

汗证是指阴阳失调，营卫不和，腠理开阖失常，以致体内津液外泄，表现为全身或局部非正常出汗的一种病证。

一般分为自汗、盗汗、脱汗、站汗等类，他如黄汗则为少见，本节从略。汗为津液，由血中之精华所生，故又称汗为心液。汗出过多导致伤阴伤阳，并常伴随脱证出现，故汗证的观察和止汗的护理十分重要。

一、观察

1［原文］凡汗出不治之证有六：一、汗出而喘者不治；二、汗出而脉脱者不治；三、汗出而身痛甚者不治；四、汗出而发润至颠者不治；五、汗出如油者不治；六、汗出如珠者不治。凡见此类不得妄为用药。(《景岳全书·杂证谟》)

［阐释］以上六种不治证是指在各种疾病过程中，病情恶化，心肾衰竭之危笃证候，护理时应特别留意。

2［原文］盗汗为阴虚，自汗为阳虚，然亦有秉质如此，终岁习以为常，此不必治也。(《笔花医镜·自汗盗汗》)

自汗盗汗，自汗者濈濈[①]无时而自出，动作则益甚。盗汗者，寐中通身汗出，觉来即收。冷汗热汗，汗证有阴阳，阳汗者，热汗也；阴汗者，冷汗也。(《不居集·上册·二十卷》)

［注释］

①濈濈（jí 极）然：形容汗出不断情况。

二、护疗

1［原文］附方，又方除盗汗及阴汗。牡蛎为末，有汗处粉之。(《肘后备急方·卷四》)

如汗大泄者，津脱也，急止之。三里[①]气街[②]以三棱针出血，若汗不减，不止者，于三里穴下三过上廉穴[③]出血。(《脾胃论·脾胃虚弱随时为病随时制方》)

［注释］

①三里：足三里，属足阳明胃经穴位，于膝下三寸，胫骨外

侧一横指处。

②气街：属足阳明胃经和足厥阴肝经交会处，位于脐下三寸，旁开二寸，仰卧取之。

③上廉穴：上巨虚。

2［**原文**］自汗盗汗外治法

用五倍子研末，口水为丸，贴脐中，外以膏药封之，不走气，隔宿即止。

又以龙骨、牡蛎煅研为末，包稀布擦汗，粉自出，以实毛窍。（《医学从众录·自汗盗汗》）

手汗，黄芩一两，葛根一两，荆芥三钱，水煎汤一盆，热熏而温洗，三次即无汗。（《串雅外编·熏门法·二卷》）

参归腰子，治心气虚损自汗。

人参五钱　当归四钱　猪肾一枚，细切，同煮食之，以汁送下。或用山药捣丸，如桐子大，每服三十丸，空心温酒下，多服乃佳。（《珍本医书集成·十四册·寿世汇编》）

第七节　血　证

血证是指血液不循常道，上溢于口鼻诸窍，下泄于前后二阴，或渗于肌肤所形成的各种疾患，统称血证。血证的范围较广，本节所引摘者系泛指各种疾病引起的出血症，以及以出血为主要表现的病证。

血由水谷精微化生，生成于脾，藏受于肝，总统于心，输布与肺，化精与肾，脉为之府，运行不息，充养全身。当感受外邪，七情过激，饮食辛辣厚味，导致脉络损伤，血液妄行，溢于脉外而成血证。

一、饮食起居调护

1［**原文**］戴人常曰：脏毒[①]，酒毒下血、呕血，皆由不忌口。(《儒门事亲·不忌口》)

［**注释**］

①脏毒：大便下血，血浊而色黯。

2［**原文**］凡吐血、咯血，……惟忌食热面、煎炙、酒不宜饮，食不宜饱，常令饥饱得所，自然胸膈空利，气血流顺也。(《医方类聚·五·血病门》)

吐血之病，……尤不知慎，则未有能善其终者。凡患此者，非加意慎重，而徒持药力，以求免者难矣。(《景岳全书·杂证谟》)

努力劳伤，阳动血溢，烟辛泄肺，酒热伐胃，皆能助火动血。(《医律·上卷》)

胃家之血，……失机伤饱调理胃气，饮食得法，则胃气自和，而病自愈。(《症因脉治·二卷·内伤吐血》)

每日饱食就床，脾阳致困，因失其统血之职，此为伤食吐血。戒其夜食，永远不发。(《吴鞠通医案·吐血》)

失血家，若伤饮食，则中宫壅滞，气与火不得顺利，上冲于肺则咳嗽，外蒸肌肉则发热，内郁于心则为烦。由是血不得宁，因之复发，名为食复。(《血证论·六卷·食复》)

若以房劳伤其精血，则水虚而火发，气动而血升，焉有病之不发乎？失血之人，以养息为第一，若不忌房

劳，是自促命期，于医何咎。(《血证论·六卷·房劳复》)

失血病，因劳动而复发者，十之五六。极宜调息瞑目[①]。血复后，多饮人参汤，熟睡以息之。(《血证论·劳复》)

[**注释**]

①瞑目：闭目。

3 [**原文**] 有伤胃络，致吐淤血，先宜戒恼怒，省言语，调饮食，避风寒暑热，静养调摄。(《珍本医术集成·十三册·沈氏医案》)

(咯血) 先天原弱，……调摄大旨，忌食辛辣，不宜夜坐及奔走之劳。

(吐血) ……诵读坐久，都令君相上乘，且勿攻苦。

用力致劳，气升血上，静坐安养，百日可安。

阴夺阳损，心动阳升，壮年失血，只要戒欲，暂废读书，勿动心操持，百日渐可复。(《珍本医书集成·十三册·扫叶庄医案》)

二、护疗

1 [**原文**] 葛氏治小便出血，灸足第二指本节第一纹七壮，立愈。(《医方类聚·肘后方·五册》)

吐血不能止者，为饮童便最效，或捣侧柏叶以童便二分，酒一分和而温饮之，大能止血。(《景岳全书·杂证谟·十卷》)

地黄粥，大能利血生精。吐血者，宜常食之妙。用怀庆生地黄，以铜刀切二合，同入罐中煮之候熟，以酥

二合，白蜜一合，同炒香入内，再煮熟食。(《红炉点血·痰火失血·附吐血简易良方》)

止血之后，患人之体必稍疏解，用独参汤一补，容其熟睡一觉，不令惊醒，睡起元气复其二、三。(《不居集·上册·四卷》)

槐茶治风热下血。嫩槐叶蒸熟晒干，每日煎如茶法。

阿胶粥，止血补虚，厚肠胃。糯米煮粥，临熟入阿胶末一两，和匀食。(《珍本医书集成·十四册·寿世青编》)

第八节 不 寐

不寐是以经常不能获得正常睡眠为特征的一种病症。不寐的病因，多因思虑劳倦过度，阴血暗耗，不能养神；或由素体阴虚久病，肾精不足，不能上济于心，心阳独亢，神志不宁；或由胃中不和，宿食痰火上扰心神所致。患病后若调护得当，则可不药而愈。

一、饮食起居调护

1 [**原文**] 胃不和则夜不安。(《素问·逆调论》)

[**释义**] 张景岳说：反复不宁之谓。今人有过于饱食或病胀满者，卧必不安，此皆胃气不和之故。

[**阐释**] 肠胃病患者不寐，宜节饮食，尤须减夜食。

2 [**原文**] 老年若不检束，愈谈笑，愈不倦，神气浮动，便觉难以收摄。人之神，昼在心，夜在肾。盖肾主纳气，谈笑则气不纳，气不纳则神不藏，所以终夜无寐，谈笑亦足致之。

日未出而即醒，夜方阑①而不寐，老年恒有之。黄昏时如輙②就寝，则愈不能寐。必做有顷，做时先调息以定气，塞聪掩明③，屏除杂想，或行坐功④运动一番。……体合于心，心合于气，气合于神，神合于无。夜坐如此，即安睡之妙诀。(《养生随笔·老老恒言》)

［**注释**］

①阑：将尽。

②輙：立即。

③塞聪掩明：堵住耳朵，闭上眼睛。

④坐功：气功中的一种方法。端坐，吸气、引气存丹田致极而徐吐气。

3［**原文**］夜坐乃宁神于静，所以为寐计耳。每夜欲睡时，绕室行千步，始就枕。其说却与坐相反。盖行则身劳，劳则思息，动极反而静。(《养生随笔·老老恒言》)

常习性失眠。入寝前，或轻微运动，或稍食流汁，或温水洗脚，此引去脑部之充血也。枕宜稍高，并须轻软。注意大便之调整，夜饭后勿饮汤水茶酒，咖啡尤忌，夜膳亦戒太饱。寝室须南向、幽静，勿点灯，但宜开窗以通空气。临卧用盐含口溶化，或饮盐汤一杯，有镇静神经之效。(《珍本医书集成·十四册·存存斋医话》)

二、调情志

1［**原文**］一妇人久思而不眠，余假醉而不问，妇果呵怒，是夜困睡。(《儒门事亲·三卷》)

常习性失眠。……尤注意卫生，特撮述失眠之无药疗法如下：

(1) 妄想过甚时，宜起床徐步，或流览报章，待神经减觉疲倦，再行安睡。

(2) 倘觉睡思为妄想所占据，宜勉力沉静观念，理其头绪，一念初发，即穷此念之源而澄清之，再发他念，亦复如是，以此念制念也。

(3) 静听壁上钟声而默记其次数，此集中思想也。

(4) 在不易入睡时，可低声背诵爱读之诗歌。(《珍本医书集成·十四册·存存斋医话》)

(不寐) 慈山先生《老老恒言》云：寐有操纵二法。操者，如贯想头顶，默数鼻息，返观丹田①之类。使心有所著，乃不纷弛，庶可获寐。纵者，任其心游思于杳渺无朕②之区，亦可渐入朦胧之境。此诚慧心③着妙悟，可补轩岐所未逮④。(《珍本医书集成·十二册·古今医案选》)

[**注释**]

①返观丹田：导引法，意存丹田。

②杳渺无朕：无边无际无尽头，遨游天下而不留迹象。

③慧心：智慧，机灵。

④逮：及、达到。

[**阐释**] 不寐多为神思间病，心病还以心药治之为佳。

第九节　脾胃病

脾胃病是指脾胃功能紊乱所产生的多种病证。本病发生多由饮食不节，寒温失调，七情内伤，或病后失于调理等均可影响脾胃的健运功能，而导致呕吐、泄泻、食积、腹痛等病证。若病后调护得当，则可以减轻病情，降低复发率。

一、饮食起居调护

1［**原文**］损其脾者，调其饮食，适其寒温。(《难经·十四难》)

［**释义**］脾受损害的，应调节饮食，起居寒温应适宜。

2［**原文**］脾病者，宜食粳米饭、牛肉、枣、葵。……脾病禁酸。(《灵枢·五味》)

平旦点心饭讫[①]，即自以热手摩腹，出门庭行五六十步，消息[②]之。中食后，还以热手摩腹，行一二百步，缓缓行，勿令气急。行讫，还床偃卧[③]，四展手足勿睡，顷[④]之气定，便起正坐，吃五六颗苏煎枣，啜半升以下人参、茯苓、甘草等饮，觉似稍热，即吃麦门冬、竹叶、茅根等饮，量性[⑤]将理。食饱不得急行，及饥不得大语，远唤人瞋[⑥]，喜卧睡觉，食散后随其事业，不得劳心劳力，觉肚空，即须索食，不得忍饮。必不得食生、硬、黏、滑等物，多致霍乱[⑦]。秋冬间，暖裹腹。腹中微似不安，即服厚朴、生姜等饮，如此将息，必无横疾。(《千金翼方·退居·饮食第四》)

［**注释**］

①讫（qi 气）：完结。

②消息：此作增加或减少。

③偃卧：仰卧。

④顷：一会儿。

⑤量性：衡量身体的寒热虚实的属性。

⑥瞋（chen 抻）：怒，形容生气貌。

⑦霍乱：泛指吐泻同作的肠胃病。

[**释义**] 本文主要阐述素体脾胃虚弱的患者，或老年体弱者的饮食将理方法。

早餐吃点心或少许稀饭后，以热手按摩腹部，然后到户外缓行五六十步，或根据情况增减行步。中午饭后，仍然用热手按摩腹部，再至户外行走一二百步，缓缓行，勿使呼吸迫急。行后上床仰卧，四展手足，不使入睡，只宜闭目养神，待呼吸平息后，便起床正坐。再吃五、六颗苏煎枣，吃半升以下人参、茯苓、甘草饮，以补气健脾，若感觉身体发热，则不宜吃参枣而宜吃麦冬、竹叶、茅根等饮以清热生津。总之应根据体质的属性来将理。凡饱食后不能急行，饥饿时不可大声呼唤，更不能发怒。若喜卧喜睡或劳作，均宜在饮食消化后方可随其事业，饱食后不可劳心，也不可劳力。若感觉肚中饥饿，应立即进食，不能忍饥，更不能食生硬、黏腻、滑肠的食物，若不注意禁忌，则使脾胃受伤而引起吐泻同作的病证。秋冬天气寒冷，腹部宜用布裹保暖。若腹中稍感不舒服，应立即服厚朴、生姜饮，以温胃散寒、宽中消满。凡脾胃素弱者，能按照此法将养，脾胃功能必然逐渐恢复，绝不致产生严重的病变。

3 [**原文**]（脾胃病）若喜食，初一、二日不可饱食，恐胃再伤，以药力尚少，胃气不得转运升发①也。须薄滋味之食，或美食助其药力，益升浮之气而滋其胃气也。慎不可淡食以损药力而助邪气（邪气是胃气之误）之降沉也。可以小役②形体，使胃与药得转运升发，慎勿大劳役使复伤。若脾胃得安静尤佳。若胃气稍觉强壮，少食果以助谷药之力。经云："五谷为养，五果为助③者也。"

[**注释**]

①转运升发：消化吸收之义。

②小役：轻微的体力劳动。

③五谷为养，五果为助：见于《素问·脏气法时论》："五谷以养胃，五果以助胃。"

［**释义**］凡患脾胃病的人，如果喜进饮食，在发病的头两天，不宜让他吃饱，以防再伤胃气。因为病人刚服药一两天，药力不足，胃气尚未恢复，不能消化吸收，此时只宜进食清淡而富于营养的饮食以助脾胃升发之气而使药物能更好地发挥作用。绝不可食淡渗饮食以伤胃气而影响药力的正常发挥。服药后须轻微劳动，运动肢体以加速药物的吸收，但不可过劳，过劳则脾胃再次损伤，若脾胃能得到安静更好。若病人的胃气已转强壮，应给病人少食水果以帮助谷药的力量。正如《素问·脏气法时论》所说"五谷以养胃，五果以助胃"，就是这个到理。

二、调七情

1［**原文**］喜治斯疾者，唯在调和脾胃。使心无凝滞；或生欢欣；或逢喜事；或天地暄和；居温和之处；或食滋味；或眼前见欲爱事，则慧然如无疾矣。盖胃中元气得舒伸故也。(《脾胃论·安养心神调治脾胃》)

［**释义**］善于治疗脾胃病的发生，唯在重视调和脾胃。其方法是使病人心情舒畅，或启发其乐观情绪，使之愉快；或使病人多寻求喜事；或天气晴朗时扶侍病人居处阳光处；病人饮食须对味；常使病人见到喜闻乐见的事物，如此则病人心中爽快好象无病一样。这就是调动病人的情绪来条理脾胃的方法。因为"脾之志则思"，思则气结，喜则气散，气散则胃中元气得以舒伸的缘故。

三、护疗

1［**原文**］调理脾胃门

人参粥　门冬粥　粟米粥　理脾粥　苏蜜粥

姜桔粥　芡实粥　莲子粥　扁豆粥　山药粥

茯苓粥　萝卜粥　胡萝卜粥　苏子粥　茴香粥

胡椒粥　莲肉粥　豆麦粥　清米粥　松子粥

黄鸡馄饨[1]，治脾胃虚弱，少食痿黄，益脏腑，悦颜色。

用黄鸡肉五两，白面二两，葱白二合，切作馄饨，入盐椒和之，煮熟空心　（《珍本医书集成·十四册·寿世青编》）

[**注释**]

①黄鸡馄饨：用黄鸡肉作馅（儿），用薄面皮包馅，煮熟带汤吃。

[**阐释**] 粥可养胃气生津液。药粥各有偏性，使用时应根据脾胃的寒热虚实各选其宜。

第十节　脘腹痛

脘腹痛即指胃脘痛和腹痛的总称，历代文献又称心痛、心下痛、胃脘痛。如朱丹溪说："心痛即胃脘痛"。而腹痛是指胃脘以下，耻骨毛际以上的腹部发生疼痛而言。两者时而单独出现，时而同时出现。

本病发生的原因多为脾胃虚弱，或饮食不节，或寒邪入侵，或七情郁结，肝气不舒，木郁土虚而引起。

本节选摘有关本病的护疗方法、饮食宜忌、七情调理等部分原文予以译释。至于由脾胃虚弱引起的脘腹痛，可参照第九节脾胃病进行调护。

一、节饮食，调情志

1 [**原文**] 诸脐下绞痛，七日忌生冷。（《千金翼方·

卷二十一·万病》)

胃痛呕吐复发，若遇膏粱厚味，壅滞胃中，治法先讲薄滋味，戒恼怒，避风寒。(《珍本医书集成·十三册·沈氏医案》)

二、护疗

1［原文］腹痛候

养生方导引法又云：偃卧，展两胫两手，仰足指，以鼻内气，自极七息，除腹中弦急切痛。(《诸病源候论·腹病诸候》)

［释义］养生方导引法又说："仰卧，伸两小腿和两手，足趾向上，用鼻吸气，尽力吸七次，可消除腹中拘急剧痛。

2［原文］治卒腹痛方，灸两足趾头各十四壮。(《补辑肘后方·一卷》)

治卒腹痛方第九

使病人伏卧，一人跨上，两手抄举其腹，令病人自纵轻重[①]，举抄之，令去床三尺[②]许，便放之，如此三七度止。拈取其脊骨皮，深取痛引之，从龟尾[③]至顶乃止，未愈更为之。(《肘后备急方·卷一》)

［注释］

①自纵轻重：自然放松腹肌。

②三尺：约合现制二尺。

③龟尾：尾椎。

［释义］治疗腹痛的第九种方法是：使病人伏卧，医者跨病人背部，以两手相抄放病人腹部，令其自然放松腹肌，医者搂住病人腹部向上提拔，离床约二尺左右，然后放下，如此抄提十四次，便停止。然后拈提脊皮，深拈痛处，向上牵引，拈提脊皮

时，须从尾椎骨开始至颈椎乃止。若疼痛不止，再继续操作直至痛止。

3［原文］治卒腹痛方第九。

令卧，枕高一尺许，拄膝使腹皮蹙[①]气入胸，令人脐上三寸便愈。能干咽吞气数十遍者，弥[②]佳。此方亦治心痛，此即伏气。(《肘后备急方·卷一》)

［注释］

①蹙：此作收缩腹肌。

②弥：更。

［释义］治疗腹痛的第九种方法是：叫病人仰卧，枕高七寸，让病人的膝头靠紧腹部，收缩腹肌，吸气。再捏拿脐上三寸处，腹痛即愈。若能吞气数十遍，疗效更佳。此法也能治胃痛。这种治法叫做伏气法。

4［原文］心腹痛灸足心及足大指甲后横理节上，及大指歧间白里肉际百壮则止。足心者，不当足心中央也。(《外台秘要·心疝方四首》)

［释义］治疗心腹痛：灸涌泉穴百壮；灸隐白和厉兑穴各百壮。

5［原文］土熨法，治身受寒热，心腹疼痛。……急用陈干土砖，捣成粗末约二升许，以锅炒大温热，用青蓝布包一半，揉熨腰背胸腹等处，冷则另换一半。用流揉熨约半时许，自觉胸腹气流通而愈。(《珍本医书集成·十三册·扫叶庄医案》)

［阐释］土熨取其以土入脾，然以芳香理气药炒熨更妙。

6［原文］向有胃病，饮暖酒相安。(《珍本医书集成·十三册·扫叶庄医案》) 茱萸粥，治心气痛不止。

用吴茱萸二分[①]，和米煮粥食之。

干姜粥，治一切寒冷，气郁心痛。用白米四合[②]，入干姜、食姜各一两[③]，煮食。(《珍本医书集成·十四册·寿世青编》)

[注释]

①二分：约一克。

②四合：约500克。

③一两：约30克。

第十一节　痢　疾

痢疾是夏秋季节常见的一种传染性疾病。病变部位主要在肠道，以腹痛、里急后重、下痢赤白脓血等为临床特征。

中医古籍中称为肠澼、大瘕泄、滞下、下痢、冷痢、热痢等。本病多为外受湿热、疫毒之气，内伤饮食生冷、损伤脾胃与脏腑而成。本节选用中医古籍中部分原文，就痢疾病人的饮食起居、护疗、预后观察予以译释。

一、饮食起居调护

1 [**原文**] 平素恒自将节[①]饮食，衣被调适，其人无宿寒[②]者，大便自调。强人适发越[③]，薄衣冷饮食，表有热不觉里冷，而胃内潜冷[④]，冷即下也。今始发热而下，当与理中汤加大附子一枚，连服三四剂，重被令微汗出，微汗出则热除，不复思冷，胃气温暖，下与发热俱瘳[⑤]也。

宿寒之家，其人常自患冷蹑[⑥]湿地，若足踏冻地，或衣被薄皆发。风下最恶，何谓风下？当风吹腰腹，冷气

彻里而暴下者，难治也。(《诸病源候论·卷十七·久冷痢候》)

[**注释**]

①将节：调养，节制。

②宿寒：寒邪久留肠胃。

③适发越：恰遇阳气发越之时。

④潜冷：寒气内伏。

⑤瘳（chou 抽）：病愈。

⑥蹑（nie 聂）：踩。

[**释义**] 若一个人平时能注意保养身体，饮食有节，衣被冷暖适宜，无寒气内结的固疾，则大便正常，如其不然，即使身体强壮的人，正当劳动之时，阳气向外发越，此时衣着单薄，饮食生冷致使寒邪潜伏于肠胃之间，肠胃功能损伤，就能引起下痢。这种饮食生冷和感受外寒引起的下痢，体表虽见发热，但肠胃实属寒冷，治疗当予附子理中汤，连服三四剂，以温中祛寒，厚被覆盖使之微微汗出，祛散表寒则身热自退，随着热退也不再思冷食，胃中温暖，下痢与发热均可痊愈。

素体虚寒的人往往易患冷痢。如足踩湿地或冰冻之地，或衣被单薄，寒冷浸渍肠胃，皆能加重病情或诱发本病。其中又以风寒痢最恶足踏冰湿之地和衣被单薄。所谓风下，就是当风寒侵袭腰腹部，风冷之气直入肠胃，可以使人很快发生下痢，这种病证比较难治。

[**阐释**] 虚寒痢多因久病体虚，邪气易乘虚而入。病人的生活起居应注意防风寒、忌生冷，经常保持胃中温暖，则痢疾不易复发。

2 [**原文**] 久热痢候

此由肠虚热积，遇冷折之，气不通则变哕。(《诸病源候论·卷十七·痢病诸候》)

［**释义**］热痢经久不愈，是由于肠胃素有积热。若再遇寒冷侵伤，则使气不通而增加呃逆的病变。

［**阐释**］示意热痢患者不可嗜食生冷，贪凉受寒。

3［**原文**］休息痢者，胃脘有停饮，因痢积久，或冷气，或热气乘之，气功于饮，则饮动而肠乘之，故为痢也。(《诸病源候论·卷十七·痢病诸候》)

［**释义**］休息痢是由于胃脘有停饮，因而痢疾持久不愈，每遇冷气或热气乘袭，邪气触动停饮，则饮邪发动，痢疾亦发作。

［**阐释**］休息痢乍作乍止，此由肠胃虚弱，湿滞未清，再感受冷热之气而诱发。示调护者应使病人的饮食衣被寒温适宜，使不受寒热邪气侵袭。

4［**原文**］内伤痢久不愈，非补塞太早，即是失戒晕腥生冷故也。禁其饮食，不助热邪，而热自减，人所不知也。(《症因脉治·四卷》)

滞下已久，切忌恼怒助肝克脾伤胃，又忌生冷猪肉滑大便而助湿邪。(《吴鞠通医案·二卷·滞下》)

5［**原文**］凡泻痢之证，必多口渴，故酷好冰水，多而不厌，愈凉愈快，随饮随消者，此因热而渴，治宜凉也。又如口热作渴，虽欲饮水而饮不能多者，即非真火，不宜凉也。凡口虽干渴喜凉而复不喜凉者，是即寒聚于中，而无根之火浮载于上，此最忌寒凉也。然渴有真渴，有似渴，真渴者必好茶饮，但以喜热喜凉即可辨其寒热。似渴者干也，非渴也，口虽干而不欲汤饮，则尤非热证可知也。(《景岳全书·杂证谟·二十四卷·论口渴》)

［**阐释**］此条强调对痢疾病人的饮水护理，应当注意辨证，

分清真渴假渴，辨明虚火实火，酌情给予水量，既要应病情需要，又不可以为饮水排毒而勉强病人饮水。

二、护疗

1［原文］必效疗患热血痢方

粳米一升研，左一味研碎，令米尽，取汁可一大升，于新瓷瓶中盛，取油绢密闭头，系内著井水中令至明饮之。传与人无不瘥者。(《外台秘要·二十五卷·血痢方六首》)

［释义］治疗血热痢，用粳米250克研细，以水浸泡米粉，澄清，取清汁约250毫升，装入新瓷瓶中，用油绢密闭瓶口，放井水浸至第二日取出饮之。此法传与患热痢的病人，无一例不愈。

［阐释］此种食疗有健脾止痢，清热生津之功。

2［原文］下痢谷道[①]中痛，当以熬盐末熨之，或炒枳实末温熨，二味相兼益佳。若脐下冷结，不可便熨，冷积攻心不可火证。

［注释］

①谷道：此指肠道。

［释义］若下痢次数过多，引起肛门疼痛者，可用炒盐或炒枳实末熨痛处，或用盐和枳实末同炒热熨更好。如果病人脐下有冷结者，不可立即使用热熨法，否则会发生冷气攻冲心腹的危重证，此时须先用内服药温里，使冷结温散，脐下温暖后，再用熨法。

3［原文］唐太宗实录云：贞观[①]中，上病气痢[②]，久未痊，服众医药不应，因下诏访问，时金吾[③]长张宝，曾困此疾，即具疏以乳煎荜茇方[④]上服之立效。(《景岳

全书·证馍·痢疾》)

[注释]

①贞观：唐太宗年号（627 年~649 年）

②气痢：痢疾之气滞型。

③金吾：官名，掌管京师治安的长官，唐置左右金吾为禁卫之一。

④乳煎荜茇方：牛乳 250 克，荜茇 10 克，同煎减半，空腹顿服，有养胃分清别浊止痢之功。

[释义] 据唐太宗时朝廷的记录上说：贞观时，太宗患气痢病，很久不痊愈，服众医药无效，因而下诏求访天下名医，当时朝廷金吾张宝，曾经也患过气痢病，经服乳煎荜茇方而愈。于是将此方的药物组成、功效、服法向唐太宗推荐，太宗依法服后，果然气痢痊愈。

4 [原文] 治痢用平胃散[①]炒热缚脐上，冷则易之。又治久痢人虚或血崩肛者，不敢用升药，用补中益气煎汤坐熏。(《理瀹骈文·续增略言》)

[注释]

①平胃散：由苍术、厚朴、陈皮、甘草组成的方剂，有健脾燥湿行气的功效。

[阐释] 久痢体虚、滑脱不禁，本宜温补升提，因里有湿热又不宜温补，则用补中益气煎汤坐熏，代替内服药。

5 [原文] 治泄泻暴痢，大蒜捣，贴足心或脐中，兼治下痢口噤及小儿泄泻。(《寿世汇编·时症附篇》)

萝卜缨为治痢妙药论

夏秋间痢症最多，其病多由暑秽食积而成者，萝卜治之最宜。务于冬至日，连根叶置于屋上，任其风雨霜雪日晒，至清明收下，其内空松如缨，名曰萝卜缨。性能清暑消积，又加雨雪日晒寒暑交蒸，受天之清气，以解肠胃之浊邪，无论赤白痢俱极效验。(《珍本医书集成·十四册·卷上·一得集》)

马齿苋羹，治下痢赤白，水谷不化，腹痛。

马齿苋菜煮熟、入盐、豉或姜、醋拌匀食之。(《珍本医书集成·十四册·医权初编》)

[阐释] 痢疾病变主要在肠胃，食疗对本病尤为重要，务必重视。

三、观察与预后

1 [原文] 问曰：秋痢之证，致死者多，何谓无难？答曰：不犯死证者生，犯者死也。曰：死证何？曰：下纯血者；如尘腐色者；噤口不食者；药不能开者；骤然能食为除中[①]者，皆死证也。又有如赤豆汁者；唇若涂朱[②]者；大孔[③]如竹筒注者；皆不可治也。又有如鱼脑者；如猪肝色者；身热脉大者；皆半死半生也。用药得法，间有生者，不可弃而不治也。(《时病论·临证治案》)

[注释]

①除中：言其病人本不能食，突然反能大量进食，此为脾胃气绝，将死之兆。

②涂朱：形容口唇鲜红如涂口红状。

③大孔：肛门。

[阐释] 本文所谓死证并非全为不治之证，只是言其病情危笃，应予重视。

第十二节　霍　乱

霍乱是以发病急骤，突然上吐下泻，腹痛或不痛为特点的一种疾病。

本病多发生于夏秋季节，多由进食腐败食物、内伤生冷瓜果，或感受秽浊之气，致使肠胃受伤，脾胃升清降浊失常，气机逆乱，导致吐泻交作。由于肠胃津液大量亏损，可出现形容憔悴、舌蜷缩、目眶下陷、转筋拘急，病情险恶的危重证候。

在中医古籍中，对于本病又称霍乱、干霍乱、吐利、吐泻等。本节选用中医古籍中部分原文，重点阐释有关本病的饮食起居宜慎和护疗方法。

一、饮食起居调护

1［**原文**］霍乱烦渴候

大利则津液竭，津液竭则脏躁，脏躁则渴，烦渴不止则引饮，引饮则利亦不止也。(《诸病源候论·霍乱病诸候》)

［**释义**］霍乱病见到烦闷口渴的，是由于剧烈呕吐、泻下，使津液耗损，津液竭则内脏干燥，因而口渴喜饮。由于霍乱病伤肠胃，水液运化失常，由此大量饮水，饮水多则吐利不止。

2［**原文**］（霍乱干呕）若更遇冷，冷折于胃气，胃气不通，则变成哕。(《诸病源候论·霍乱病诸候》)

［**释义**］霍乱见干呕的证候，是由于吐泻之后，脾胃虚弱。如果又遇冷邪入侵，胃气为寒所抑，失于通顺，则发生哕逆。

［**阐释**］霍乱吐利后人体阴液耗伤，肠胃益虚，病人欲饮水自救，但宜少少与饮之，更不宜与冷饮，以免伤及胃气。

3 [原文] 霍乱……，服药（指理中汤）后如食，须饮热粥一升，微自温暖勿发揭衣被。(《千金翼方·卷十·伤寒下》)

呕泻都令胃气受伤，谨慎口腹。(《珍本医书集成·十三册·扫叶庄医案》)

但于吐泻扰乱之后，胃气未清邪气未净之时，凡一切食饮之类，宁可稍迟，切不可急与粥汤，以致邪滞复聚，则为害不小也，不可不慎。(《景岳全书·杂证馍·霍乱》)

[释义] 霍乱吐泻之后，肠胃中仍有腐败浊物，邪气尚未完全清除干净，脾胃还虚弱。此时不可立即给病人进食，即便是稀粥、汤类也会引起滞留之余邪与饮食相搏结聚而为害，不可不慎。最好迟些时候，待胃气稍强再进食粥汤也不为迟。

二、护疗

1 [原文] 极咸盐汤三升一味，治霍乱心腹暴痛宿食不消，积冷烦满者，热饮一升，以指刺口，令吐宿食使尽，不尽更刺，吐讫复饮，三吐住，静止，此法大胜诸药。(《外台秘要·霍乱心腹痛方三首》)

[释义] 治疗霍乱病突然心腹剧烈疼痛，饮食宿积不化，冷邪积滞烦躁胀满者。用极咸的盐汤600毫升，热饮200毫升，然后用手指刺激咽喉探吐，使积冷宿食吐尽，若吐不尽，再饮600毫升，再探吐，连续探吐三次，让病人安静休息。用这种方法治疗霍乱胜过服药。

2 [原文] 霍乱初起，当阴阳扰乱，邪正不分之时，唯宜姜盐淡汤徐徐饮之，令之徐饮徐吐，或以二陈汤[①]探吐之，则吐中自有发散之意。(《景岳全书·杂证谟·

霍乱》)

[注释]

①二陈汤：方剂名，由陈皮、半夏、茯苓、甘草组成，有祛痰和胃降逆的功效。

[阐释] 霍乱初起，邪毒未完全吸收，此时用吐法可以排除胃内部分邪毒，犹如现代医学之洗胃。

3 **[原文]** 干霍乱，急用炒盐调童便服之探吐则愈。(《时病论·卷四·霍乱》)

霍乱，刺委中穴[①]出血，或刺十指头出血皆是良法。(《症因脉治·卷四》)

[注释]

①委中穴：足太阳膀胱经穴位，位于腘窝横纹正中。

[阐释] 针刺放血法宜用于霍乱病中期，邪毒深入血分之际。

第十三节　便　秘

便秘是指大便不通，排便时间延长，有便意而排出困难等为主要临床表现的一种病症。中医古籍中有大便难、便结、不更衣等名称。

便秘之因多由饮食不节，恣意饮酒，过食辛辣厚味，或七情内伤，气机郁滞，或因气血衰弱，年老津枯等引起。本节摘选古籍原文，对便秘病人的饮食起居调护及简易治疗方法予以阐释。

一、生活起居调慎

1 **[原文]** 常习性便秘，多见与营坐业，少运动之知识阶层。埋头研读不喜体操之中大学生。根据此病，非注意卫生，兹就管见，条举如下：

(1) 生活宜有规则；

(2) 养成早起如厕之习惯；

(3) 每日宜啖新鲜之水果与蔬菜；

(4) 晨起饮盐汤一杯；

(5) 排便时以手掌徐摩腹部；

(6) 行适宜之运动；

(7) 练习腹式呼吸法。(《珍本医书集成·十四册·存存斋医话稿》)

[阐释] 上述七种方法，必须长期坚持，方有显效。

二、护疗

1 [原文] 阳明病，自汗出，若发汗，小便自利者，此为津液内竭，虽硬不可攻之，当须自欲大便，宜蜜导煎而通之，若土瓜根及大猪胆汁，皆可为导。

蜜煎导方：

食蜜七合

上一味，于铜器内，微火煎，当须凝如饴状，搅之，勿令焦著。欲可丸，并手捻作挺，令头锐，大如指，长二寸许。当热时急作，冷则硬。以内谷道中，以手急抱，欲大便时，乃去之。

又大猪胆一枚，泻汁，和少许法醋，以灌谷道内，如一食顷，当大便出宿食恶物甚效。(《伤寒论·辨阳明病脉证并治》)

[释义] 伤寒病，邪入阳明胃与大肠，邪热炽盛，本已自汗出，若再发汗，小便不利，体内津液大量耗伤，而致肠燥津枯，大便硬结不下。此种情况不可用攻下。应当等待病人自欲大便

时，宜用润肠通便的导法通之。如蜜导煎，土瓜根，大猪胆汁，都可以作为导便法。

蜜煎导方：蜜，能润肠泽枯，凡由于大肠干涩以致大便不行者，用蜜可以导之下行。操作法：用蜜700毫升，入铜器内，以微火煎，稍候凝如饴状时，搅拌，不使蜜焦著于铜器，等待能做丸时，趁热捏作挺。其状大如指，长二寸左右，一头尖锐，一头圆钝，用手将挺送入肛门，当病人欲解时，再将蜜挺取出。猪胆汁苦寒，和以醋之酸收，引入肠中，不但润肠，且能泄肠中无形之热。土瓜又名王瓜，苦寒无毒，《本草纲目》名野甜瓜，其根附有长块根。《肘后方》治大便不通，用土瓜根捣汁，用筒吹于肛门内即通，证明土瓜通便是可行的。

2［原文］大便难候

养生方导引法云：偃卧，直两手，捻左右胁，除大便难。（《诸病源候论·大便病诸候》）

［释义］养生方导引法说：病人仰卧，伸直两手，搓捻左右胁部，可以解除大便困难。

3［原文］凡老人，久病大便涩滞不通者。时时服葵羹[①]，菠菜，自然通利也。（《儒门事亲·湿门》）

［注释］

①葵羹：用葵熬羹。葵，一名冬葵，冬苋菜，是我国古代常用的蔬菜之一。

4［原文］苏麻粥，治老人虚人风秘[①]、血秘[②]大便难涩，妇人产后便秘，皆宜服之。苏子、麻子，不拘多少等分，同捣烂和水滤取汁，粳米末少许同煮作粥食之，久服尤佳。

三仁粥《宝鉴》治大便秘结，老人，虚人皆可服。桃仁、海松子仁，各一合[③]，郁李仁一钱，上同捣烂和

水滤取汁，入碎粳米少许，煮粥空心服。(《济众新编·卷三》)

[**注释**]

①风秘：风犯肺传入大肠，使其津液干枯而产生便秘。

②血秘：久病或失血，使其津血干枯而产生便秘。

③一合：约100毫升。

[**阐释**] 古用外治法通便，方法颇多，除上例举外，还有用油导、盐导、皂角末导、盐熨、针灸、按摩等，欲知详情可参阅本书总论第四章导便法一节。

第十四节　中　风

中风是以口眼歪斜，语言謇涩，半身不遂，甚至突然昏倒，不省人事为主症的一种疾病。中医古籍中称为击仆、偏枯、中风等。

中风多由平素气血之虚，阴阳失调，加之忧思恼怒，或饮酒嗜肥，或房室劳累，或外邪侵袭，引起气血运行受阻，肌肤筋脉失于濡养；或阴亏于下，肝阳暴张，阳化风动，血随气逆，挟痰挟火，横窜经隧，撤谎能够蒙清窍而成。

本节引文重点论述对中风病人的急救，饮食宜忌，生活起居护理等，以示古代医家对本病调护的重视。

一、饮食起居调护

1 [**原文**] 论曰：人不能用心谨慎，遂得风病，半身不遂，言语不正，庶事皆废。瘥后乃须将慎，不得用未病之前。当须绝于思虑，省于言语，为于无事。乃可未愈，若还同俗类，名利是务，财色为心者，幸勿苦事，医药徒劳为疗耳。(《千金翼方·卷十七·中风下》)

［释义］论说：人若不注意饮食起居调摄，就会得中风病，症见半身不遂，言语不正常，诸事皆荒废。病后尤须注意将养，不能象未病之前那样，应当绝思虑，省言语，为的是不再发病。如病还未愈就不注意将养，还同那些世俗一样，以名利事务，贪财好色，如此最好不要苦求医药治疗，因为将摄失宜，治疗也是徒劳的。

2［原文］夫中风失音、闷乱、斜口眼。大忌鸡、猪、鱼、兔、酒、醋、荞面动风引痰之物。(《儒门事亲·风八》)

［阐释］以上所忌之物，可作参考。

3［原文］(中风手足不利)宜早起伸缩活动。恐不易尽除，以后能于调养真气，销去病根。(《珍本医书集成·十三册·青霞医案》)

(卒中半身不遂)以后起动，必须人在左右扶之，切勿大意。嗣后冷暖饥饱起动，均要留心，静养百日，精神筋力复原如旧，方可放心。(《珍本医书集成·十三册·青霞医案》)

［阐释］中风一病多为过食肥甘，积热酿痰，撒谎能够闭清窍，外患经络，壅塞隧道所致。患病后更宜忌食肥甘，并须忌怒，省言语，加强扶持，静心养病可望痊愈。

二、护疗

（一）急救

1［原文］治中风不省人事，牙关紧急者：

藜芦一两去芦头，浓煎防风汤，浴过，焙干碎切，炒微褐色，捣为末，每服半钱，温水调下，以吐出风涎

为效，如人行二里未吐，再服。(《肘后备急方·卷三·治中风诸急方第十九》)

[释义] 治疗中风不省人事，牙关紧闭的方法是：用藜芦30克，去芦头，防风适量洗净同煎浓汁，或将藜芦焙干切碎，炒成微褐色，每服1.5克，用温水调服，以吐出风痰为效。若病人服药后1小时左右未吐出风痰者，再服1.5克。

2 **[原文]** 千金方治中风面目相引偏僻，牙车[①]急，舌不可转。桂心以酒煮取汁，故布[②]蘸[③]病上，正即正，右即左，左即右，常用之大效。(《肘后备急方·卷三·治卒中风诸急方第十九》)

[注释]

①牙车：牙关。

②故布：旧布。

③蘸：击也。

[释义] 《千金方》治疗中风，口眼斜，牙关紧急，舌强硬不转。用酒煮桂心，取汁，以旧布蘸汁，轻轻击打病处，若正面病则击正中，左则击右，右则击左，常常击打，效果很大。

3 **[原文]** 卒中风救急：昏倒牙噤，潮涎[①]，斜。以大指掐人中，刺十指井穴及合谷、人中；竹沥、姜汁、香油、童便调苏合香丸，牛黄清心丸灌之；香油调麝香一二分灌之；痰盛者，白矾水吐之；口噤者，乌梅肉和南星、细辛末以中指蘸擦自开；虚者独参汤加竹沥、姜汁。(《济众新编·卷二·风》)

[注释]

①潮涎：言痰涎上涌如潮。

4 **[原文]** 如牙关紧闭，以乌梅浸醋擦其牙；痰塞咽喉，以稀涎散吐之；不省人事，以半夏末吹入鼻中；盖此法为通关所设，而药汁方可灌入，非藉此法吐痰以愈病也。(《医学从众录·真中风症》)

中风，虚火妄动夹痰而仆，急灌童尿，神思便爽。

中风，忽然昏仆，撒手遗尿，目上视，汗大出。此阴虚阳暴绝也，急令煎人参膏，且与灸气海穴，艾壮如小指至十八壮。(《珍本医书集成·十二册·古今医案选·卷一·中风》)

[阐释] 卒中分虚实，虚证忽然昏仆、手撒遗尿，急救宜灸气海，口服独参汤，童便固气救脱；实证多为痰壅气急，牙关紧闭，急救宜开关吐涎。

（二）后遗证治疗

1 **[原文]** 风偏枯候

养生方导引法云：正倚壁，不息行气①，从头至足止，愈……偏枯。

又云：以背正倚，展两足及指，瞑心②，从头上引气，想以达足之十趾及足掌心。可三七引，候掌心似受气止。盖谓上引泥丸③，下达涌泉④是也。(《诸病源候论·风病诸候》)

[注释]

①不息行气：不息，指闭气不呼吸。行气，指以自己的意念引导气的运行。气功谓："以意领气"或"以意引气"。

②瞑心：收心使之安静。

③泥丸：道家语，指头脑或头顶部。

④涌泉：足少阴肾经穴，在足心陷中。

[释义] 养生方导引法说：端正地靠着墙壁，闭气不息，用

意念把“内气”从头引到脚上为止，可治愈半身不遂及各种风证。

又说：以背正靠墙，伸展两脚和脚趾，静下心来，不想杂事，从头上引气下行，用意念送气，达到两脚十趾和足心。可反复引气二十一次，候脚底似有受气时为止，所谓上引泥丸，下达涌泉，就是说的此法。

2［**原文**］中风口眼斜乃经络之病，用生瓜蒌汁和大麦面为饼，炙热熨心头，此治本之法也。（《理瀹骈文·续增略言》）

［**释义**］中风口眼，是属于经络系统的病证，用生瓜蒌汁与大麦面和成饼，炙热熨帖心窝，这是治本的方法。

［**阐释**］凡中风后遗症，无论使用针灸或按摩或导引必须持之以恒方可见效。

第十五节　黄　疸

黄疸是以身黄、目黄、小便黄为主症的一种病证。其中尤以目睛黄染为本病的特征。如《素问·平人气象论》说：“溺黄赤安卧者，黄疸，……目黄者曰黄疸。”此病由脾胃虚弱，寒湿内阻中焦，或其人素蕴湿热，加之酒食过度，瘀结不散，郁热外蒸而致发黄，或因外感湿热疫毒入里，内阻中焦，湿热交蒸于肝胆，胆汁外溢而发黄。

中医古籍中有黄疸、谷疸、酒疸、黑疸、女劳疸、阳黄、阴黄之分。本节选摘中医古籍中有关对黄疸病人的饮食起居护理，二便观察、护疗等内容进行论述。

一、饮食起居调护

1［**原文**］女劳疸者（药后）宜重衣覆被取汗。（《补

辑肘后方·上卷·治卒发黄疸诸黄方第二十七》）

2［原文］犯黄候：

有得黄病已瘥，而将息失宜，饮食过度，犯触禁忌，致病发胃，名为犯黄候。（《诸病源候论·黄病诸候》）

［释义］黄疸病复发候：

有人得黄疸病已经痊愈，而因病后调理将息失宜，如饮食过度触犯禁忌，以致黄疸病复发，这种病情就称为犯黄候。

3［原文］凡诸疸病，皆由饮食过度，醉酒劳伤，脾胃有瘀热所致。（《诸病源候论·黄病诸候》）

［释义］引起各种黄疸病的原因，是饮食过饱，醉酒劳伤，伤及中气，脾胃蕴有瘀热所致。

［阐释］本文虽有病因，而对于病后饮食调养仍有指导意义。

4［原文］诸黄疸病，……惟得以粥。（《千金翼方·二十一卷·万病》）

治黄疸，尤忌房室、湿面、酒、醋、盐味，犯之必死。

二、护疗

1［原文］生茅根一把，细切，以猪肉一斤合作羹，尽啜食之。（《肘后备急方·治卒发黄疸黄病第三十一》）

昔人治黄疸，用百部根放脐上，酒和糯米饭盖之，以口中有酒气为度。又有用干姜、白芥子敷脐者，以口辣去之，则知由脐而入，无异于入口中，且药可逐日变换也。（《理瀹骈文·续增略言》）

［阐释］食疗和敷脐法治疗黄疸病，是古人经验的积累，可

引入临床一试，但其方法可取，其药味可易。

三、观察

1［原文］溺黄赤安卧者，黄疸。已食如饥者，胃疸……目黄者曰黄疸。(《素问·平人气象论》)

［释义］如果见到病人小便黄赤，且喜睡卧的，是黄疸病。饮食吃下后，很快又有饥饿感的，是胃疸。眼白睛发黄的，是黄疸病。

［阐释］肝胆湿热上熏，则喜睡卧。热蒸于胃，可暂时感到饥饿。如《金匮要略》说“谷疸，食难用饱”之义。

2［原文］(黄疸服茵陈蒿汤后)，小便当利，尿如皂角汁状，色正赤。一宿腹减，黄从小便去也。(《金匮要略·黄疸病脉证并治》)

［释义］黄疸病人服茵陈蒿汤后，应见小便通利，尿包如皂角汁状，或色正赤，一夜间腹胀减轻，这是湿热从小便排出去的现象。

3［原文］(黄疸病人服硝石矾石散后)，病随大小便去，小便正黄，大便正黑，是候也。(《金匮要略·黄疸病脉证并治》)

［释义］黄疸病人服硝石矾石散后，湿热、瘀血当从大小便排泄，故见小便正黄色，大便正黑色，这是服药后起的作用。

4［原文］治急黄方：

比岁又有肤黄病，初唯觉四肢沉沉不快，须臾，见眼中黄，渐至面黄，及举身皆黄。急令溺白纸，纸即如檗染者，此热毒已入内，急治之。(《补辑肘后方·治卒发黄疸诸病方二十七》)

［释义］往年有一种皮肤发黄的病，初起只感觉四肢沉重，

很快便见目黄，逐渐至面黄、全身发黄。此时赶快叫病人尿在白纸上，见纸被染成黄柏汁色者，是急黄，热毒已深入血分，应当立即治疗。

[**阐释**] 令尿白纸以观察小便来判断黄疸病轻重的方法，确有奇效。千多年前发明此法，是难能可贵的。

第十六节 积 聚

积聚是指腹内积块，或胀或痛为主证的一种病证。积为有形，固定不移，疼痛不休，痛有定处，多属血分。聚则无形，时聚时散，痛无定处，时痛时止，多属气分。积重，聚轻。

本病多由情志郁结，饮食内伤，寒邪外袭以及病后体虚，或黄疸、疟疾日久不愈，致使肝脾受损、气滞而血瘀，或兼痰湿凝滞而成。

对于积聚病人的调护，当以调理七情，慎起居，节饮食，保养真气，加之导引膏摸，积聚渐自消散。本节选自中医古籍中部分原文，对于本病的调护内容予以阐释。

一、饮食起居调护

1 [**原文**] 积聚痼[①]结者，……重因饮食不节，寒温不调，邪气重沓[②]，牢固盘结者也，若久及成癥。(《诸病源候论·积聚病诸候》)

[**注释**]

①痼：牢固。

②重沓：重叠、重复。

[**释义**] 积聚病的痼积不散。是由于五脏先有积聚在内，重因饮食不节，寒温不调，重复受邪，以致积聚牢固盘结，不得消散，延久不愈，就会发展成癥病。

2［原文］癥瘕者，皆由于寒温不调，饮食不化，与脏气相搏结所生也。(《诸病源候论·积聚病诸候》)

［释义］癥瘕的病因，是由于寒温失调，饮食不化，病邪与脏气相搏结热成。

［阐释］以上两条说明病因在本病调护中的意义。

3［原文］脾积，饥则减，饱则满。(《诸病源候论·积聚病诸候》)

［释义］脾积，病人感觉饥时症状减轻，饱食则腹部胀满。

［阐释］示意积块在脾的，饮食宜少食多餐。

4［原文］诸积不化，大忌生硬黏滑，动风发热等物。积聚，随其所利而行之，节饮食，慎起居，和其中外①，可使毕已。(《医方类聚·积聚门》)

［注释］

①和其中外：一指治疗，即调和表里；二指调和饮食、寒温、七情。

5［原文］养正积自除，洁古老人有云：养正积自除，今令真气实，胃气强，积自消矣。(《医方类聚·卫生宝鉴》)

论养正积自除，且夫养正者，非为①饮食起居之间也。盖积既成矣，形渐悴②矣，必用调养，使荣卫充实，而积自除。……更不慎守禁戒，遂纵口嗜欲③，病症复起而不可制，其有不丧身者，未之有也。(《医方类聚·玉机微义·积聚》)

［注释］

①非为：不只是。

②悴：憔悴、瘦弱。

③纵口嗜欲：放纵口腹，贪图欲望。

二、调情志

1［原文］息城司侯[①]，闻父死于贼，乃大悲哭之罢，便觉心痛，日增不已，月余成块，状若覆杯，大痛不住，药皆无功。……适巫者在其旁，乃学巫者杂以狂言以谑[②]，病者至是大笑不忍，回面向壁，一二日心下结块皆散。戴人[③]曰："内经言：忧则气结，喜则百脉舒和。"又云："喜胜悲，内经自有此法治之。"（《儒门事亲·因忧结块一百》）

［注释］

①司侯：掌管达官贵人的官员。

②谑：开玩笑。

③戴人：张子和。

［阐释］用喜胜悲的方法来治疗患者因悲忧而致气机郁结之癥瘕。可见使用五行生克制化的原理来治疗癥瘕的重要意义。

2［原文］五积六聚者，皆以内为喜、怒、忧、思七情之气克制五脏，结而不散，乃成积聚之证。（《医方类聚·医方集成》）

［阐释］积聚多由七情引起，凡七情为病当以情治情，使病人心中潇洒荡然，再加以药食调养，积聚自会消散。

三、护疗

1［原文］积为导引服药，药不能独治也。（《素问·奇病论》）

［释义］积聚这类病，不能单靠服药治疗，应结合导引疏通气血。

2［原文］积聚候

养生方导引法云：以左足践右足上，除心下积。

又云：病心下积聚，端坐伸腰，向日仰头，徐以口内气，因而咽之，三十过而止，开目。

又云：以左手按右胁，举右手极形，除积及老血。

又云：端坐伸腰，直上展两臂，仰两手掌，以鼻内气闭之，自极七息，名曰蜀王乔。除胁下积聚。（《诸病源候论·积聚诸候》）

［释义］养生方导引法说：把左脚踏在右脚上，可治疗心下胃部的积聚。

又说：患心下积聚之病，当正坐伸腰，仰头向日，慢慢用口吸气，咽下，三十次止，然后睁开眼睛。

又说：用左手按右胁，尽力举右手，可治疗积聚和老血。

又说：正坐伸腰，向上直伸两臂，仰两手掌，用臂吸气后闭气不息，到极限为止，如此七次，名为蜀王乔。可消除胁下积聚。

3［原文］熨癥法

又方茱萸三升，碎之，以酒和煮令熟，布帛物裹，以熨瘤上，冷更，均番用之，癥当移去，复逐熨。须臾消止。（《肘后备急要方·治卒心腹癥坚方第二十六》）

［释义］又一熨癥的方法：用茱萸900mg捣碎，加酒煮熟，用布帛包起来熨癥上。冷了再煮熟，反复熨癥处。如果癥瘕的部位发生游走移动，熨治的部位也随着移动。如此熨治，癥瘕很快就消失了。

4［原文］（积聚）熨气法

大艾大熟，砂石铫内炒，滴少醋令其香，炒极熟。左以二三绢袋袋药，更替乘热搭腹上印熨。

一法，只炒食盐，炒极热，按熨痛除亦效。（《医方类聚·澹寮方》）

圣惠方：蒜二斤　桂心一两　伏龙肝一两　左件药和捣，以醇和之如泥，便摊于布上，罨病处，罨三日差，逐日换之。（《医方类聚·积聚门·千金方》）

［**阐释**］使用熨贴法治疗癥瘕，可使药性直透病所，促进癥瘕消散。中医古籍中记载颇多，如用桃仁泥贴、花椒熨、蒜熨、盐熨、商陆根熨等，读者须触类旁通，灵活用药熨贴。

第十七节　水　肿

水肿是指水液潴留，泛滥于肌肤，发生在头面、四肢、腹部甚至全身性浮肿的疾病，严重时可伴胸、腹积水。本病多因外感，七情内伤，饮食失调，或由它病累及脾肾而影响三焦水道不利所致，病变部位主要在脾肾。

中医古籍中有水病、徒水、水肿之称。本节选用中医古籍中部分原文，着重阐明对水肿病人的饮食起居调护、简易治疗及观察内容等。

一、饮食起居调护

1［**原文**］水在腹者，必使目下肿也，……卧不得偃[①]，正偃则咳出清水也。（《素问·刺热论》）

［**注释**］

①偃：仰面而卧。

［**释义**］水邪停聚于腹中者，必然目眶下肿，……不能平卧，平卧则水邪上逆迫肺，引起咳嗽，吐出清水。

［**阐释**］示水停腹中宜取半卧位。

2［原文］徒水[①]，（抽水后）饮闭药[②]，方刺之时徒饮之，方饮无食，方食无饮，无食他食，百三十五日。（《灵枢·四时气》）

［注释］

①徒水（shui 税）：张介宾说："徒，但也。有水无风之人曰徒水。"马莳说："徒水，即'水'，以水为疾，故加以疾之首。"

②闭药：通闭药，指利尿药。

［释义］使用箭针排水后，应服利尿药，一般在针刺时服药，但须注意，服药后不能立即饮食，饮食后不要立即服药，水肿消除以后，须忌食伤脾助湿的食物一百三十五日。

3［原文］（水肿）又与葶苈丸下水，当时如小瘥，食饮过度，肿复如前，胸胁苦痛，象若奔豚，其水相溢，则浮咳喘逆。（《金匮要略·水气病脉证并治第十四》）

［释义］水肿病，若用葶苈丸（方失）逐其水，浮肿暂时缓解。若与病人饮水过度，水邪重新停积，前证复发则水气上逆，引起胸满、咳嗽、浮肿等证重新出现。

［阐释］水肿病属脾肾阳虚运化失常者，水去后病者不可过多饮水，否则治难见效。

4［原文］（水肿）不得正偃，偃则咳清水；不得卧，卧则惊，惊则咳甚，小便黄涩是也。（《诸病源候论·水肿病诸候》）

［释义］水肿病人，不能仰卧，仰卧则咳吐清水，不能睡眠，睡则易惊，惊则咳嗽加甚，小便色涩而不畅。

［阐释］水停胸腹的病人，不能平卧，平卧则水气上逆，凌心则惊，犯肺则咳，上逆而不下流则小便涩少。

5 [**原文**] (水肿) 既平之后，宜大将息，忌盐、酒、房事等事。如此三年可矣，如或不然，决死而不救也。(《儒门事亲·四卷》)

[**阐释**] 盐咸入肾，过咸生热伤阴，酒生湿热，房劳伤肾，肾伤则气化不行，水肿复发。

6 [**原文**] 一切肿胀，忌食盐酱。(《丹台医案·下册》)

二、护疗

1 [**原文**] 徒水，先取环谷下三寸①，以铍针针之。已刺而筩②之，而内之，入二复之，以尽其，必坚。来缓则烦，来急则安静，间日一刺之，尽乃止。(《灵枢·四时气第十九》)

[**注释**]

①环谷下三寸：诸家各说不一，或云环跳下三寸之风市穴；或云手足之分肉处。

②筩：筒也，《医学纲目》云："筩针"针中有空窍。

[**释义**] 徒水病，应先取环谷下三寸，以铍针针之。刺完以后，再将筩针刺入皮内抽水，反复操作，以排尽其水，水去之后，肌肉坚实。排水时，若水排泄缓慢，则病人觉烦躁满闷。若排泄较快，则病人觉舒适安静。用筩角针排水治疗可以隔日刺一次，直到水尽为止。

2 [**原文**] (水肿) 常食小豆饭，饮小豆汁，鲤鱼佳也。

又方：小豆一升，白鸡一头，治如食法，以水三斗煮熟，食渣饮汁，稍稍令尽。

又疗水病肿鲤鱼一头极大者，去头尾及骨，唯取肉，以水二斗，赤小豆一大升和鱼肉者，可取二升，以上汁帛布绞去渣。顿服尽，如不能尽，分为两服，后服温令暖，服讫，当下利，利尽即瘥。(《肘后备急方·治卒大腹水病方第二十五》)

青鸭羹，治小水肿病不瘥。青头鸭一支，退尽、草果五个，左件用赤小豆半升，入鸭腹内煮熟，五味调，空心食。(《四部丛刊·饮膳正要·食疗诸门》)

郁李仁粥，治水肿。郁李仁二两，研汁，和薏米五合，同米煮粥食。

桑皮饮，治水肿腹胀喘急。用桑白皮根四两，和米四合，煮烂可食。(《珍本医书集成·十四册·寿世青编》)

[阐释] 上述食疗各有适应证：鲤鱼赤豆汤、小豆白鸡汤、青鸭羹适宜脾虚水肿；郁李仁粥通利二便，适于脾虚二便不利之水肿；桑白皮饮，泻肺降气，适用于肺水肿。临证时须辨证使用。

3 **[原文]** 如水肿，捣葱一斤坐身下，水从小便出。(《理瀹骈文·续增略言》)

[阐释] 葱卒温，通阳开窍，坐于身下，有助于膀胱气化，排除小便。

三、观察

1 **[原文]** 水病有五不治：第一唇黑伤肝；第二缺盆平伤心；第三脐出伤脾；第四足下平满撤欢能够肾；第五背平伤肺。凡此五者，必不可治。(《诸病源候论·水肿病诸候》)

[释义] 水肿病有五种危候，预后不良。第一口唇发黑，是

为肝气已伤；第二缺盆肿平，是为心气已伤；第三脐部突出，是为脾气已伤；第四足底平满，是为肾气已伤；第五，肿满背平，是为肺气已伤。凡水肿病见上述五种症状者，均属凶险之候。

2［**原文**］肿胀危候大凡水肿，先起于腹而后散四肢者，可治。先起于四肢，而后归于腹者，难治。掌肿无纹者死；大便滑泄，水肿不消者死；唇黑唇肿齿焦者死；脐肿突出者死；缺盆平者死；阴囊及茎俱肿者死；脉绝、口张、足肿者死。足跗肿，膝如斗者死；肚上青筋见，泻后腹肿者死。(《医学从众录·卷六·肿症》)

［**阐释**］其言死者，并非不治之症，说明病情危笃，须尽力急救。

第十八节　癃　闭

癃闭是指排尿困难，甚至点滴难下、闭塞不通的一种病证。病势缓者称“癃”，病势急者称“闭”。

本病的发生多由七情内伤，气闭不通，外邪入侵，湿热蕴结，下注膀胱，阻滞下焦则导致膀胱气化不利；或由饮食伤脾，房劳伤肾，以致脾气不升，肾之气化失常。

中医古籍中有癃闭、胞屈僻、小便闭等记述。本节摘录古籍原文，重点阐释导尿的外治法。

1［**原文**］为胞屈僻[①]，津液不通。以葱叶除尖头，内阴茎孔中深三寸，微用口吹直，胞胀，津液大通便愈。(《备急千金要方·膀胱府》)

［**注释**］

①胞屈僻：膀胱堵塞、小便不通、小腹胀痛之症。

［**阐释**］这是历史上用导尿术治疗小便不通之较早的记载，

和魏晋时华佗用葱管导尿法相同。

2［**原文**］治热结小便不通利方

刮滑石，水和涂少腹及绕阴际，平复①涂之。

又方，取盐填满脐中，大作艾炷②，灸令热为度，良。

治小便不通方

又方：熬盐令热，内囊中，以熨少腹上。

治小腹满，不得小便方

细末雄黄，蜜丸如枣核大，内一丸溺孔中，令入半寸许，以竹管注阴令紧，嗍气③通之。

治小便不通及关格④方

生土瓜根捣取汁，以少水解之，筒中吹下部取通。(《补辑肘后方·上卷·关格大小便利方第三十三》)

［**注释**］

①平复：平卧。

②大作艾炷：作较大的艾炷。

③嗍（shuo 朔）气：吮吸。

④关格：病证名，指大小便不通。大便不通为内关，小便不通为外关。

［**释义**］治疗小腹胀满，小便不得通利的方法：

用雄黄末与蜜做成如枣核大的蜜丸，用一丸塞入尿道中，约半寸，蜜丸中有一孔与尿道相通，然后用一竹管套在阴茎上，使之紧紧贴住不漏气，再吮吸竹管的另一端，小便即通。

治小便不通及关格二便不通的方法：

用生土瓜根捣烂取汁，加水少量，用筒吹入尿道，小便则通。

［**阐释**］雄黄温经通阳，解毒杀虫，塞入阴中，可防感染，

且刺激膀胱括约肌。土瓜根通利二便，对关格有效。

3.［原文］熏洗通便法：凡遇有气闭、小水不通、胀急危困之极者，速用皂角、葱头、王不留行各数两，煎汤一盆，令病者坐浸其中，熏洗小腹下体，久之热气内达，壅滞自开，便即通矣。若系妇人，亦可用葱数茎塞阴户①中，外加熏洗，其效尤速。(《景岳全书·杂证谟》)

［注释］

①阴户：妇女外阴。

4［原文］治小便难，小肠胀，不急治杀人。

用葱白三根细剉，炒令热，以帕子裹作二处，更熨脐下即通。

独蒜涂脐腹方，治小便不通。

栀子仁二七枚，盐花少许，独颗蒜一枚，上捣烂，摊纸上贴脐，良久即通，涂阴囊上立通。

通关散，治小便不通。

坐白矾，沧盐各二钱半，左研匀细，用纸纸圈围脐周，抄药在内，滴水药上，少时小便行。(《普济方·五册·二百十四卷·小便淋闭门》)

一法用猪胆汁笼阴头，少顷汁入亦即通。

葱熨法，气闭不通者宜之，因热者大忌之。

葱白三斤切细，盐一斤同炒热，绢包更换熨脐下，或加紫苏，皂荚煎汤，坐汤水中，亦效。(《顾松园医镜》)

［阐释］以上摘选各种外治法计有：导尿、隔盐灸、滑石涂敷、贴脐、盐熨、葱熨、熏洗坐浴等。导尿适用于各类证型；灸

熨、坐熏可温阳行水，适宜寒证；滑石涂敷宜于湿热证；葱熨行气，宜用于气滞证等。临床使用时须辨证选用。并可根据上述原理，改进方法，变换药物以适应多种证型。

第十九节　遗精　阳痿

遗精系指不因性生活而精液遗泄的一种病证，分为梦遗和滑精。有梦而遗者，称为梦遗；无梦而遗精，甚至清醒时精液留出者，名为滑精、失精。此证常伴腰酸腿软，头晕，神倦。成年男子，半月左右遗精一次，而无其他症状者，属于生理现象，不属病变。

阳痿是指男性青壮年阳事不举，《内经》称为阳痿。遗精日久，可转为阳痿。

遗精、阳痿的病因病机，多为先天不足，房劳过度，心火亢盛，湿热下注引起。对于本病的调护，古人提倡“净心惜精寡欲”。全靠药饵，极难治愈，故本病重在调理情志。

一、饮食起居调护

1［**原文**］遗精，此酒肉鲜腥须忌，谓助其湿热也。

少年情志未坚，失于保养，有劳怯内损。

遗精，当长夏气泄，易触秽热，最宜林泉寂静。（《珍本医书集成·十三册·扫叶庄医案》）

［**阐释**］因湿热遗精者，宜忌辛辣；因肾虚而遗精者宜寡欲静养；因暑热者，宜居山泉密林静养。

2［**原文**］或夜卧足覆大暖，故梦遗颇多。（《王氏医存·十卷》）

［**阐释**］古人说：“遗精者，未有不热也。”足暖则肾热，肾热则相火易动。

二、调七情

1［**原文**］遗精之始，无不病由乎心，正以心为君火，肾为相火，心有所动，肾必应之。故凡以少年多欲之人，或心有妄思，或外有妄遇，以致君火摇于上，相火炽于下，则水不能藏而精随以泄。凡少年初省人事，精道未实者，苟知惜命先须惜精，先宜净心。此少年未病之前所当知也。及其既病而求治则尤当以恃心为先，然后随证调理，自无不愈。使不知求本之道，全恃药饵而欲望成功者，盖亦几稀矣。精道滑而常梦常遗者，此必始于欲念，成于不谨，积渐日深，以致肾气不固而然。

凡思虑劳倦，每触即遗。（《景岳全书·杂证谟·遗精》）

（梦遗）……缘心有爱，则神不归，意有想，则志不宁。精神内宁，其病自愈。（《普济方·五册·诸虚门》）

因用心太过，心不摄肾，以致失精者；因思欲不遂，则耳闻目见，其精自出；色欲过度，下元虚惫，滑泄不禁。（《张氏医通·七卷》）

凡阳事不壮之人，临事时若存一恐不举之心，闻偶动而随痿矣。（《医学实在易·四卷》）

或听说而心有所动，相火从之，故梦遗颇多。《王氏医存·十卷》

［**阐释**］黄色淫秽书刊、录像，均使人相火妄动，患者尤戒。

［**原文**］（遗精）调治先讲静养，毋躁急恼怒。（《珍本医书集成·十三册·沈氏医案》）

第二十节　消　渴

消渴是以饮多、食多、尿多为主症，或身体消瘦，或尿浊、尿甜为特征的病证。中医古籍中又有消瘅、膈消、肺消、消中等称谓。

本病的发病原因，多由过食肥甘厚味，或情志失调，或劳欲过度，加之素体阴虚或胃热，或肾虚津枯所致。

对于消渴病人的调护，重点在于饮食宜忌。

一、节饮食

1［**原文**］（消渴）此肥美之所发也，此人必数食甘美而多肥也。(《素问·奇病论》)

热中消中[①]，不可服高粱。……夫热中消中者，皆富贵人也，今禁高粱是不合其心，是病不愈。(《素问·腹中论》)

［**注释**］

①热中消中：王冰注："多饮数溲，谓之热中，多食数溲，为之消中。"

［**释义**］患消渴病者，不可吃肥甘厚味。……患此病者多为富贵人，如果禁止他们吃肥甘厚味，又不合他们的心愿，禁之甚难，故病不愈。

2［**原文**］千金论曰：夫消渴者，凡积久饮酒，无有不成消渴病者……脯[①]炙盐咸，此味酒客多嗜，不离其口，三觞[②]之后，制不由已，饮啖[③]无度，咀嚼鲊酱[④]，不择酸咸。疗之愈否，属在病者，若能如方节慎，旬月而疗。不自爱惜，死不旋踵[⑤]。其所慎者有三：一饮酒，

二房室，三咸食及面。能慎此者，虽不服药，而自可无他。不知此者，纵有金丹，亦不可救。(《外台秘要·消渴方一十七首》)

［注释］

①脯：蜜饯果干。

②觞（shang 伤）：古代喝酒的器皿。

③啖（dan 淡）："啖"的异体字。吃、嚼。

④鲊（zha 眨）酱：腌制的鱼酱。

⑤旋踵：立即。

［释义］千金方说：凡长期饮酒，酒食积滞者，没有不患消渴病的……凡好食蜜饯、糖类、过咸的饮食，也易患消渴病。而嗜酒者对这类食物又很爱好，常不离口。当饮酒高兴时，更不能控制自己，大吃大喝无有限度，无论酸咸、鲊酱均不选择，积年累月使五脏干燥，怎能不患消渴病呢？治疗是否痊愈，全靠病人自己将护。若能按照一种好的方法节慎，则旬月之内可愈。若不节慎饮食，不自爱惜，那么治疗困难，甚至会有死亡的危险。本病的节慎方法有三：第一忌酒，第二忌房室，第三忌食及面。能做到节慎者，即使不服药，病情也不会发展。不能节慎者，纵然有神丹妙药也不能治愈。

3［原文］诸消渴者，禁五辛酒肉面。(《千金翼方·卷二十一·万病》)

故膏粱之人，多肥甘之渴，调之，而不减滋味，不戒嗜欲，不节喜怒，病已而复作。(《儒门事亲·三消之说当从火断》)

消渴之人，其药与饮食皆宜淡剂。(《儒门事亲·十三卷》)

凡初觉燥渴，便当清心寡欲，薄滋味，减思虑，则

可治可疗。若有一毫不谨，总有名医良剂，必不能有生矣。(《景岳全书·杂证谟》)

[阐释] 消渴之证总以阴虚为本，燥热为标。肥甘酒咸皆辛热助火伤阴，不守禁忌则致肺热津伤而加重上消，胃热炽盛而加重中消。房劳伤肾精，不慎则加重下消。病因不除，治难取效，故对于本病务必加强饮食护理。

二、护疗

1 **[原文]** 法云：解衣惔[1]卧，伸腰少腹，五息止。引肾，去消渴，利阴阳。(《诸病源候论·消渴病诸候》)

[注释]

①惔（dan 淡）：安静、无外想。

[释义] 养生方法说：解开衣服，安静地卧下，无外想，伸直腰部，鼓起小腹，呼吸五次为止。可以引来肾水，祛除消渴，有利于阴阳滋生。

2 **[原文]** 凡消渴病。疗法：栝蒌汁可长服以除热，牛乳、杏酪[1]善于补，此法最有益。(《外台秘要·消渴不宜针灸方十一首》)

[注释]

①酪：半凝固食品。

3 **[原文]** 凡三消者，《内经》所谓肺消渴等，可取生藕汁服愈。(《儒门事亲·湿门》)

五豆汤，止消渴。干葛、甘草各一斤剉，贯众八两，黑豆、黄豆、绿豆、青豆、赤小豆各一两，以水五斗五升，腊月初八日大锅至熟，去滓，盛瓷器封口，春夏开用，随意饮。(《济众新编·卷五》)

[阐释] 示意消渴病人，多食含蛋白质高的豆类，少食米

面。文中作法过于繁琐，亦可以随煮随食。

4［原文］野鸡羹，治消渴口干，小便频。

野鸡一支，挦①净，左入五味，如常法作羹臛②食之。

鹁鸽③羹，治消渴饮水无度。

白鹁鸽一支切作大片，左件用土苏④，一同煮，空腹食之。(《四部丛刊·饮膳正要·食疗诸病》)

［注释］

①挦（xian 贤）：扯、拔。

②臛（huo 霍）：肉羹。

③鹁鸽（ge bo 脖合）：家鸽、菜鸽。

④土苏：野生紫苏。

第二十一节 痹 证

痹证是以皮肤、肌肉、血脉、关节等处发生酸麻、重着、疼痛，甚至关节红肿灼热、屈伸不利为主证的一种病证。本病是由于起居不慎，寒温失宜，风、寒、湿、热等外邪袭入，致使经脉闭阻、气血运行不畅而成。

临床上有行痹、着痹、痛痹之分。行痹者，以游走疼痛为主，多风；着痹者，以重着顽麻为主，多湿；痛痹者，以疼痛为主，多寒。

对于痹证的调护：宜避寒就温，活动筋骨，忌酒；服药后，注意观察汗出情况；协助医生使用熨烙针灸，指导病人作好导引等。本节就上述内容摘选古籍原文予以阐释。

一、节饮食，慎起居

1［原文］风湿候

养生方真诰云：栉①头发，欲得多过，通流血脉，散

风湿，数易栉，更番②用之。（《诸病源候论·风病诸候上》）

［注释］

①栉（zhi 致）：梳子、蓖子，此处用作动词，即梳头。

②更番：反复。

［释义］梳头时，宜多梳几遍，使气血流通，祛散风湿。还须多次变换梳子，反复交替使用。

2［原文］贼风候

（寒痹）久不去，重遇冷气相搏，乃结成瘰疬及偏枯，遇风热气相搏，乃变附骨疽也。（《诸病源候论·风病诸候上》）

［释义］寒痹，病久不愈，再遭寒邪袭击，就会使寒气结聚成包块，或导致半身不遂。如遭受风热之邪侵袭，就会转变成附骨家疽。

3［原文］肌痹多寒，遇寒则急，遇热则纵。（《医书类聚·痹门·永类钤方》）

［阐释］动则生阳，寒则血凝，提示寒痹病人宜适当活动以疏通气血，防避风寒；热则血结，提示因受湿热而痹者，宜避风热。

二、护疗

1［原文］风冷候

又云：坐，两足长舒，自纵身，内气向下，使心内柔和适散，然始屈一足，安膝下，长舒一足，仰足趾向上使急，仰眠，头不至席，两手急努向前，头向上努挽，一时取势，来去二七，迭互亦然。去脚疼，腰髆冷血冷风，日日渐损。（《诸病源候论·风病诸候下》）

［释义］又说：正坐，两脚伸直，全身放松，引气向下，使心中感到柔和舒适，然后把一脚屈转过来放在膝下，另一脚伸直，并使脚趾上屈，尽量用力，仰身睡下，在头还未著席时，两手立即用力前伸，头向上用力象被拉欲起之状，做这些动作要快，一时间都动起来，上下来去作十四次。换脚后再做也是如此。可以消除脚痛，腰背肩臂冷血风，日渐亏损之病。

2［原文］拈痛散[①]出御药院方治肢节疼痛。炒令极热，用绢袋内贮药，熨烙痛处，不拘早晚，颇用为效。如果药冷，即再炒一次。(《普济方·四册·一百五十四卷·身痛门》)

［注释］

①拈痛散：羌活（去芦头）　独活（去芦头）　细辛（去苗）　肉桂（去粗皮）　防风（去芦）　白术　川乌（生去皮脐）　良姜（剉）　麻黄（不去节）　天麻（去苗）　吴茱萸（生用）　葛根、乳香（另研）　川椒（去子并闭口者）　全蝎（生用）　当归（去苗）　各一两　川姜（生用）半两打细为散。

［阐释］使用本方熨烙，药力能直透病所，达到温经散寒痹的作用。

3［原文］治风痛者，敷药后以桑枝燃火逼之。(《理瀹骈文·续增略言》)

［释义］治疗风湿痹痛，在痛处敷好药后，再于药上燃点桑枝以火温烤，逼使药力行散。

4［原文］治风湿冷气，痹及瘫痪。盖蚕属火性，燥能胜风祛湿。

醇酒三升，拌原蚕沙五斗，甑[①]蒸于暖室中，铺油单上。令患者就患处一边卧沙上，厚盖取汗。若虚人须防

大热晕闷，令露顶面。一次不愈，间日再蒸，无不效。(《串雅外编·蒸法门·二卷》)

[注释]

①甑（zeng 赠）：古代做饭的一种陶器。

[阐释] 药蒸治痹，以取其温通发汗、祛寒除湿的作用。

三、观察

1 [原文] 风湿相搏，一身尽疼痛，法当汗出而解，值天阴雨不止，医云此可发汗，汗之病不愈者，何也？盖发其汗，汗大出者，但风气去，湿气在，是故不愈也。若治风湿者，发其汗，但微微似欲汗出者，风湿俱去也。(《金匮要略·痉湿暍病脉证并治第二》)

[释义] 当天气阴雨不止时，风湿病易复发。风湿相搏结，引起全身疼痛，治法应当发汗祛除风湿。医生用发汗药后，汗出而病不愈者，是什么缘故呢？因为治疗风湿只须微微汗出，不可让其大汗淋漓。因风为阳邪，容易表散，湿为阴邪，难以骤除。如汗出太多则风气虽去而湿气仍在，所以不易治愈。治疗风湿的方法，只宜使阳气内蒸，肌肉、关节之间都被阳气充溢，使湿邪无地以容，自能微微汗出，而风湿之邪尽除。

2 [原文] 喻嘉言曰：风湿中人，第汗法与常法不同，贵徐不贵骤，则风去湿存，徐则风湿俱去也。(《时病论·风湿》)

[阐释] 观察病人服药后是大汗出，还是微微似汗，至关重要，以利医生变换方药，调护人员调理病人的饮食、衣被寒温。

第二十二节　虚　劳

虚劳是指由多种原因所致的脏腑亏虚，阴阳气血俱虚而出现的多种慢性衰弱证候的总称。中医古籍中又称为虚损、劳伤、劳损等。本病主要由于先天不足，素体虚弱，劳倦内伤，损及五脏，以致病后失于调养所致。病理变化较为复杂，其证有气虚、阴虚、阳虚、血虚等。

对于虚劳病人的调护，中医古籍中记载颇详，下面引文进行论述。

一、慎起居，节饮食

1［**原文**］劳疾多馋，所思之物，但可食者，宜照《食疗本草》而与。（《儒门事亲·风门》）

虚劳所忌饮食诸物及却病之法併忌火灸。

烟为辛热之魁，酒为湿热之最，凡姜、椒、芥、蒜及一切辛辣热物，极能伤阴，断不可用，并一应生冷滑肠坚硬之物，亦宜戒食，恐伤脾胃也。（《顾松园医镜》）

虚损之人，津液不足，口内无味，思盐想淡。盖其虚火内灼，又喜食水果清润之物，或油腻生冷并食杂进，脾不能胜，由此而泻泄者甚多。故凡患虚病，脾胃不可不慎。（《不居集·上册》）

虚人，一年之内，春防风又防寒，夏防暑热又防因暑取凉而致感寒；长夏防湿；秋防燥；冬防寒又防风，此八者，病者与调护病人者，皆所当知。

二护：寒从足起，风从肩俞眉际而入。病者常护此二处，则风寒之乘于不意者少矣。（《理虚元鉴·上卷》）

三曰：慎调摄，虚劳之因，因于酒色者最多。外则疲劳形体，内则沉湎七情。酒色不屏，辛热不戒，此乃自趋死径。故广成子曰："必静必清，无劳汝形，无摇汝精，乃可长生。"斯言真可为虚劳调摄之良法也。(《顾松园医镜》)

虚劳病，慎起居，节饮食。(《养生三要·病家须知》)

二、调情志

1 [**原文**] 知节

节为节省之义。虚劳之人，其性情多有偏重之处，每不能撙[①]节其精神。故须各就性情所失以为治。其在滞而不化者，宜节烦恼以养神；在激而不平者，宜节忿怒以养肝；在躁而不静者，宜节辛劳以养力；在琐屑而不坦夷[②]者，宜节思虑以养心；在慈悲而不解脱者，宜节悲哀以养肺。此五种皆五志七情之病，非药石所能疗，亦非眷属所可解。必病者生死切心，自讼、自克、自悟、自解。然后医者得以尽其长，眷属得以尽其力也。(《理虚元鉴·知节》)

[**注释**]

①撙（zun 尊）节：节制的意思。

②坦夷（yi 仪）：平静、无忧无虑。

2 [**原文**] 虚劳，养生之法。

更宜谢绝世缘，筱然[①]独处与道流士[②]讨论离欲之道，根究性命之源，使心境清宁，暂离爱染，则情念不起，真经自固。经云："恬淡虚无，真气从之，精神内

守，病安从来。”此圣人摄生之妙术，否则唯有殒命而已。（《顾松园医镜》）

［**注释**］

①筱（xiao 蛸）然：悠然自得，无拘无束的样子。

②道流士：研究养生离俗的人。

三、护疗

1［**原文**］养生方云：朝朝服玉泉（玉泉者，口中唾也），使人丁壮有颜色。朝未起，早嗽，令满口乃吞之，琢齿点二十遍，如此者三乃止，名曰练精。又云：咽之三过乃止，补养虚劳，令人强壮。（《外台秘要·虚劳羸瘦方五首》）

［**释义**］养生方说：天天早晨服玉泉水，使人强健，颜面光泽。（玉泉就是口中唾液）每天早晨起床前，漱口，使唾液流至满口后吞下，然后叩齿十四遍，如此反复三遍。此法名叫练精。又说：吞咽唾液三次的方法，可以补养虚劳，使人强壮。

2［**原文**］千金补虚劳，大病后不足，万病虚劳用此方。

取五岁以上，七岁以下，黄牛新生者乳一升，以水四升，煎取一升。如人饥，稍稍饮之，不得过多，十日不住服，佳。（《外台秘要·天行虚羸方二首》）

［**释义**］《千金方》有补虚劳，大病后虚损，各种病后引起的虚劳的治法：取五岁至七岁的黄牛刚产后的乳汁约300毫升，加水1200毫升，煎取300毫升。当病人饥饿时稍稍给他饮之，连续饮十天，疗效甚佳。

3［**原文**］虚劳，切忌火炙。仲景曰：微数之脉，慎不可灸，火气虽微，内攻有力，焦骨伤筋，血难复也。

(《顾松园医镜》)

山药粥，治虚劳骨蒸久冷。羊肉一斤去脂膜，烂煮熟研泥，山药一斤煮熟、研泥。上件肉汤内下米三合，煮粥空腹食之。(《四部丛刊·饮馔正要·食疗诸病》)

虚劳所宜饮食药物

人乳为补阴神品，童便乃降火仙方，大有起死之功。甘梨生食能清火，蒸熟则滋阴，亦有回生之力。芡实粥，遗精泄泻最所宜求。扁豆枣汤补脾胃。园肉汤兼养心脾。猪脊髓、鲤鱼胶，填精益髓。凤头白鸭、乌鸡白鸡补阴除蒸。猪肺蘸白及末，保肺止血。以上诸物，随宜恒用。(《顾松园医镜》)

羊肝粥、鸡肝粥、鸡汁粥并治虚劳。

枸杞粥治肝火旺血衰，益肾气。(《珍本医书集成·十四册·寿世青编》)

[阐释] 上列食疗有补气、补血、补阴、补阳之分，临证时需辨证施食。

第二章　妇科调护

《素问·上古天真论》记载了“女子七岁，肾气盛，齿更发长。二七而天癸至，任脉通，太冲脉盛，月事以时下，故有子”；“七七，任脉虚，太冲脉衰少，天癸竭，地道不通，故形坏而无子”的月经生理及其生长、发育过程。

第一节　经期调护

月经是妇女任脉通，太冲脉盛的正常生理现象，对风寒风湿热等外邪和七情刺激尤为敏感。因行经期间，血室正开，六淫之邪乘开而入，与气血相互搏结，常易导致月经不调、崩漏、癥瘕等。若为七情所伤，则气血乘逆；生冷入腹，则气血凝结；辛辣太过，则动血伤阴；房室不节，则损伤气血、阴阳，均可引起各种妇科疾患。《妇人大全良方》：“妇人以血为基本，苟能谨于调护，则血气宣行，其神自清，月水如期”。所以，妇人经期将息得宜，注意情志、劳逸、寒温与房事的调摄，则气血调和，六淫、七情不致为害，否则诸疾由生。

一、避六淫

1［**原文**］妇人中风[①]七八日续来寒热，发作有时，经水适断，此为热入血室，其血必结，故使如疟状，发作有时，小柴胡汤[②]主之。（《金匮要略·妇人杂病脉证并治第二十二》）

[注释]

①中风：此指感受风邪。

②小柴胡汤：柴胡、半夏、人参、甘草、黄芩、生姜、大枣组成。

[释义] 太阳中风，为时已七八日，应无寒热，今续来寒热，发作有时，乃因经水适断，外邪乘虚袭入血室，与血相搏，而致血结不行。血室内属于肝，肝与胆相表里，故见寒热如疟状之少阳证。治以小柴胡汤清肝胆之热，从而散血室之结。

2 [原文] 八瘕[①]候；八瘕者，皆由月水往来，血脉精气不调所生也。黄瘕者，妇人月水始下，卧寤[②]未定，五脏六腑虚羸，精神不治。因以当向大风便利[③]，阴阳开阖[④]节四边[⑤]中于湿，风气从下上入阴里，稽留不去，名为阴阳虚则生黄瘕。蛇瘕者，妇人月水已下，新上，适闭未复。若已起当风，行厥[⑥]度泥途，用清寒太早，若坐湿地，名阴阳乱。鳖瘕者，妇人月事新至，衣被沉湿，不以时去。若当风睡，两足践[⑦]湿地……因生鳖瘕之聚。(《诸病源候论·卷三十八·妇人杂病诸候二·八瘕候》)

[注释]

①八瘕（jia 甲）：病名，属癥瘕类。为腹中包块，八言复数。《诸病源候论》以其病因病机、形态、部位的不同分为八瘕，有黄瘕、青瘕、狐瘕、蛇瘕、鳖瘕、脂瘕、血瘕、燥瘕等。

②寤（wu 悟）：睡醒，外台引《素女经》作“寝”。

③便利：解大小便。

④阖（he 合）：关闭。

⑤四边：周围。

⑥行厥：涉冷水。

⑦践：踩、踏。

［释义］月经期间应避免六淫的侵袭，若被风寒湿邪气所犯，则生黄瘕、蛇瘕、鳖瘕等疾病。妇人在行经期或月经前后，血脉中的精气不调，加之六淫或七情的侵袭就会生成八瘕的疾病。如黄瘕的成因：当妇女月经来潮之时，五脏六腑虚羸，气血不调，当风解大小便，便时阴阳开合，阴户四周及其前后二阴都处在风湿之中，风邪从下直入阴道，风湿相搏击停留不去，则产生黄瘕的病变。又如蛇瘕的生成，是由于妇女在经期或月经刚净，早起当风受寒，或涉冷水，走泥路或用清寒，居坐湿地等，均会使气血逆乱而发生蛇瘕的病变。又如鳖瘕的生成，也是妇人在月经刚至之时，着湿衣，盖湿被，又不及时换去，或睡卧当风，两足践踏湿地，因而引起鳖瘕之病。

3［原文］石瘕者，因行经之时，寒气自阴户[1]而入，客于胞门[2]，以致经血凝聚，月信不行，其腹渐大，如孕子状。(《万氏女科·一卷》)

［注释］

①阴户：阴道口及外阴。

②胞门：子宫之门。

4［原文］热入血室[1]。虞恒德[2]治一少妇，夏月行经得伤寒似疟[3]，谵语，狂乱。细问之，患者曰：正行经时，因饮食后多汗，用冷水抹身，因得此证。方知冷水外闭其汗，内阻其血，邪热入室。经血未尽，血得邪热，乍静乍乱，寒热谵语，掉眩[4]类风。(《证治准绳·女科·一卷》)

［注释］

①血室：冲脉，亦指胞宫中脉络。

②虞恒德：医生名字。

③伤寒似疟：外感热病，并见往来寒热，如象疟疾一样。

④掉眩：肢体震动摇晃，头目眩晕。

[**释义**] 妇人月经期间，若因热而汗出，不能用冷水抹身，否则会患热入血室的疾病。虞恒德治疗一位青年女子，时置夏季，又在行经之时，患外感热病，其症如疟，时寒时热，谵语，狂乱。虞医生详细询问患者的病因，患者说，在月经正来的时候，因进食后出汗，用冷水抹身，因而得了此病，按此病因，医生才醒悟到此病是由于冷水使汗内闭，阻滞经血，邪气乘虚侵入血室，邪气化热，扰于血分，上干神明，故时静时躁，时寒时热，时而谵语，身体动摇震战如中风。

5 [**原文**] 偶遇经水适来，邪随而入，或经水适断，血热而结，或胸满谵语，或往来寒热，或如疟状，皆为热入血室。(《医效秘传·二卷》)

寒温乖逆，经脉则虚，如有风冷，虚则乘之，邪搏于血，或寒或热，寒则血结，温则血消，故月水乍多乍少，为不调也。(《女科经纶·一卷》)

[**释义**] 若妇人本有寒热逆乱的病情，气血虚弱。如果再遇风冷之邪，乘虚而入，与气血相搏结，则血凝而不行，月经量少。热与血相搏结则迫血妄行，月经量多。月经量少或量多，均为月经不调。

6 [**原文**] 天地温和经水安，寒凝热沸风荡然，邪入胞中任冲损，妇人经病本同参。(《医宗金鉴·妇科心法要诀·调经门》)

[**释义**] 《素问》说：天地温和，则经水安静。天寒地冻，则经水凝泣。天暑地热，则经水沸溢，卒风暴起，则经水涌溢。六淫之邪入于胞中，则损伤冲任，故妇人经病本此同参。

[**阐释**] 经水为血所化，《女科经纶》谓：“妇人以血为

海”。血得热则行，得寒则凝。妇女在行经期间，应注意避风寒，适寒温。对于在高温和水下作业的妇女在月经期间，亦应适当照顾。否则会引起月经不调、癥瘕、热入血室等病变。

二、节饮食

1［原文］血瘕病，妇人月水新下，未满日数而中止。饮食过度，五谷气盛，溢入他脏，左右走肠胃之间，留结不去，内有寒热与月水会合，会为血瘕之聚。（《诸病源候论·妇人杂病诸候二·八瘕候》）

［释义］血瘕病生成的原因是：妇人在行经期间，饮食过饱，肠胃胀满，五谷之气太盛，则水谷之精气从肠胃溢入其附近的脏腑，留结不去，化寒化热与月水相结，使月经中断而聚为血瘕之病。

2［原文］带下[①]者，此湿热之邪，聚于胞络经脉而然也。其症皆因不善养身者，值经水之来，恣性妄食生冷之物。或将冷水灌口，净[②]手，稽留恶血，凝滞不行，或行之不尽。（《医林绳墨·八卷》）

［注释］

①带下：指广义的带下，泛指妇科疾病。

②净：洗。

［释义］患妇科病的原因，是由于湿热之邪聚结于胞络经脉而成。都因患者不善于养身之道，在行经期间，饮食放纵，恣食生冷瓜果之类，或用冷水灌口，或用冷水洗手，致使寒冷之邪侵入血脉，恶血留着不去，经脉凝滞而不行，导致月经量过少，闭经，或经行淋漓不断，漏下不止等病证。

3［原文］妇人食癥[①]属经行不忌生冷所致，引大全曰：妇人食癥，由脏腑虚弱，经行不忌生冷之物，不能

消化，与脏气相持，结聚成块，日渐生长，牢固不安，谓之食癥。(《女科经纶·杂证门·八卷》)

[**注释**]

①食癥（zheng）：由饮食不节所产生的有形而不移的包块。

[**释义**] 妇人患食癥之病，多属于行经期不忌生冷所引起。陈自明说：妇女患食癥病，是由于本有脏腑虚弱，加之行经期血聚胞宫，脾胃气血虚弱，恣食生冷损伤脾阳，则脾不能运化，胃不能消谷，饮食停滞，与脏气相结聚而成有形之包块，这种有饮食积聚的包块，称为食癥。

4 [**原文**] 狐瘕[①]者，妇人月水当日数来[②]，而反悲哀忧恐，或远行逢暴风雨雷电惊恐，衣被沉湿，疲倦少气，心中恍恍[③]未定，令人月水闭不通。(《诸病源候论·妇人杂病诸候二·八瘕候》)

[**注释**]

①狐瘕：是一种气聚的包块，时聚时散，如狐之时隐时现。

②当日数来：月经按期而来。

③恍恍（huang 恍）：迷迷糊糊，不清楚。此处作惶恐之意。

[**释义**] 当妇女月经按期来潮之时，而被悲哀忧恐七情所伤，或因远足履行，途中遭遇暴风骤雨雷击闪电，衣服湿透，路途疲劳，心中又惶恐不安，致使月经停闭不通，气机郁滞成为时聚时散的包块，此病为狐瘕。

5 [**原文**] 养身方云：病忧恚[①]泣哭，以令阴阳结气[②]不和，故令月水时少时多，内热苦渴，色恶[③]，体肌枯，身重。(《诸病源候论·卷三十七·妇人杂病诸候·月水不调候》)

[**注释**]

①恚（hui 惠）：忿怒、怨恨。

②阴阳结气：气机郁结，气血不和。

③色恶：面色暗滞。

［**释义**］养身方说：妇女因七情内伤，忧愁、忿怒、悲伤、泣哭，会引起气机郁结，气滞血瘀。气血不调而致月经不调，或多或少。气郁化热则口渴喜饮。气郁血瘀，瘀血阻滞则面色晦滞，肌肤不荣则枯槁羸瘦，身体重痛等症。

6［**原文**］妇人伤寒，……或怒气，适遇经行，以致热入血室。或血不行，或血不停。令人昼则明了[①]，安静，夜则谵语[②]，如见鬼状。（《妇人良方·上卷》）

［**注释**］

①明了：神志清醒。

②谵语：邪热扰乱神明，神志不清，语言狂乱，多为实热证。

［**释义**］妇女患外感热病，或恚忧恼怒，正值月经期间，热邪乘虚而入血室，引起闭经或经行淋漓不绝。热在阴分故使人白天安静，神志清醒，夜间烦躁谵语，如见鬼状。

7［**原文**］妇人女子，闭经不行……。一则忧愁思虑，恼怒怨恨，气郁血滞，而经不行者，法当开郁气，行滞血而经自行。（《万氏女科·一卷》）

女子行经宜谨，陈良甫曰：女子二七而天癸至，经血渐盈应时而下……。若遇经行，最宜谨慎，……若被惊怒劳役，则气血错乱，经脉不行[①]，……若怒气伤肝则头晕胁痛，呕吐，瘰疬[②]。（《女科经纶·月经门·一卷》）

［**注释**］

①经脉不行：月经不行。

②瘰疬：发于颈项及耳前后的淋巴结核。

［阐释］经期及其前后，每多忧思忿怒，忧思过度则气结，气结则血亦结；忿怒过度则气逆，气逆则血亦逆。气血逆结于脏腑经络，则可导致月经不调。

8［原文］华佗治妇人燥瘕[①]神方。本症原因，为妇人月水下恶血未尽，于暑月中疾走[②]或操劳，致气急[③]汗流，遂令月水与气俱不通利。其候在腹中有物大如杯，能上下流动。(《华佗神医秘传·五卷》)

［注释］

①燥瘕：因汗出伤阴，气血相结之包块。

②疾走：快速跑步。

③气急：上气喘急。

［释义］燥瘕发病的原因，是妇女正值经期，劳累太过伤气，汗出伤阴，又于暑月中快速跑步或过于操劳，以致气虚汗出。气虚则血流迟缓，阴虚则血流不畅，而使月经不通利，结于腹中，其状如杯，上下流动。

9［原文］妇女月水不断，淋漓无时，或因劳损气血而伤冲任。(《证治准绳·女科·一卷》)

［释义］妇女经期延长，或淋漓不净，时来时止，无时者。或因在月经期间劳累过度，气血两伤，冲任虚损不固而成。

10［原文］劳役伤中，经漏久不能止，以致气血大亏，倦怠无力。(《女科指要》)

［阐释］因劳则气耗，气不摄血。经行时宜避免过度疲劳和剧烈的运动，否则会引起各种妇科疾病。

11［原文］养身方云：月水未绝，以合阴阳，精气[①]入内，令月水不节[②]，内生积聚，令绝子，不复产乳。(《诸病源候论·妇人杂病诸候三·结积无子候》)

［注释］

①精气：精液。

②月水不节：月经周期和经期、经量异常。

［释义］巢氏引养生方说：妇女月经未干净而行房事，精液流于子宫，引起月经紊乱，腹部长包块和不育症。

12［原文］凡新沐、远行及疲饱食、酗酒、大喜大悲，男女热病未瘥[①]，女子月血，新产者，皆不可合阴阳，热疾新瘥，交者死[②]。(《千金翼方·十二卷·养性禁忌第一》)

［注释］

①瘥：病愈。

②死：较重的疾病。

13［原文］褚氏曰：女子血未行而强合，以动其血[①]，则他日[②]有难名之疾，或于月事来适来未断之时，而男子纵欲[③]不已，冲任内伤，血海[④]不固，由斯[⑤]二者，为崩为漏，有一月再行，不及期而行者矣。(《万氏女科·一卷》)

［注释］

①以动其血：损伤经血。

②他日：以后。

③纵欲：放纵性欲。

④血海：冲脉。

⑤斯：代词，此之意。

［释义］万全引褚氏说：女子在经前、经期、经后皆不可同房事。如在经前强免同房则损伤经血，将来会发生难以名状之疾苦，若月经将净之时，男子放纵求欲，而使冲任损伤，血海不能固摄经血。这两种原因均会引起月经紊乱，非时下血而成崩漏之病。

14［**原文**］慎斋按，若月事行房，败精与浊血凝滞成疮者。

若经适来而不禁房室，则败血不出，积精相射，致有此证，此人之最易犯者。(《女科经纶·月经门·八卷》)

［**释义**］妇女在月经期间行房事，男子之精液流入妇女阴道内，精液和浊血相凝滞而成痞疮。

［**阐释**］经期血室正开，络脉皆张，切忌经行性交，否则损伤阴络，多成经血淋漓。同时房劳过度，有损真阴，阴虚生内热，阴虚则血虚，不能维阳则渐热有时，以致月经涩少不调等症。故禁房事又是经期调摄最重要的一环。

第二节　孕期调护

胎儿的发育，贵在母体冲脉任脉旺，元气充足，气血旺盛，则母子健壮。此期对于孕妇的调养，则极为重要。调养得当，使气血调和，胎儿才能得到生长发育所必须的各种条件。其调养的方法有：注意生活起居，节制饮食，慎房事，注意精神调养，不乱服药物，不随便使用针灸等。

一、生活起居

妊娠期间，胎儿的生长发育全赖母体供给营养物质。孕妇和胎儿融为一体，休戚相关，母饥子饥，母寒子寒，母温子温，母病子病。辛辣适口，胎儿随之而热，喜怒哀乐，风冷寒热侵袭母体，不但使受病，而且还会引起堕胎、小产、难产等疾患。因此，妊娠之月，宜节欲食淡，勿过劳，亦勿过逸，日常走动，以活其胎，屏绝嗔怒，以善其性，自然易生易育，儿亦聪明多寿矣。

（一）起居宜慎

1［原文］洗浣衣服净室，必厚其裳，朝吸天光以避寒殃。（《女科百问·第七十八问妊娠十月将养法》）

［释义］孕妇居住的地方要清洁整齐。孕妇要常换洗衣服，衣服应多穿一些，以保持温暖，防止风寒侵袭，早晨到空旷之处去呼吸新鲜空气。

2［原文］故凡初妊娠后，最宜将息，勿令劳怒，勿举重，勿洗浴，又多服养肝平气药①，则胎固矣。（《沈氏女科辑要·卷上·养胎》）

［注释］

①养肝平气药：补肝调气药，如当归、熟地、桑椹、香附、川楝等。

［释义］妇人受孕以后，应当注意将息，不能举过重的物体，不能过多洗浴，平时还应多服补肝调气的药，以保养胎元。

3［原文］孕已知觉①，即用布一幅，六七寸宽，约缠两道，横束腰间，直至临盆之时解去，若试疼②不宜解去。有孕后，睡时须两边换睡，不可尽在一边，使小儿左右便利，则产时中道③而易生矣。孕妇不可登高上梯，恐倾跌有损，不可伸手高处取物，恐胎伤而子啼腹中。（《寿世汇编·达生篇》）

［注释］

①孕已知觉：感觉已受孕。

②试疼：试胎腹痛。

③中道：此指正产的意思。

［阐释］现代医学主张孕后衣裤宜宽松，古人主张孕后系腰带，日本民间妇女受孕后也系腰带，是否可行，有待研究。

4［**原文**］四慎寒温，胎前感冒外邪或染伤寒时症，郁热不解，往往小产堕胎，悠关性命，要知起居饮食最宜调和，夏不登楼，宜着地气，夜不露坐，宜暖背腹。受胎后不可升高，恐倾跌有损，也不可举手向高处取物，恐伤胎。(《大生要旨·二卷》)

（二）饮食宜忌

1［**原文**］妊娠一月，饮食精熟①，酸美受御②。宜食大麦，无食腥辛③。妊娠四月，其食宜麦粳④，其羹宜鱼雁。妊娠五月，其食宜稻麦，其羹宜牛羊。妊娠六月，宜食鸷⑤鸟猛兽之肉，以养其爪。(《女科百问·卷下》)

［**注释**］

①精熟：营养丰富之熟食。

②受御：饮食适量，食后自感舒服。

③腥辛：腥臊和辛辣之品。

④麦粳：小麦或大麦。

⑤鸷：凶猛的鸟类，如鹰雕之类。

［**释义**］本文有关妊娠饮食调养法，是在徐之才和《千金方》的逐月养胎法的基础上作进一步发挥的。妊娠第一个月，饮食应富于营养，不宜食生冷。喜好酸食，但不能尽兴。忌辛辣和腥臊之品，宜食大麦。妊娠四月，其主食宜小麦或粳米，副食以鱼雁为辅，以养精血。妊娠五月，其主食宜稻或麦，副食宜牛羊，以养其气。妊娠六月，宜食凶猛野兽和鸟类，以养其胎儿的四肢。

2［**原文**］凡妊娠恶食者，以所思食，任意食之必愈。(《经效产宝·上卷》)

［**释义**］妊娠期间的饮食，应根据孕妇的喜恶给与，凡是孕

妇喜欢吃的饮食要尽量满足，孕妇不想食的，也不要强求。

3［原文］凡受胎之后，最宜调饮食，淡滋味，……常得清纯和平之气①，以养其胎，则胎元完固③，生子无疾。今为妇者，不知禁口，所以脾胃受伤，胎则易堕。(《万氏女科·二卷》)

［注释］

①清纯和平之气：气血和平，不燥不热不寒不凉为清纯。

②完固：胎儿完美，牢固不堕。

4［原文］保胎药饵，诸书备载，惟饮食一道，殊未之及，兹特略言之。饮食宜淡泊，不宜肥浓；宜轻清，不宜重浊；宜甘平，不宜辛热；清蔬白饭亦能养人。

宜食诸物：猪肚、麻油、腐皮、三味多用。熟藕、山药、芡实、鸡鸭、鲫鱼、淡鳖、莲子、海参、白菜、菠菜、猪肺、笋十味少用。

诸味总宜洁治，多用清汤，吹去浮油，饮之最佳，俱宜白煮，忌用油煎。……但六七个月后腐皮、麻油最宜多用，不妨日日食之。

忌食诸物：椒姜、煎炒、野味、犬驴、异味、骡马、猪血、团鱼、虾蟆、鳝鱼、螃蟹，自死肉，勿多饮酒，勿乱服药。(《达生篇下·上卷》)

三戒生冷，胎前喜食生冷，徒起脾胃受伤，疟疾、痢疾、呕吐、泻泄诸病，皆由此起病。(《大生要旨·二卷·胎前》)

猪肚方

人参一钱　莲肉一两去心　白扁豆一两去皮，用雄猪肚一个洗净，将人参等装入，用线扎口，将大砂锅一个用碎碗片铺底，以防着锅焦裂，加水慢火燉熟。孕妇七、八个月，每月吃二、三个，连汤药吃完，大补脾胃，精神健旺，可免崩晕诸症。(《大生要旨·二卷》)

（三）节制房事

1［**原文**］养身方云：妊娠未满三月，服药自伤下血，下血未止而合阴阳，邪气结，因漏胎不止，状如腐肉，在于子脏，令内虚。(《诸病源候论·妇人杂病诸候二·漏下候》)

［**释义**］养身方说：妊娠不满三个月，自服活血伤胎的药物而引起阴道流血，在流血期间又同房，损伤胎元，而致阴道流血不止，所下之物其状如腐肉。若药毒和败精伤及胎儿的脏腑，则使胎儿生后脏腑虚弱。

2［**原文**］妊娠之妇，大宜寡欲，其在妇人多所不知，其在男子亦多有不知者，近乎愚矣。凡胎元之强弱，产育之难易，及产后崩淋经脉之病，无不悉由乎此。(《景岳全书·妇人规上·胎孕类·妊娠寡欲三十》)

［**释义**］妊娠期间，最宜寡欲，但妇人多所不知，而男子也不知，这是很愚蠢的。胎儿身体的强弱，生产和养育婴儿的难易，以及产后妇人月经不调、崩漏等病，均由妊娠期间房事不节所致。

3［**原文**］孕妇至六七月，胎形已全，不知禁忌，恣情①交合，以致败精瘀血②聚于胞中，子大母小，临产必难，何以验之③？儿子生下，头上有白膜一片，滞腻如胶，俗呼戴白生者是也。(《万氏女科·二卷·胎前章》)

［**注释**］

①恣情：放纵情欲。

②败精瘀血：男子的精液与胞中之血相结为败精瘀血

③何以验之：以什么为凭证。

4［原文］《产宝百问》曰：人之胎系胞中，气血养之，静则神藏，欲火一动，则精神走泄，火扰于中则胎堕矣。种玉[①]者知欲而不知忌，不可慎哉！（《女科经纶·四卷》）

［注释］

①种玉：种子，生儿育女之意。

［释义］《产宝百问》说：胎儿在胞中，全赖母体的气血滋养。母体房劳引动欲火，迫阴精外泄，神无所藏，故为之精神走泄，欲火扰动胞宫，胎元不固而引起堕胎小产。凡要生儿育女者，不可不慎房事。

5［原文］保胎以绝欲为第一义，其次亦宜节欲。盖寡欲则心清，心清则胎气宁谧，不特胎之安，且兼易生易育。（《达生篇下·上卷·保胎》）

禁房劳保产以绝育为第一要事……，分床独宿，清心静养，则临盆易生，易育，得子少病而多寿，倘或房劳不慎，必致阴虚火旺，半产滑胎，可不谨欤！（《大生要旨·二卷·胎前》）

（四）逸适度

1［原文］妊娠经八九个月，或胎动不安，因用力劳乏，心腹痛，面目青，冷汗出，气息欲绝。由劳动惊胎之所致也。（《经效产宝·上卷》）

［释义］妊娠八九个月，不能过劳。过劳疲乏则伤气，气虚不能摄胎，而引起胎动不安，气虚不固则冷汗自出，气虚血弱不能上荣于面则面目青色。气虚不能温照则心腹痛，所有诸证均由

过劳伤气所致。

2［**原文**］妊娠六月……，身欲微劳，无得静处，出游于野，观走犬及视走马。妊娠七月……劳躬摇肢，无使身安，动作屈伸。(《女科百问·下卷》)

［**释义**］妊娠期间宜参加一定的体力劳动和户外活动。如在妊娠六月可常去野外散步，观看田野风光和各种飞禽走兽。妊娠七月，应常活动肢体，作一些躬腰曲背摇动肢体的运动，不能使身体过于安静，适当的劳动对于分娩和胎儿的发育都是有益的。

3［**原文**］凡妊娠至临月，当安神定虑，时常步履，不可多睡。(《妇人良方·十六卷》)

4［**原文**］临产之月，宜善养，勿呆坐，勿多睡，勿饱食，常食糜粥，以解饥渴，天热则择凉处，天寒则择暖室……。(《珍本医书集成·四册·医医偶录》)

5［**原文**］妇人以血为主，惟气顺则血和，胎安则产顺。今富贵人家，过于安逸，以致气滞，而胎不转动……，皆致难产。(《妇人良方·十七卷》)

［**释义**］陈自明认为造成难产的原因过于安逸舒适所致。因为妇人以血为主，血赖气行，逸则气滞，气滞则血流不畅，胎儿转动困难，以致难产。所以富贵人家的妇女，不劳而食，过着安逸舒适的生活，往往难产。

6［**原文**］凡富贵之家，过于安逸者，每多气血壅滞，常致胎元不能转动。此于未产之先，亦须常为运动，庶使气血流畅，胎易转，则产亦易矣。是所当预为留意者。(《景岳全书·妇人规下·产育类》)

7［**原文**］妇人有孕，全赖血以养之，气以护之，宜时常行动，令气血流通，筋骨坚固，在腹中习以为常，虽微闪挫，不致堕胎，然非孕后方劳，正谓平时不宜过逸耳。若久坐、久卧，气血凝滞，后必难产。常见田家劳苦之妇，孕而不堕，正产甚易，可证也。(《妇科秘诀大全》)

[**阐释**] 目前随着生活条件的好转，有不少孕妇并无他疾，过多地要求休息，遇此情况，护理人员应当耐心给予解释，说明产前适当劳动的好处。

二、情志调理

1 [**原文**] 妊娠忽惊，奔走堕胎，下血不止兼痛。(《经效产宝·上卷》)

[**释义**] 妊娠如果受到惊吓或奔走劳累，会引起堕胎，阴道流血不止。

2 [**原文**] 妊娠因怒……，八月而不长。(《妇人良方·十二卷》)

[**释义**] 妊娠因事恼怒使郁火横逆，疏泄失常，则气血不调，胎元失养而造成胎萎不长。

3 [**原文**] 妊娠六月，每怒下血，甚至寒热头痛，胁胀，腹痛作呕，少食。(《妇人良方·十二卷》)

[**释义**] 妊娠六个月，因大怒伤肝，肝郁气滞化火则往来寒热，头痛、两胁胀痛。肝郁克脾，运化失常则腹痛呕吐，不思饮食。气血逆乱，则阴道流血不止。

4 [**原文**] 有孕后，最忌暴怒，口不可出疾言[①]，手不可鞭挞，盖怒伤气血，多有因此动胎者。即不动胎，怒气入胎，子亦多疾。(《寿世汇编·达生篇》)

［注释］

①疾言：骂人的恶言秽语。

5［原文］六宜静养，胎前静养乃第一妙法，所以古人必先静养，无子者遵之即能怀孕，怀孕者遵之即为易育，静养所关岂不大哉！（《大生要旨·二卷·胎前》）

三、胎教

胎教就是指胎儿在母腹中受到的教育。妊娠期间，孕妇以精神情志、道德品质、行为修养以及外界环境去影响胎儿，使之聪明伶俐，其貌美丽端庄，出生后健康少病。胎教属于优生的一个重要内容，我国早在周文王时期就开始重视胎教，后世医家各有发挥。

1［原文］论曰：文王[①]父母有胎教之法，此圣人[②]之道[③]未及中庸[④]。（《千金翼方·小儿·小儿杂治第二》）

［注释］

①文王：周朝的第一个首领称周文王。

②圣人：古代有道德修养或有学问的人。

③道：理论，道理。

④中庸：平庸之人。

［释义］周朝最高首领周文王的父母就有胎教的方法，这种胎教的方法是很有道理的。这是有学问、有修养的人才提的出来的，并不是庸俗鄙浅的方法。

［阐释］胎教属优生的内容之一，它是优生学的萌芽。

2［原文］妊娠三月名始胎，当此之时，血不流，形象始化，未有定仪[①]，见物而变。欲令见贵盛王公、好人，端正庄严；不欲令见伛偻侏儒[②]，丑恶形人及猿猴之类。……欲令子美好端正者，数视白壁美玉，看孔雀，食鲤鱼。欲令儿多智有力，则啖[3]牛心，食大麦。欲令子贤良盛德，则端心正坐，清虚和一。坐无邪[4]席，立无偏倚，行无邪径，目无邪视，耳无邪听，口无邪言，心无邪念，无妄喜怒，无得思虑，食无割脔[5]；无邪卧，无横足。思欲瓜果，啖味酸葅[6]；好芬芳，恶见秽臭，是谓外象而变者也。（《诸病源候论·妇人妊娠病诸候上·妊娠候》）

［**注释**］

①仪：容貌、仪表。

②伛偻侏儒：伛偻驼背。侏儒：矮小。

③啖：吃的意思。

④邪：歪斜。

⑤割脔（luan 挛）：犹言割肉，即腐坏之肉。割，损也。

⑥葅（zu 租）：酸菜。

［**释义**］妊娠三月，胚胎已基本构成人形，但是胎儿的容貌才开始逐渐形成，此时进行胎教尤为重要。胎儿的发育随外界环境的影响而发生变化。此期孕妇宜多见美好的事物，行为宜端庄稳重，心情宜舒畅，精神要愉快，对胎儿的发育才能有良好的基础。如果要想使胎儿长得漂亮，适宜多看富贵盛王公好人，不宜见形象丑陋、弯腰驼背、身材矮小和凶恶的人。……若要想子女长得美好端正，应多看白璧美玉，常看孔雀，多食鲤鱼。若要使儿有力有智慧，则多吃牛心，因牛的力气大，心藏神，以心生智慧。若想孩子贤良有道德，那么孕妇的言语行动应当文雅庄重。心不应有坏的念头，坐、立须端正，忧思喜怒要有节制。应多食瓜果酸菜，不食腐败食物，多闻香花，少闻秽臭的气味。这些就是所谓外界条件影响胎儿发育变化的情况。

3［**原文**］古者妇人妊子，寝不侧，坐不偏，立不跸[1]，不食邪味，割不正不食，席不正不坐，目不视邪色，耳不听淫声，口不出傲言，夜则令瞽[2]诵诗，道[3]正事，则生子形容端正，才过人也，古所谓胎教也。妊娠之妇，可不慎欤！（《医学正传·妇人科中·胎前》）

［**注释**］

①跸（bi 痹）：乱动，歪斜。

②瞽（gu 古）：此指乐宫，古代乐宫多以瞽者为之。瞽，目盲之人。

③道：说。

4［**原文**］欲生好子者，必先养其气，气得养则生子性情和顺，有孝友之心，无乖戾[1]之习，所谓和气致祥[2]一门[3]，有庆无不由胎教得之。（《大生要旨·二卷·胎前》）

［**注释**］

①乖戾：性情骄恣横暴不讲理。

②祥：慈祥和蔼。

③门：此指一家。

［**阐释**］以上文献记述的胎教方法，可供参考。

四、药物宜忌

妊娠期的药物护理事关重要，药物失宜可引起堕胎、小产、难产以及胎儿发育不良之患，故孕期不可乱服药物，妄施针灸，有病必须在医生的指导之下服药。

1［**原文**］人有重身[1]，毒之何如？岐伯曰：有故无殒[2]，亦无殒[3]也。帝曰：愿闻其故何谓也？岐伯曰：大积大聚，其可犯也，衰其大半而止，过者死。（《素问·六元正纪大论》）

[注释]

①重身：怀孕，以身中有身，故曰重身。

②有故无殒：王冰注：谓有大坚癥瘕，痛甚不堪，则治以破积愈症之药。是谓不救必乃尽死，救之盖存其大也，虽服毒不死也。

③亦无殒：既不伤胎，也不伤母。

[释义] 妇女怀孕，若用毒药攻伐时，会怎样呢？岐伯回答说：只要有应攻伐的疾病存在，则母体不会受伤害，胎儿也不会受伤害。黄帝说：我想听听这是什么道理呢？岐伯说：身虽有妊，而有大积大聚这种病，是可以攻伐的，但是在积聚衰减大半时，就要停止攻伐，攻伐太过了就要引起胎儿死亡。

[阐释] 目前临床上，常见孕妇身虽患重病而不敢求治，医者也不敢处方。这种过于谨小慎微的作法，对于孕妇和胎儿也是不利的。如孕妇高热不治而引起流产者，屡见不鲜。

2 [原文] 《刺法》曰：无损不足，益有余，以成其疹，然后调之①。所谓无损不足者，身羸瘦，无用镵石②也。无益其有余者，腹中有形而泄之，泄之则精出而病独擅③中，故曰疹成也。(《素问·奇病论》)

[注释]

①然后调之：新效正认为这四字非《素问》原文，而是金元时代的注文误入正文的，当删去。

②镵（chan 谗）石：镵，即镵针，九针之一，头大末锐，形如箭头。石，指砭石，古代石制针刺工具。

③擅：据也。

[释义] 正气不足的不可用泻法，邪气有余的不可用补法，以免因误治而造成疾病。所谓无损不足，就是怀孕而身体瘦弱的，不可再用针石治疗以伤正气。所谓无益其有余，就是说腹中已经有孕而又妄用补法，若妄用补法则精气耗伤，使病邪独居于

中，正虚邪实，所以疾病就形成了。

3［原文］妇人妊娠，宜常服当归散[①]主之。……妊娠常服，即易产，胎无疾苦，产后百病悉主之。(《金匮要略·妇人妊娠病脉证并治第二十》)

［注释］

①当归散：当归、黄芩、川芎、白术、芍药。上五味，杵为散，酒服方寸匕，日再服。

［释义］当归散有补肝脾的功效。肝主藏血，血以养胎，脾主健运，健运正常，水谷之精微则能化生气血以温胎，胎得所养而无难产和胎儿病患及产后病。

原文“常服”二字应灵活掌握，若孕妇有肝脾虚弱和气血不足者，当可常服。若孕妇健康，胎儿发育正常，则不能盲目常服此方，非徒无益，反而有害。方后“妊娠常服，即易产，胎无疾苦，产后百病悉主之。”等说，亦须辨证。

4［原文］圣济经曰：或者以妊娠毋[①]治，有伤胎破血之论。岂知邪气暴戾[②]，正气衰微。苟[③]执方无权[④]纵[⑤]而勿药，则母将羸弱，子安能保？(《女科经纶·二卷》)

［注释］

①毋：不或无的意思。

②暴戾：邪气来势凶恶，暴烈。

③苟：假如。

④权：权衡，诊断。

⑤纵：放纵。

［释义］有的人认为妊娠期间不能用药，用药会伤胎破血。有的医生临证处方，随随便便，不加思考，放纵病情，不给病人服药。这些医生和孕妇都不知道，身虽有孕，但邪气暴盛，正气

衰微，病情严重，孕妇的安全难保，又怎么能保证胎儿的健康呢？所以有病仍须治疗。

5［**原文**］胎病交加甚是难，即老名医亦难参。如果有病速治病，按病下药无弊端。大病生死在眼前，病若能去胎自安。（《珍本医书集成·四册·蠢子医》）

6［**原文**］妊娠药忌歌：乌头附子与天雄，牛黄巴豆并桃红，芒硝大黄牡丹桂，牛膝藜芦茅茜根，槐角红花与皂角，三棱莪术薏苡仁，干漆閭茹翟麦穗，半夏南星通草同，干姜大蒜马刀豆，延胡常山麝莫闻，此系妇人胎前忌，常须记念在心胸。（《医学心悟·卷五·妇人门·药忌》）

［**阐释**］妊娠用药禁忌，一般能避免者则避之，不能避免者，仍须按《内经》中说：有故无殒，亦无殒也，大积大聚，衰其大半而止的原则。

7［**原文**］五服药饵，胎前产后药能起死回生。世人鉴误治之害，遂言胎前不必服药，迷乱人意，以致失于调补，株守含忍，勉强临盆，诸症峰起，若知节养有方，随时调治，其所安全母子者，药饵之功，正复不浅也。（《大生要旨·二卷·胎前》）

第三节　临产调护

临产前先要调适产室，使之环境安静，寒温适宜。临产时，助产人员（古籍中称为“稳婆”或“看生人”）对于产妇必须给予特别护理；加强情志调理，避免刺激性语言，随时注意安慰病人，行为从容镇静，消除产妇的各种顾虑；加强饮食调理，保证分娩能正常进行。

一、产室要求

1［原文］凡欲产时，特忌多人瞻视，惟得二三人在旁待捴[①]，产讫[②]乃可告语诸人也。若人众看之，无不难产。(《备急千金方·妇人方上·难产第五》)

［注释］

①待捴（zong 总）：待产。

②讫（qi 气）：完结。

［释义］产妇在临产时，应保持产房安静，只需二、三人在产房守护待产。分娩完毕后，才能告诉其他人。禁忌人多嘈杂，使产妇精神紧张，情志不安，很容易因精力分散而造成难产。

2［原文］但令一二惯熟稳婆，在房扶持，一切闲人杜绝往来。(《万氏女科·二卷上·胎前章》)

房中宜轻言低语，令得其睡为妙。产后上床，不宜高声急叫，以致有惊恐。(《寿世汇编·达生篇》)

人语喧哗产母惊，心虚气怯号惊生，急须止静休嘈杂，产母心安胎自宁。(《医宗金鉴·妇科心法要诀·生育门·惊生》)

冬末初春，产室用火，和暖下部，衣服尤当温厚，方免胎寒血结[①]。(《妇人良方·十七卷》)

［注释］

①胎寒血结：寒主凝滞，寒邪入胞与血相结，引起滞产，寒邪伤胎故胎寒。

［释义］冬末春初，天气严寒，产室应生火使其暖和，尤其应使下身温暖。衣服要穿暖和，这样才能避免胎儿受寒或血结胞络产生难产。

3［**原文**］大抵产室以无风为佳。（《妇人良方·十九卷》）

如夏月盛暑之时，必用冷水洒扫房内，解其郁蒸之气。四面窗牖[①]大开，以薄纸帐遮之，使产妇温凉得宜，庶[②]新血不妄行，以致血晕[③]。

如冬月严寒之时，必于房中四处燃火，常使和暖之气如春，更要闭其户牖，塞其穴隙，使邪气莫入，庶免冻产及中风寒之疾。（《万氏女科·胎前章》）

［**注释**］

①牖（you 有）：窗户。

②庶（shu 数）：大概。

③血晕：产后病，其症突然晕倒，不省人事。

［**释义**］夏季气候炎热，必须用冷水洒扫房内，降低室内温度，并将门窗大开，使空气流通。床上用薄如纸的蚊帐遮避，使产妇温凉适宜。这样才能使新血不妄行，血不妄行才不至于产生血晕的病变。

冬天气候严寒，产房中应保持温暖如春天一样，必须在产房四周生火，并将门窗紧闭，塞住孔穴，使邪风不能进入室内，这样才能避免冻产和伤于风寒的病变。

［**阐释**］冬天产室内生火，不应将门窗关闭，以免发生意外。

4［**原文**］产妇产室，当使温凉得宜，若产在春夏，宜避阳邪[①]风是也；产在秋冬，宜避阴邪[②]寒是也。故于盛暑之时也不可冲风[③]取凉。（《景岳全书·妇人规下·产育类·产要三五》）

［**注释**］

①阳邪：六淫中的暑、热、火、燥、风统称为阳邪。

②阴邪：六淫中的寒、湿邪气则为阴邪。

③冲风：当风。

5［**原文**］产后上床……，四壁宜遮风。

冬月宜设火盆，盛夏多置井水，亦勿过凉。（《寿世汇编·达生篇》）

产室寒温要适时，严寒酷热总非宜，夏要清凉冬要暖，病者医人俱要知。《医宗金鉴·妇科心法要诀·生育门·产室》）

6［**原文**］冻产者，天寒气血凝滞，不能速生，故衣裳宜厚，产室宜暖，背心下体尤要。热产者，暑月宜温凉得宜，若产室人众，热气蒸逼，致头痛面赤昏晕等症，宜饮清水少许以解之，然风雨阴凉，亦当避之。（《傅青主女科·产后编上卷》）

［**释义**］冻产是由于天气寒冷，气血凝滞，运行不畅，而造成分娩困难，胎儿迟迟不下，所以分娩时衣裳宜穿暖和，产室内也应温暖，尤其产妇的背心和下身要保持暖和。造成热产的原因是暑天天气炎热，加之产室人多，热气熏蒸使产妇发生头痛、头晕、面赤等中暑或受热的病症。所以产室应凉爽，少人探视，应给产妇饮冷水以退热。并且还应当避免风、雨、潮湿、阴凉的侵袭。

7［**原文**］天时寒冷，产母衣裳宜厚，被褥宜温，背心更宜和暖。房中宜多设火盆，辟除寒冷，否则气血凝滞，儿难送下。盛暑之月，产室须要清凉，热盛则产母头疼、面赤，必致昏晕，宜多贮井水以收热气，须频频换之，若遇疾风阴雨，又当慎避。（《大生要旨·三卷》）

不可衣被帐褥太暖，太暖即汗出，汗出则腠理[①]开，

易于中风[②]，使昏冒[③]。一妇人产后遮护太密，更生旺火，睡久则醒，则昏昏如醉，不省人事。(《妇人良方·十九卷》)

[**注释**]

①腠理：皮肤肌肉的纹理。

②中风：风邪乘虚而入，多指伤风感冒一类的病症。

③昏冒：头昏眩晕。

[**释义**] 产后上床休息，床上的衣服、被子、褥垫、蚊帐不能太厚，不能过于暖和，因为过于暖和会使产妇汗出，在出汗的时候皮肤毛窍开张，风寒之邪容易乘虚侵袭，使产妇患风寒感冒的病证。例如有一产妇，产后入睡较久，醒来以后就感到头昏晕，如酒醉一般，不知人事。

二、用意谨护

1 [**原文**] 所有产时看生人，不用意[①]谨护[②]而率[③]挽胞系[④]，断其胞，上掩心[⑤]而夭命也。(《经效产宝·上卷》)

[**注释**]

①用意：思想集中，全心全意。

②谨护：谨慎小心地护理。

③率：动作轻浮，随随便便。

④胞系：胞衣之系，即脐带。

⑤掩心：瘀血抢心，指产后血晕的一种病机。

[**释义**] 助产人员接生时，应细心谨慎护理，倘若草率从事，马马虎虎，将胞衣取出，并断损胞系，使胞衣残留在胞宫内，引起出血不止，或瘀血上逆抢心，以致造成血晕的病变。

2 [**原文**] 临产之时，稳婆轻率，以致难产，惟稳婆

之良，或可调护保全，非良药之力也。稳婆最忌粗率。（《万氏女科·二卷·胎前章》）

凡用稳婆，必择老诚忠厚者，预先嘱之，及至临盆，务令从容镇静，不得用法催逼[①]。余尝见有稳婆，忙冗[②]性急者，恐顾此失彼，因而勉强试汤，分之，掐[③]之，逼之使下，多致头身未顺而手足先出，或横，或倒，为害不小。（《景岳全书·妇人规下·产育类·稳婆》）

[注释]

①用法催逼：此指使用助产手法逼使儿下。

②冗：繁杂而乱。

③掐：用手伸进胞宫将胎儿弄出来的手法。

3 **[原文]** 凡初觉腹痛而腰不甚痛者，未产也，且扶行熟忍，若行不得，则凭物而立，行得又行。（《医学正传·妇人科中·胎前》）

大凡生产，自有时候。未见时候，切不可强服催生药，切不可坐早，及令稳婆乱动手。（《大旨》）

临产，若不能睡，暂时起来，或人扶缓行，或扶棹站立，片刻疼痛稍缓，又上床睡。（《达生篇·上·临产》）

妇人以血为主，惟气顺则血和，胎安则产顺。（《大全良方》）

[阐释] 耐心扶持产妇使之尽量多行多站，利于气血畅通，胎气下降，正常分娩。

三、调理情志

1 **[原文]** 凡产妇第一不得匆匆[①]忙怕。……及忧郁，忧郁则难产。

[**注释**]

①葱葱：同“匆匆”，急急忙忙的样子。

[**释义**] 临产时助产人员应给产妇作好情志调护。告诉产妇分娩是自然的生理现象，尤如瓜熟蒂落，情志宜安定，不用害怕，也不能着急，否则会造成难产。只有无忧无虑，自然会顺产。

2 [**原文**] 产妇临盆，……又或有生息不顺及双胎未下之类，但宜稳密安慰，不可使产母闻之，恐惊则气散，愈难生息。(《景岳全书·妇人规下·产育类》)

有临产则子肠[1]先出，……甚可惊恐，……令产母仰卧，且以言语安慰其心。(《医学正传·妇人科中·胎前》)

[**注释**]

①子肠：胞宫。

[**释义**] 如果产妇分娩时，子宫先出，……这种现象出现是很可怕的。……但助产人员切忌惊慌，应叫产妇仰卧，再以语言来安慰病人，使她的情志稳定。

3 [**原文**] 睡、忍痛、慢临盆。(《达生篇·上》)

临产时，第一劝其放心安静，忍痛歇息。(《寿世汇编·达生篇》)

若得儿身顺下，纵稽时日，不必惊惶，安心静俟可耳！(《沈氏女科辑要·下卷·临产》)

[**释义**] 如果胎儿已转正，属于正产之候。纵然是胎儿稽留不下，也不能惊慌恐惧，必须安心静意等待，早迟必然自生。

4 [**原文**] 产妇临盆，必须听其自然，勿宜催逼，安其神志，勿使惊慌，直待瓜熟蒂圆，自当落矣。孕妇将产，不可占卜①问神，如巫觋②之徒，哄吓谋利，妄言吉凶，产妇闻之，信生疑惧，固令气血结滞，多致难产，所宜戒也。(《幼幼集成·下卷一卷·下卷产要》)

[注释]

①占卜：以抽签、卜卦的形式来预测吉凶的一种迷信活动。

②觋（xi 席）：男巫师。

[释义] 产妇在临产时，助产人员应告诉产妇不必惊慌，听其自然，等待瓜熟蒂落。助产人员更不能用药或手法催逼。家属不可求巫师搞迷信活动，有的巫师为了谋财，有意把情况说得很严重，产妇听后心中恐惧，恐则气下，惊则气乱，气血结滞而胎不下，造成难产。

[阐释] 产妇一般的情志是：一是高兴，二是恐惧，三是欲儿望女。助产人员只有在掌握好产妇的心理状态后，才能做好情志调理工作。

四、调理饮食

1 [原文] 若见浆水，腰腹痛甚，是胎离其经。若心烦，用水调服白蜜一匙，觉饥，吃糜粥少许，勿令饥渴，恐乏其力。(《妇人良方·十六卷》)

[释义] 分娩时，不能使产妇饥渴，若饥渴则产力匮乏，影响正常分娩。当破膜以后，腰腹疼痛较甚，胎儿将要娩出。此时若产妇感觉心烦，可与一杯蜂蜜水，若产妇感到饥饿，可给稀粥少许，这样分娩才有力气。

2 [原文] 临产时，如白蜜沸汤，薄粥美膳，常要齐具。如渴，则饮白蜜半盏①，温汤化开饮之，可以润燥滑胎，令其易产。如饥，即以薄粥美膳食之，令其中气

不乏，自然易生。（《万氏女科·二卷》）

[**注释**]

①盏：碗。

[**释义**] 产前应准备好蜂蜜、开水、稀饭及美味可口的食品。如产妇感到口渴，则与半碗蜂蜜兑开水服，可以生津止渴，润肠滑胎，有助于分娩。如果产妇饥饿，可给稀饭和美食，使产妇中气旺盛，产力足则分娩顺利。

3 [**原文**] 初觉不痛，且当任意坐卧，勉强饮食，毋致临产乏力。产母如觉饥饿，可进以软白粥，不令饥渴，以致乏力。亦不可食硬饭糍粽，恐产后有伤食之病。（《医学心悟·临产须知》）

[**释义**] 临产前，刚有宫缩的感觉而腹痛不厉害时应劝其产妇勉强进食喝水，以免临产乏力。产母感觉饥饿，只能给易消化的饮食，如白稀饭。若与硬食糍粽之类不易消化的食物，会使产后患伤食一类的疾病。

4 [**原文**] 产妇与酒不可多而致醉，凡产前醉则乏力而四肢不用。（《景岳全书·妇人规下·产育类》）

产时以饮食为本，有某妇人，临产不能饮食，则精气不壮，何以用力，必未产前预买人参二、三钱，将产煎服，大助精力，胜于肉食。（《妇科玉尺·三卷·临产》）

[**释义**] 有的产妇在产前不能进食者，应预先买二、三钱人参，在临产时煎服，大助其精力，分娩时方可有力。

5 [**原文**] 临产，饮食只宜频频少与，或鸡、鸭、肚、肺等，清汤为妙。（《达生篇·上·宜忌》）

第四节 产后调护

从胎儿出生至母体器官恢复正常，为时6~8周，谓之产后，俗称坐月子。产妇因分娩用力，损伤元气，产创流血过多，致使产后气血俱虚。正如前人所谓“产后百节空虚。”产后营卫不足，抗病能力降低，脏腑功能暂时失调。若稍有不慎，则易致六淫七情的侵害而引起各种产后疾病。若产后百日内将护得当，则可避免各种疾病的发生，故产后调护事关重要。

一、产后将养

1［**原文**］产后虚羸者，皆由产后损伤气血所致。须当慎起居，节饮食，六淫七情[①]，调养百日，庶[②]得无疾。若中年难产者，毋论日期，必须调平复[③]，方可治事[④]。否则气血复伤，虚羸之疾作矣。(《妇人良方·二十一卷》)

［**注释**］

①六淫七情：致病因素，六淫指风、寒、火、燥、湿、热。七情指喜、怒、忧、思、悲、恐、惊。

②庶：几乎。

③平复：身体机能恢复正常。

④治事：治理事务，此指从事正常的工作事务。

［**释义**］妇人产后身体虚弱羸瘦的原因，是由于分娩时，劳伤元气，失血过多引起。所以，产后应当注意起居，节制饮食，防止六淫七情的伤害。将养一百天，就可以不患疾病。假若产妇年龄较大，如中年妇女或因难产，就不必拘泥一百天，而应当根据体质情况进行调养，以身体恢复正常为准。

(一) 注意休息

1 [**原文**] 妇人产毕，闭目少坐。上床倚高[①]，立膝仰卧，不时唤醒。(《妇人良方·卷十八》)

[**注释**]

①倚高：睡时用枕或被褥斜垫床头，倚于枕被，抬高体位。

[**释义**] 产妇分娩完毕，不能立即上床睡卧，应先闭目养神，稍坐片刻，再上床睡卧。睡时用枕或被褥斜垫床头，仰面半卧竖膝倚于枕被，不能让产妇睡得过熟，应随时将产妇唤醒。

2 [**原文**] 产后上床，宜闭目静养，勿令熟睡，亦不宜高声急叫，以致有惊恐。(《寿世汇编·达生篇》)

[**释义**] 产后应在床上闭目养神，不能熟睡。产室要安静，以免产妇惊恐。惊恐则使产妇气机紊乱，引起气血紊乱的产后疾病。

3 [**原文**] 产后最宜将护，一日倚坐，上床以被褥靠之，暑月以凳靠之，不可遽然睡倒，须至十日后，方可平卧。(《笔花医镜·卷四·产后诸症》)

[**释义**]《医镜》主张产妇上床倚坐十天，才能平卧。

[**阐释**] 产妇上床倚坐休息方法，是利用重力作用，以帮助内脏器官恢复正常位置和功能，有利于排除恶露。

4 [**原文**] 妇人新产，未满十日起行，以浣洗太早，又当风卧，若居湿席，令人苦寒则生青瘕[①]。(《诸病源候论·妇人杂病诸候二·八瘕候》)

[**注释**]

①青瘕：风寒湿侵袭气血以致气血结滞，形成时聚时散的包块，谓之瘕。《病源》将不同病因病机和症状的瘕分为八瘕候，青瘕为其中之一。

［释义］产妇分娩后不到十日，便起床行动，浣洗过早，又当风睡觉，居处湿地，引起风寒湿邪侵袭营卫，恶露与邪气相搏，成为时聚时散的青瘕病。

5［原文］产后五七日内，强力下床，荡泄和气[①]，惊惕脏腑[②]。(《经效产宝·续编》)

［注释］

①荡泄和气：振荡发泄体内正常调和的气机。

②惊惕脏腑：惊动脏腑的正常功能，引起脏腑功能紊乱。

［释义］产后应卧床休息，若在五天或七天之内，强行下床作劳，就会使人体的气血和脏腑功能紊乱，而产生各种妇科疾病。

6［原文］产后应慎言语七情寒暑，梳头洗脚，以百日为度。若气血弱者，不计月日，否则患手足腰腿酸痛等症，名曰蓐劳[①]，最难治疗。(《妇人良方·卷十八》)

［注释］

①蓐劳：产褥期内因劳而患的疾病。蓐：草席，产妇的床铺。

［释义］产后一百日内应卧床休息，如言语过多则伤气，七情不节则伤肝，寒温失宜则中风寒，洗足梳头都应谨慎。否则易患手足腰腿酸痛的疾病，此病因产褥期过劳所患，病名为蓐劳，治疗较困难。若产妇平素气血虚弱，或因难产，其将养的时间不一定以百日为度。

［阐释］产后一禁卧，二禁酒，三禁浴，四禁寒，五禁汗，六禁下，七禁利小便，八禁寒凉药，九禁起动作劳。产后百节空虚，休息固然很重要，但不宜过逸，如梳头洗足等自理生活的轻微劳动是可以的，过逸也会致病。凡事都是适度为好。

（二）饮食宜忌

产后气血不足需要补充足够的营养，哺乳婴儿，也要有充分的营养供给。另一方面因产后肠胃功能暂时失调，必须注意肠胃的盛受力，因此产后饮食应选择富于营养又易于消化的食物。

1 ［**原文**］ 产后为满月，饮冷水与血相聚，大肠水谷不化，或腹胀痛。（《经效产宝·续编》）

［**释义**］ 产后为满一月，若饮冷水，因冷水寒凉，损伤中阳，使脾胃受伤运化失常，导致腹胀、腹痛的病变。

2 ［**原文**］ 新产之后，虽无疾，宜将息调理脾胃，进食美食，则脏腑易平复，气血自然和调，百疾不生也。

产后宜频食白粥少许，一月之后宜食羊肉猪蹄少许。（《妇人良方·十八卷》）

［**释义**］ 产后脾胃暂时虚弱，需调理将息，不能立即进食肥甘滋腻之品，应频频少食白稀饭。满月之后，脾胃功能恢复正常，才能食羊肉猪蹄少许。

3 ［**原文**］ 朱丹溪曰：初产之妇，将护之法不可失宜。肉汁发阴经之火[①]，易成内伤，何以牛鸡浓汁作糜服之乎？若儿初产，母腹顿宽，便啖鸡子，且食夥盐[②]，不思鸡子难化，夥盐发热，必须却去夥盐诸肉食，与白粥将理，以鲞鱼淡煮食之。半月后方与少肉，鸡子豁开淡煮，大能养胃却疾。（《妇科经纶·产后证上·五卷》）

［**注释**］

①阴经之火：阴中之阳，阳气过亢谓之火。

②夥盐：较多的盐。

［**释义**］ 初产的妇女将理的方法不能失其所宜。肉汁虽能养阴也能助火，壮火食气，损伤脏腑功能。为何要把牛肉鸡肉炖烂

为浓汁给产妇服用呢？如果刚刚分娩，产妇的腹部顿时感到空乏，便食鸡蛋或过咸的食物，会产生消化不良和内热伤阴的病证。必须除去咸食和肉蛋类食物，应给白稀粥调养，或吃淡煮的干鱼。半月后方可食少量的肉类和蛋，这样的饮食调养法，既能养胃气，又能祛除病邪。

4［原文］先哲①具有训诫，胡②为以羊鸡浓汁作糜，而又常服当归丸、当归建中汤、四顺理中丸，虽是补剂，并是偏热，脏腑无寒，何处消受。(《证治准绳·女科·卷五》)

［注释］

①先哲：对古代很有学问、很有影响的人物的称呼。

②胡：疑问代词，和现代汉语的“怎么”、“为什么”同。

［释义］古代有学问的人早有告诫，怎么能把鸡羊的浓汁作为主食，又加之常服当归丸、当归建中汤、四顺理中丸。鸡羊浓汁滋阴助火，当归补血，辛温生热。这些虽然能补血滋阴但又能助火，倘若产妇脏腑无寒，怎么能承受和消化啊！

5［原文］新产后，禁膏粱①，远厚味②。如饮食不节，必伤脾胃。(《傅青主女科·产后诸症治法·伤食》)

［注释］

①膏粱：此泛指精美的食物。肥肉曰膏，细粮曰粱。

②厚味：滋腻肥甘辛辣。

［释义］初产脾胃虚弱，应禁食膏粱厚味，如果饮食不能节制，必然使脾胃功能受伤。

［阐释］产后饮食不可骤然滋腻，也不可过于清淡，须根据病人的体质情况，肠胃功能选择适当的饮食予以滋补，不必拘泥古言。

6［原文］酒虽行血，亦不可多，恐引血入四肢，且

能昏晕。(《妇人良方·卷十八》)

[**释义**] 酒有行血的作用，可以帮助排除恶露。但也不能饮用过多，因酒辛散上行入血，过饮可将恶血引入四肢，或上干清阳以致头昏眩晕。

7 [**原文**] 才产不可多饮，时呷少许，可以避风寒，养气血，下恶露，行乳汁也。(《妇科经纶·产后证上·五卷》)

（三）寒温适宜

产后营卫不足，腠理空虚，邪气易乘虚而入，故产后应寒温适度，以防六淫侵袭。

1 [**原文**] 胎前一团火，产后一盆冰。(《妇科玉尺·卷四·产后》)

[**释义**] 胎前血气聚以养胎，气血旺盛于内，故如火团一样。产后胎元已去，产时耗气失血，气血骤然不足，故体内如冰。所以，胎前护理宜凉，产后护理宜温。

2 [**原文**] 夫产则气血劳伤，脏腑虚弱，而风冷客之。冷搏于气血，气血不能温于肌肤，使人虚乏疲顿，致羸损不平复。(《证治准绳·女科·卷五》)

凡新产，须避风寒。不宜梳头、洗面，更忌濯[1]足，唯恐招风受湿，疾病随起。(《医学心悟·妇人门·产后将护法》)

[**注释**]

①濯（zhuo 浊）：洗。

[**阐释**] 产后将养宜温宜凉，应随气候的变化而定，不能拘泥。临床所见不少产妇将息过温，热天酷暑，衣被厚裹，门窗紧闭，大汗淋漓，痱子满身也不肯去其衣被，这是对避风寒的偏激

理解。产后并非不可梳头、洗面、洗足，而是古人告诫要在避风寒的条件下梳头。确有不少产妇在产后很久都不洗浴，很不卫生，反而会导致疾病。

（四）精神调养

产后精神应当愉快，如果情绪低落，精神抑郁，会引起肝郁不舒，气血不畅，饮食停滞，恶露不下，乳汁减少等病变。

1［**原文**］初产时不可问是男是女，恐因言语而泄气，或爱憎而动气，皆能致病。

初产不可独宿，恐致惊吓，犯时微若秋毫，成病重如山岳，不可不戒哉。(《妇人良方·卷十八》)

［**释义**］妇人刚分娩后，不要问所生是男是女，因为说话易伤中气，以致胎衣不下或恶露停滞。或者由于产妇爱男憎女，或喜女憎男，使之心情不舒，肝气郁结，均会引起病变。

产后不能单独住宿，以防惊恐，惊恐使气机紊乱引起疾病，初犯病时症状轻微，若病情逐渐发展，就会越来越严重。

2［**原文**］产后怒，气逆①，胸膈不利②，血块又痛，……又加怒后即食，胃弱停闷③。(《傅青主女科·产后诸症治法·忿怒》)

［**注释**］

①气逆：呃逆

②胸膈不利：胸中膈间不畅。

③停闷：饮食与气相结于胃，使之闷满不舒。

（五）禁忌房事

妇人产后一月，子宫、宫颈、阴道还未恢复正常，若此时行房事，很容易引起出血和感染，前人早有训诫。

1［原文］若生未满三十日，以合阴阳，络脉分[①]胞门[②]伤，子户[③]失禁，关节散，五脏六腑精液流行阴道，瞤动[④]百脉，子精与血气相遇犯禁，……子精[⑤]化，不足成子，则为脂瘕之聚[⑥]。（《诸病源候论·妇人杂病诸候二·八瘕候》）

［注释］

①络脉分：胞络之脉受损伤。

②胞门：子宫通往阴道之间的门户。

③子户：子宫。

④瞤动：肌肉抽挚跳动。

⑤子精：精子。

⑥脂瘕之聚：脂指脂膜，瘕聚为时聚时散的包块。

［释义］如果分娩后未满三十日就行房事，此时因血室大开，胞宫、阴道、宫颈未恢复，会损伤胞宫络脉、宫颈和阴道，使关节弛张无力。行房之时，五脏六腑的精液流行于阴道，百脉失其精液的濡润，则使经脉抽搐。精子与恶血相遇，精子被恶露所伤，不仅不能成胎，恶血反聚为瘕聚，这种瘕聚叫做脂瘕。

2［原文］凡产后满百日，乃可合会，不尔[①]至死[②]，虚羸[③]百病兹长，慎之！即便行房，若有所犯，必身强直，角弓反张[④]，名曰蓐劳。……凡妇人皆患风气[⑤]，脐下虚冷，莫不由此，早行房故也。（《备急千金要方·妇人方中·虚损第一》）

［注释］

①不尔：不这样的话，承接前文。

②至死：以致于死。

③虚羸：身体虚弱羸瘦。

④角弓反张：身体向背弯曲如拉开的箭弓。

⑤风气：以病因命名的病，风与气相搏结的病症。

[释义] 凡女子分娩以后，必须满一百日才能行房，若违背这个原则，就会使产妇虚弱羸瘦，滋长各种疾病，甚至因病情恶化而死亡，故应谨慎。产后行房，必然患蓐劳之病，其症状表现身体强直、角弓反张。凡妇女患风气病，脐部以下虚冷，都是由于产后早行房事引起。

二、产后急救

临床常见的产后急救病证有产后血晕、产后中风和产后大小便不通等证。

（一）产后血晕

产后体虚，中气不足，不能摄血；或因产创失血过多，气随血脱，心失所养，神明失用而突然头昏眼花，肢厥，甚至不省人事；或因恶露不下，瘀血上攻，致头昏，肢厥不醒等。皆为产后血晕。

1 [原文] 产后血晕，乃血入肝经，甚至眼花昏闷。……或须烧秤锤以醋沃[①]之，以酽醋[②]涂鼻，或烧漆器熏之，使产母吸其气，庶[③]无此患。(《妇人良方·卷十八》)

[注释]

①沃：浇灌。

②酽（yan 延）醋：浓醋。

③庶：几乎。

[释义] 产后血晕发生的原因，是由于瘀血入肝之经脉，因肝开窍于目，肝藏魂，瘀血随经上干清窍，扰乱神明，以致眼花昏闷。救治法，用醋浇在烧红的秤锤上，或用浓醋涂在产妇的鼻子上，或用烧漆器的方法来熏病人，使产妇呼吸到这种气味，就

会苏醒过来了。

2［**原文**］凡晕[①]者，皆是虚热血气奔逆，腹中空所致……，如觉晕即以醋噀面[②]，苏来即饮醋，仍少与解之。(《证治准绳·女科·卷五》)

［**注释**］

①晕：血晕。

②噀（xun 训）面：含在口中喷颜面。

3［**原文**］奉化[①]陆严[②]，治新昌徐氏妇，病产后暴死，但胸膈微热。陆诊之曰："此血闷[③]也。"用红花数十斤，以大锅煮之，候[④]汤沸，以木桶盛之，将病者寝其上熏之，汤气微，复加之。有顷[⑤]，妇人指动半日，遂[⑥]苏。(《证治准绳·女科·卷五》)

［**注释**］

①奉化：地名。

②陆严：古时一位医生的姓名。

③血闷：瘀血上攻阻塞神明，即血晕实证。

④候：等候。

⑤有顷：顷刻，或一会儿。

⑥遂：于是。

［**释义**］奉化县有个叫陆严的医生，给新昌徐氏诊病，徐氏患产后暴死的急症。但是胸膈还微有点热气。陆医生诊断为产后血晕。于是用红花数十斤放在大锅里煮，煮开后用水桶盛着，放在病人床下，使药气上熏病人。过一会儿，妇人的手指开始动作，约半日后，病人就苏醒过来了。

4［**原文**］产后血晕，用韭叶细切，盛于有嘴瓶中，以滚醋沃之，急封瓶口，以瓶嘴纳产妇鼻中，即苏。(《医学正传·妇科下·产后》)

产后血晕，不省人事。三里[①]支沟[②]三阴交[③]。又法，神门[④]内关[⑤]关元[⑥]灸；产后手足厥逆，肩井[⑦]主之。（《证治准绳·女科·卷五》）

［**注释**］

①三里：足三里穴，属足阳明胃经，位于漆下三寸，胫骨外侧一横指处。

②支沟：针灸穴位名，属手少阳三焦经，位于前臂内侧腕后三寸，尺桡骨之间。

③三阴交：针灸穴位名，属足太阴脾经，位于内踝正中直上三寸，当胫骨后缘。

④神门：针灸穴位名，属手少阴心经，位于腕关节豆骨下，腕横纹上尺侧凹陷中。

⑤内关：针灸穴位名，属手厥阴心包经，位于掌后两筋之间，腕上二寸。

⑥关元：针灸穴位名，属任脉经，位于脐下三寸。

⑦肩井：针灸穴位名，属足少阳胆经，位于大椎穴与肩峰连线之中点处。

5［**原文**］丹溪治一妇…晕厥，急灸气海[①]十五壮[②]而苏。（《证治准绳·女科·卷五》）

［**注释**］

①气海：针灸穴位名，属任脉经，位于腹正中线，脐下一寸五分处。

②壮：施灸时点燃艾炷的数目，凡燃一个艾炷，即称为一壮。

6［**原文**］清魂散（严氏）治产妇血晕，昏不知人。泽兰叶、人参各一两，荆芥穗四两，炙甘草八钱，川芎二两，上为细末，每服二钱，温酒入童便调下。（《医学

正传·卷七·妇人科产后》)

如昏厥，牙关紧闭，速煎生化汤①。挖开口，将鹅毛探喉，酒盏②盛而灌之。如灌下腹中渐温暖，不可拘帖数……一两时，服生化汤四帖完，即神清，始少缓药，方进粥，服十帖而安。(《傅青主女科·产后诸症治法·血晕》)

［注释］

①生化汤：川芎、当归、炮姜、桃仁、炙甘草。

②盏：碗。

［阐释］产后血晕多属失血性休克，病情危重，古人虽有熏法、针灸、内服药急救，但见效缓慢，临证时必须配合西医的抢救方法更为可靠。

(二) 产后痉证

新产后因失血伤津中风，筋脉失养而发生手足抽搐，项背强直，甚至口噤，角弓反张的病变，病势危急，须当急救。

1［原文］产后百脉空虚，洗拭太早，令中风口噤①，手足搐搦②，角弓反张。或因怒气，发热迷闷，用荆芥穗酒炒至黑，大当归各三钱，用水半杯，童便半杯，灌之。牙关紧，以箸③撬开灌之，乃捻其鼻，以手摩其喉，使得下喉即活矣。(《幼幼集成·卷一·产要》)

［注释］

①口噤：唇齿紧闭。

②搐搦：肌肉抽动。

③箸(zhu)：竹子做的筷子。

［释义］产后亡血失津，筋脉失其濡润，以致虚风内动。其症手足抽搐，项背强直，角弓反张，口噤不语，神志昏迷。用荆

芥穗酒炒至黑，大当归各三钱，用水半杯，童便半杯，灌之。若牙关紧闭者，用箸筷撬开灌之，并捻住病人的鼻子，用手按摩咽喉，使药能咽下，药下则有救活的希望。

［**阐释**］产后发痉，病情危笃，中医救治缓不济急，可以配合西医抢救办法急救。

（三）二便不通

产后二便不通，是产科临床常见的病症，如不积极治疗，会导致其它病变。

1［**原文**］治妇人产后，忽小腹胀如蛊[①]，大小便不通，气海、三阴交、关元、三里、阴谷主之。

通气散[②]治产后大小便不通，并可用封脐法[③]。（《证治准绳·女科·卷五》）

［**注释**］

①蛊：古代传说，把许多毒虫放在器皿里使之互相蚕食，最后剩下不死的毒虫叫蛊。此处形容腹部胀大如象吞食很多毒虫一样。

②通气散：见于《证治准绳·疡医·卷五》由玄参一钱五、皂角、川芎、细辛、藜芦、草乌、羊踯躅花各一钱为末组成。

③封脐法：用药物或食盐炒热填于肚脐上熨烙的方法。

［**释义**］妇人产后二便不通，小腹胀满疼痛，可用针灸治疗，取气海、三阴交、关元、三里、阴谷穴。还可用封脐法，将通气散炒热填于产妇的肚脐上熨烙。

［**阐释**］针灸、封脐法通利二便，临床疗效可靠。无副作用，比之导尿优越，病员易于接受，应当广泛推广使用。

三、排除恶露

恶露是胎儿娩出后，胞宫内遗留的余血浊液，应使之排出体外，如果恶露停滞，或下之甚少，可导致产后腹痛，产后发热等病变。

1［原文］产后若以手按腹愈痛，此瘀血为患。(《妇人良方·卷十三》)

［释义］产后检查有无恶露停滞于胞宫的方法是：用手按腹部，产妇感到腹部疼痛更甚者，说明恶露停滞在胞宫内，应当采取排除的方法。

2［原文］妇人产毕，饮热童便一盏[①]，更以手从心擀至脐下，使恶露不滞[②]。如此三日，以防血晕血逆。(《妇人良方·卷十八》)

［注释］

①盏：浅而小的杯子或碟子。

②滞：瘀积不通。

［释义］产妇分娩完毕，立即喝热童便一小碗，并用手按摩腹部，方法是，从胸部向下擀至小腹，使恶露不瘀滞于子宫。这样连续擀三天，可以防止血晕和血逆的病变。

［阐释］产后轻轻按摩腹部，并从上向下用力，既可增强腹压，又能促进局部血液循环，有利于子宫收缩，排除恶露，此法可以推广于临床。

四、乳房护理

分娩后二至三天，乳房开始充盈、长大，并分泌乳汁，应随时保持乳汁通畅，勿使乳汁壅滞，否则会产生乳房疾病。

1［原文］产后吹乳，因儿饮，口气所吹，令乳汁不通，痛壅结肿，不急治，多成痈。(《妇人良方·卷二十三》)

［释义］产后吹乳和乳痈的成因，是婴儿吸乳时，口气吹入

乳房，气机壅塞乳腺，使乳汁不通，蓄乳与气血相搏结而发生痈壅结肿，如果不及时治疗就会发展成乳痈。

［**阐释**］所谓吹乳，实为婴儿口腔和乳头不清洁感染所致，故应常保持婴儿口腔和乳头的清洁卫生。

2［**原文**］夫妒乳者，由新产后，儿未能饮之，及乳不泄，或乳胀，捏其汁不尽，皆令乳汁蓄结与气血相搏，即壮热[①]大渴引饮，牢强[②]掣痛[③]，手不得近是也。初觉便知[④]，以手捋捏去汁，更令旁人助吮引之。不尔[⑤]或作疮，有脓，其热势盛，必成痈也。轻者为吹乳，妒乳。重者为痈。（《证治准绳·女科·卷五》）

［**注释**］

①壮热：热势很高谓之壮热。

②牢强：结节牢固坚硬。

③掣痛：痉挛样刺痛。

④初觉便知：疾病初起，病人便能感知。

⑤不尔：不这样做。

［**释义**］若产后未哺乳，就应当将乳汁挤尽，否则余乳与气血相搏，而产生壮热，大渴引饮，乳房坚硬掣痛，手不能接触。疾病初起，病人便能感知，此时可用手挤去乳汁，或叫旁人吮吸使其畅通，不这样做，就可能进一步发展，化脓成乳痈。

3［**原文**］治乳痈者，捣葱铺乳上以瓦罐盛炭火逼之，汗出而愈，……畏炭火者用瓦罐盛热汤，或糠火熨，或手摩之皆可。（《理瀹骈文·续增略言》）

膈有滞痰[①]，含乳而睡，口气焮焮所吹而成结核[②]。初硬，忍疼，揉令硬软，吮令汁透，可散，否则结成矣。（《医学正传·卷六·疮疡》）

[注释]

①膈有滞痰：胸膈间有痰涎壅滞。

②结核：包块。

4 [原文] 产后吹乳，……壅结肿痛。……外以南星末①敷之，更以手揉散之。(《景岳全书·妇人规下·乳病类》)

[注释]

①南星末：中药南星碾细为末。

[阐释] 吹乳、嫉乳初期，必须加强护理，如帮助产妇揉按乳房，吸通乳汁，挤出余乳，都是预防乳痈的好办法。临床应推广使用。

五、产创护理

由于产时用力太过，或产妇素体虚弱，以致阴挺外出。或由于助产人员技术不精益，助产时损伤膀胱而致尿漏等。

1 [原文] (治阴挺) 用石灰一升炒极热，汤贰升投灰中，适温冷，澄清，坐水中以浸玉门①，斯须平复如故。

又方：以铁精粉②上推内之，又灸脐下横纹五、七壮。

一法，用铁精、羊脂③二味，搅令稠，布裹，炙热熨推内之。(《证治准绳·女科·卷五》)

[注释]

①玉门：妇女外阴及阴道。

②铁精粉：锻铁炉中飞溅出来的尘状物质，可用来精磨器皿。

③羊脂：羊之脂肪，即羊脂油。

2［**原文**］令稳婆扶正葫芦[①]，令患妇仰卧，以枕垫腰，吹嚏药[②]收之，收入即紧闭阴器[③]，随以布帛[④]将腿缚定[⑤]。(《医宗金鉴·外科心法要诀·下部》)

［**注释**］

①葫芦：葫芦科一年生植物的果实，形状如两个球连在一起，一端大一端小，表面光滑。

②吹嚏药：细辛、牙皂碾成细末，常用来吹鼻取嚏。

③阴器：此指外生殖器。

④布帛：棉布、绸子之类。

⑤缚定：捆住固定。

［**阐释**］这种治疗子宫脱垂的方法，与现代医学使用的子宫托相类似。如能按病人子宫脱垂的程度，选择大小不同的葫芦，经消毒后置入阴道，固定子宫，对脱出的子宫有回缩作用。

3［**原文**］产理不顺，稳婆不精，误破尿胞膀胱者，……用生黄丝绢[①]一尺，白牡丹皮根为末，白及末各二钱，水二碗，煮至绢烂如饴[②]服之，宜静卧不可作声，名补脬[③]饮，神效。(《傅青主女科·产后编下卷·误破尿胞第十八》)

［**注释**］

①生黄丝绢：黄色丝绸。

②饴：麦芽糖。

③脬：膀胱。

4［**原文**］产时肠先出，用净盆盛温水，少入香油养润，待儿与胞衣下时，母略仰卧，自己吸气上升，稳婆以香油涂手，徐徐送入，或浓煎黄芪汤[①]浸之，内服补中益气汤[②]即上。又有儿并胞衣下后，膀胱坠出产户者，用前法送入，仍服补中益气汤，若稳婆不慎，膀胱[③]扯

破者，八珍汤④加猪脬为引，服之可复。(《幼幼集成·产要·一卷》)

[**注释**]

①黄芪汤：由黄芪一味组成。

②补中益气汤：由黄芪、白术、当归、陈皮、升麻、柴胡、人参、炙甘草组成，有补气升阳举陷的作用。

③膀胱：此指胞宫。

④八珍汤：有人参、白术、茯苓、甘草、当归、熟地、白芍、川芎组成，有补气益血作用。

[**释义**] 产时因用力太过，造成直肠脱出，子宫脱垂，或误破膀胱。可用干净的盆子盛温水，加入少量香油以润滑直肠和胞宫，等到胎儿和胞衣娩出后，再用香油涂于助产人员的手上，然后让产妇仰卧，用手慢慢地将胞宫和直肠送回原位，同时叫产妇配合吸气上升。或用黄芪浓煎作汤，坐盆以浸渍子宫、直肠，内服补中益气汤。若不慎扯破膀胱，造成尿漏者，可用八珍汤加猪尿脬为引子，服后也可恢复。

附：小产护理

随着计划生育手术的开展，小产者颇多，古人非常强调小产的护理。认为小产不可轻视。

1 [**原文**] 愚①按②小产重于大产。盖大产如瓜熟自脱，小产如生采，断其根蒂，岂不重哉！而人轻忽，死于是者多矣。(《妇人良方·卷十三》)

[**注释**]

①愚：作者对自己谦虚的称呼。

②按：认为。

2 [**原文**] 夫妊娠日月未足，胎气未全而产者，谓之半产，俗呼小产。……小产不可轻视，将养十倍于正产可也。又云：半产即肌肉腐烂，补其虚损，生其肌肉，益其气血，去其风邪，养其脏气，将养过于正产十倍，无不平复，宜审之。(《证治准绳·女科·卷四》)

3［**原文**］妇人正产，犹瓜粟之熟脱，乃候至而气足。半产，如草木之摧残，乃枝萎则实落。盖一顺而一逆也。顺则不计月之足否，总无碍于经络。逆则无问月之多寡，均有伤于经络。

一女子小产，腹中大痛，治者误行温补而愈甚，用补血定痛汤①，复下瘀滞，腹痛遂减。(《珍本医书集成·二册·古今医彻》)

［**注释**］

①补血定痛汤：白芍、当归、熟地、川芎各一钱，玄胡索七分，桃仁泥、红花各三分，香附、青皮、泽兰、牡丹皮各五分，水煎。

第三章　儿科调护

第一节　新生儿护理

从小儿出生到满月，为新生儿时期。本期的特点是：小儿初离母体，接触新环境，而自身发育尚待完善，适应能力较差，因而精心的护理是非常重要的因素。

新生儿刚一出世，必然要遇到断脐、护脐、拭口、解毒等问题。这些护理质量的好坏，将直接影响新生儿的健康。新生儿期还必须注意温寒的调护，以减少呼吸道感染；注意慎择乳母及合理哺乳，以免出现消化道疾病；同时还要注意洗浴及其他生活起居及禁忌。新生儿期的死亡率比任何时期都高，必须随时观察，对早产儿更应细心护理。

一、断脐护脐

古代医家对断脐和护脐非常重视，在当时的历史条件下，总结出一套科学的、行之有效的、当然也是比较简陋的方法进行护理。直到现在，这些方法还有值得借鉴之处。

出生婴儿断脐后，由于结扎不紧，或消毒不严，或护理不当而被不洁之物污染，在脐部会发生多种疾病。脐中湿润，久而不干者，名脐湿；脐中赤肿糜烂，脓液流溢者，名脐疮。二者本为一病，只是轻重程度不同，现代医学称为脐炎。肿部光浮如吹者名脐突，现代医学成为脐疝。

脐部感染侵入血循环，可以产生新生儿败血症，必须引起足够重视。

1［**原文**］断儿脐者，当令长六寸。长则伤肌，短则伤脏。(《备急千金药方·初生出腹第二·卷五上》)

［**释义**］新生儿断脐，应当留六寸长，（约合今天三寸）过长损伤胎儿肌肤，若留的过短又会损伤新生儿的脏腑。

2［**原文**］小儿初生，即当举之。举之持晚，则令人中寒，腹内雷鸣。乃先浴之，然后速断脐。不得以刀子割之，须令人隔单衣物咬断，兼将暖气呵七遍，然后缠结。所留脐带，当令长至儿足趺①上。短即中寒，令儿腹中不调，常下痢。若先断脐然后浴者，则脐中水，中水则发腹痛。其脐断讫②，连脐带中若有虫，宜急剔拨去之，不尔，进入儿腹成疾矣。(《外台秘要·小儿出生将护法》)

［**注释**］

①足趺（fu 夫）：同“跗”，即足背。

②讫（qi 迄）：完结，终了。

［**释义**］婴儿刚出生，就应当抱举他。如果抱举太晚太慢，易使新生儿受寒，并且腹中雷鸣样响动。接着给新生儿洗澡，洗后迅速隔单衣咬断脐带，不能用刀子割断，同时用口内暖气呵七遍，然后将断脐处缠头打结。所留脐带的长度，应当从脐到足背那么长，如果留短了，新生儿容易中寒，使其腹中不舒服，往往经常下痢。如果先断脐后洗澡，就会使脐带沾上生水，使新生儿发生腹痛。断脐后，如见到脐带中有寄生虫时，宜立即挟取出来。不然，寄生虫进入新生儿腹中，将引起疾病。

［**阐释**］此段详细地介绍了唐代以前接生的步骤。其中洗浴后再断脐，断脐时不能用刀子割，而要隔单衣咬断，目的在于预防脐部感染。说明早在唐代，古人就认识到了这个问题，并在实

践中采取了相应措施。

3［原文］椎治帛①，令柔软，方四寸，新绵②厚半寸，与帛等合之。调其缓急，急则令儿吐乳③。儿生二十日，乃解视脐。若十许日，儿怒啼似衣中有刺者，此或脐燥，还刺其腹，当解之易衣。更裹脐时，当闭户下帐，然④火左右，令帐温暖，换衣亦然，仍似温粉⑤粉之。此谓冬之时寒也。若脐不愈，烧绛帛末作灰粉之。若过一月脐有汁不愈，烧虾蟆⑥灰治末粉脐中，日三四度。若脐未愈，乳儿太饱，令儿风脐⑦也。(《千金翼方·卷十一》)

［注释］

①椎（chui 垂）治帛：用槌子敲打丝织品，使其更加柔软。槌打，此处用作动词。帛。丝织品。

②绵：亦通“棉”，但在唐代，一般指的是丝绵。轻软柔和，供絮衣被之用。

③吐乳：乳，病名。又叫转乳。《证治准绳》曰：“凡乳汁直出而不停留者，谓之吐乳。”为胃气上逆所致，治宜和胃降逆。

④然：通“燃”，通假字。

⑤温粉：唐代用的一种粉剂外敷中药。

⑥虾蟆：又叫蛤蟆，是青蛙和癞蛤蟆的统称。

⑦风脐：此处泛指脐部疾病。

［释义］把帛经过捶打，令它更加柔软，剪成四寸见方，铺半寸新丝绵，上面再加一层帛缝好再裹脐，包扎得不松不紧。如果过紧，会使新生儿不断吐乳。出生二十日，可以解开看脐。如果十多日，新生儿啼哭得很厉害，就象衣服当中有刺一样，这可能是脐带太干燥、干硬而刺痛腹部。这时应当解开包裹的帛绵，

另换包裹之物及衣服。在操作时，应当关门闭户，放下帷帐，在新生儿近处生火，使帐中比较温暖，最后用温粉敷撒脐部。这是因为冬天气候严寒所采取的措施。如果脐部不愈，可用绛帛烧灰敷与脐部。如果过了一个月脐上仍然有分泌物而不干燥脱落，可用虾蟆烧成灰研为细末敷于脐上，每天三、四次。如果脐部疾病没有痊愈，新生儿哺乳太饱，容易得脐风之病。

4［**原文**］儿之初生，断脐护脐，不可不慎。故断脐之时，隔衣咬断者，上也；以火燎而断之，次也；以剪断之，以火烙之，又其次也。护脐之法，脐既断矣，用软布缠裹，待干自落，勿使犯去也。三朝洗儿，当护其脐，勿使水渍①入也。脐落之后，当换抱裙②，勿使尿湿浸及脐中也。如此调护，则无脐风之病。(《幼科发挥·卷一》)

［**注释**］

①渍：浸，沤。

②抱裙：包裹小儿的布或棉垫，既方便又保暖。

5［**原文**］断脐之后，宜用热艾厚裹，包用白绵。若浴儿将水入脐中，或尿在裙包①之内，湿气伤脐；或解脱裙包，为风冷邪气所侵，皆令儿脐肿，多啼不乳，即成脐风。(《针灸大成·卷十》)

［**注释**］

①裙包：同上面的抱裙。

6［**原文**］浴儿不慎水浸脐，或因绷袍①湿渍之。脐间淋漓多痛痒，甚则肿，作疮痍②。脐湿必用渗脐散③，疮肿金黄散④最宜。(《医宗金鉴·卷五十》)

［**注释**］

①绷袍：即绷，束缚小儿用的布幅。袍，即束缚小儿的包被。

②痍：伤，创伤。

③渗脐散：矾、煅龙骨各二钱，麝香少许，上研细末，干撒脐中。

④金黄散：川黄连二钱半，胡粉、煅龙骨各一钱。上为末，敷患处。

7 [**原文**] 脐突一症，又非脐风。此亦因初生洗浴，系脐不紧，秽水浸入于内。产后旬日[①]外，脐忽光浮如吹[②]，捻[③]动微响，间或惊悸作啼。治用白芍药汤[④]加苡仁，次以外消散涂贴，自然平复。(《幼科释谜·卷一》)

[**注释**]

①旬日：十日为一旬。

②光浮如吹：形容脐突的样子，象吹胀的气球一样光亮浮肿。

③捻：用手指搓转。

④白芍药汤：白芍药一两半，泽泻七钱半，炙甘草二钱、薄桂一钱半，每咀二钱，煎空心服。误汗误下，加人参、南木香各二钱。脐下痛，加姜三片，盐少许，或加钩耆亦可。

[**阐释**] 关于断脐、护脐和消毒，古代医学在当时的历史条件下，提出许多行之有效的调护措施。如剪刀先向火烤热——高温消毒、断脐、烙脐、灸脐、敷胡粉散、软绢新绵封裹——以避尿湿和风寒邪气。这一系列措施，环环相扣，在当时是具有相当的科学性的，至今仍有可借鉴之处。

二、拭口与解毒

新生儿一般口中多含有从母体带来的羊水或污血秽物，必须立即消除干净，这叫拭口。如果护理不及时，让小儿吞下腹中，将产生种种不利影响。

解毒就是用药物让小儿吮吸，用帛蘸药揩擦其口、舌、齿、颊，使口腔及咽喉部清洁，使吞下的秽物或从吐出，或从便下，或解其毒与体内。

拭口与解毒，一直被历代医家作为新生儿常规护理之一，而给予高度重视。

1［原文］小儿初生，便以绵裹指，拭①口中及舌上青泥恶血②，……若不急拭，啼声一发，即如腹成百病也。(《外台秘要·卷三十五》)

［注释］

①拭：揩、擦。

②青泥恶血：这里指污秽不洁的液汁。

［释义］胎儿一生下来，就先用绵裹食指，揩去新生儿口中和舌上的秽恶污血（以免阻塞喉间造成窒息）。……如不立即擦干净，婴儿一旦发出哭声，秽恶污血就会进入腹内造成许多疾病的发生。

2［原文］儿若吞之①，成痞病②死。(《千金翼方·卷十一》)

［注释］

①之：代词，指秽恶污血。

②痞病：古病名。为五积之一的脾积，也之胸前胀闷不舒的证候。

［释义］如果新生儿吞下秽恶污血，将会成为痞病，甚至死亡。

3［原文］华佗预解小儿胎毒神方：甘草一指关节，炙碎，以水二合，煎取一合，以绵染点儿口中。与以一壳①，当吐出胸中恶汁，嗣后②俟儿饥渴，更与之。能令儿智慧无病，长生寿考③。(《华佗神医秘传·卷八》)

［注释］

①壳：贝壳做的磨墨文具，此处作量具用。

②嗣后：嗣，接续，继承。嗣后，即以后，稍后。

③寿考：寿老，长寿之意。《说文解字》：云："考者，老也。"

［释义］华佗预先解除小儿胎毒的神方：甘草一指长（外台为中指一节），槌碎，用水两合，煎后取一合。用丝绵沾来让新生儿吮吸，也可以给他吃一壳的甘草汁，当能吐出胸腹中的秽恶液汁。稍后等婴儿饥饿或口渴时，再给他吮吸甘草汁。这样就可以使新生儿聪明智慧，健康无病，寿命久长。

4［原文］初生三朝，即用三黄汤①解其胎毒，服三四日后，每日投金银花汤②，至弥月③而止。可保其痘稀，而少疮疹之患。若遇寒冬之月，或小儿体寒质薄，则专用金银花汤亦可。(《笔花医镜·卷三》)

［注释］

①三黄汤：黄芩、黄柏、川黄连、大黄各一钱，浓煎，将丝绵作乳头状，蘸药时时令吮，每日五六次，不必尽剂。

②金银花汤：金银花一味，煎服如上法。

③弥月：满月。

5［原文］小儿初生……于儿未啼时，令精巧妇女①，轻指探儿口，挖去污血。随以甘草汤……然后看儿面色。若身面俱红，唇舌赤紫，知其必有胎毒，每日用盐茶，但不可太咸，以帛蘸洗其口，去黏涎，日须五六次。此法至神至异，世所不知。盖儿之胎毒，藏于脾胃，口中多有黏涎，其马牙、鹅口、重舌、木舌，皆从此起。每日拭洗，则毒随涎去，病从何来？……倘胎毒重，直须洗过周岁方得……倘儿面唇淡，此为胎寒，不

可用茶，惟以淡姜汤洗拭，每日一二足矣。(《幼幼集成·卷一》)

[**注释**]

①精巧妇女：精明灵巧的妇女。

[**阐释**] 古代医家对拭口和解毒是非常重视的。如果护理的好，新生儿将聪明智慧，健康成长；即使感邪也病变轻浅，易于调治。反之，如果秽恶污血吞入腹内，将遗患无穷。所以，他们把拭口和解毒作为新生儿必不可少的常规护理之一。

三、洗浴法

我国古代对给新生儿洗澡是颇为讲究的，如何调制浴水，水温的高低，何时洗第一次澡，洗第二次澡，洗的时间长短、次数都有严格的规定；洗澡的环境，具体的洗法，如何护背，以及洗后撒粉等护理，非常详尽。

另外，洗浴不仅在于清洁皮肤，免生皮肤病。同时，还配伍不同的药物以治疗多种疾病，使洗浴具有更积极的意义。

同时，洗目防病、剃头、浣衣、熏衣及如何收藏新生儿的衣物，均有述及。

我们只要领会其精神，不必拘泥那些具体方法，相信是会有裨益的。

1 [**原文**] 凡浴儿汤①，极须令冷热调和②。冷热失所，令儿惊，亦致五脏疾也。凡儿冬不可久浴，浴久则伤寒；夏不可久浴，浴久则伤热。数浴背冷，则发痫；若不浴，又令儿毛落。新生浴儿者以猪胆一枚，取汁投汤中以浴儿，终身不患疥疮。(《备急千金药方·卷五》)

[**注释**]

①汤：这里指洗浴所用的热水或药水。

②调和：适中，合适之意。

[**释义**] 新生儿洗浴，其浴水必须冷热适宜。否则，过冷过热都会使儿受到惊恐，产生五脏的疾病。严冬时节沐浴太久，会感受风寒病邪；夏暑季节沐浴太久，会感受风热病邪。给新生儿洗浴的次数不宜过于频繁，过频繁使背部受寒，而导致癫痫一类疾病发生；若不给新生儿洗浴，又会使其毛发脱落。若给新生儿洗浴，最好在浴巾中加入猪胆汁一枚。猪胆汁大苦大寒，清其脾火，新生儿洗浴之后可终身不患疥疮之类的皮肤疾病。

[**阐释**] 猪胆汁汤浴儿，现早已不用。至于洗后终身不患疥疮，恐有言过其实之嫌。

2 [**原文**] 儿生三日，用桃根、李根、梅根各八两，上三味，以意着水多少，煮令三、四沸，以浴儿，能除诸疮。(《华佗神医秘传·卷八》)

[**释义**] 出生三天的新生儿洗浴，可用桃根、李根和梅根各八两，加水适量，煮沸三四次，去渣用温药水洗浴，能使新生儿免生多种皮肤病。

3 [**原文**] 浴儿虎头骨汤[①]，主避除恶气，兼令儿不惊，不患诸疮疥方。(《外台秘要·浴儿法·卷三十五》)

[**注释**]

①虎头骨汤：虎头骨五两，苦参四两，白芷三两。右三味切，以水一斗煮为汤，内猪胆汁少许，适寒温以浴儿良。

[**释义**] 浴儿虎头骨汤：其功效能避除秽恶之气，兼能使新生儿不易发生惊恐之症，也不患疥疮一类的皮肤疾患。

4 [**原文**] 儿若卒客忤中人[①]，吐下不乳哺，面青黄色，变弦急者，以浴之方：取钱七十文[②]，以水三斗，煮令有味，适寒温浴儿良。(《外台秘要·卷三十五》)

[**注释**]

①客忤（wu 五）中人：逆、不顺从。外来为客。客忤中

人，又称中客忤；古代病症名。中客即中人。

②文：唐代用的小铜钱，一枚为一文。

［**释义**］如果小儿突然客忤中人，不吃母乳，吐下不止，面色青黄，甚则反侧，可用洗浴的办法治疗：取铜钱七十个，用水三斗，煎煮使之有铜钱的味道，冷热合适时在洗浴，效果良好。

5［**原文**］壮热，不能服药，宜此十二物寒水石粉散方①。（《外台秘要·卷三十五》）

［**注释**］

①十二物寒水石粉散方：寒水石、芒硝、滑石、石膏、赤石脂、青木香、炙甘草、大黄、黄芩、川芎、麻黄去节、牡蛎熬。右药各等分，捣筛，以粉一升和药屑三合，复下筛，以粉粉儿。日三，热退即止。

［**释义**］如果小儿壮热不止，又不能服药的，可用十二物寒水石粉散，浴儿后用药粉撒身，一日三次，热退即止。

6［**原文**］一周之内，切不可频频洗浴，恐湿热之气，郁蒸不散，遍身生赤游丹毒①。（《婴童百问·卷十》）

［**注释**］

①赤游丹毒：丹毒之一种，以其色赤，发无定处，故名。

［**释义**］新生儿在第一周之内，切忌不能频频洗澡。恐怕湿热之气，熏蒸不散，反而使新生儿周身发赤游丹毒。

7［**原文**］儿初生，将猪胆汁洗浴，令肤细腻，且无疮疥。如无，用软绢轻轻洗之，其白垢自退。每见稳婆①将肥皂洗儿头面，抹入眼中，致目日久不开，因害成瞽②有之；且令皮肤粗涩。亦不可频洗，泄③儿元气，或伤脐带，脐疮，终身痼疾矣。（《婴童类萃·上卷》）

［**注释**］

①稳婆：古时称接生妇女为稳婆，又叫接生婆。

②瞽（gu 古）：瞎。

③泄：液体或气体排出为泄。另一个意义为漏，露。

8［原文］其浴儿，当护儿背，恐风寒从背而入。(《幼幼集成·卷一》)

浴儿之法五枝汤①……且滋肌肤免生疮。(《医宗金鉴·卷五十》)

［注释］

①五枝汤：槐、桃、桑、柏、柳枝，熬水洗浴。

四、剃头、熏衣和洗眼

1［原文］小儿初剃头，俱不择日，皆于满月日剃之。(《证治准绳·卷一》)

小儿月满剃头，须就温暖避风处，剃后以杏仁三枚，去皮尖研碎，入薄荷三叶同研，却入生麻油三、四滴，腻粉拌和头上拭，以避风伤，免生疮疥热毒。(《针灸大成·卷十》)

小儿弥月剃胎头，密室温和适可求。杏麻薄腻揉头上。胎毒①疮疥②一切休。(《医宗金鉴·卷五十》)

［注释］

①胎毒：古人对婴儿的某些病证，认为其发病与胎妊期间母体的热毒有关，故名。

②疥：小疮。

2［原文］凡浣①儿衣，不可露于星月之下。如偶失收，当用醋炭熏②过方可衣③之。(《幼幼集成·卷一》)

［注释］

①浣：洗。

②醋炭熏：把醋泼于烧红的炭上，用其挥发的蒸气熏衣物，有消毒杀菌的作用。

③衣：名词作动词，穿，戴之意。

3［原文］儿生眼闭不能开，皆因脾热受于胎。内用地黄汤[①]最妙，熊胆洗目[②]效灵哉。（《医宗金鉴·卷五十》）

［注释］

①地黄汤：生地黄、赤芍药、川芎、当归、天花粉、生甘草，水煎服。

②熊胆洗目：熊胆、黄连各少许，煎水外洗双目，其目自开。

［释义］初生婴儿眼睛紧闭不能睁开，都因为孕妇饮食不节，恣食厚味，致使热毒熏蒸，热蕴儿脾。眼胞属脾，其脉络紧束，故不能开。此时可内服生地黄汤清解脾热，外用熊胆、黄连煎水洗目，其眼自睁。

五、择乳母及哺乳法

本节介绍我国古代是如何严格挑选乳母，以及作乳母应遵守的禁忌。因为这直接影响到新生儿的健康成长，甚至影响其性格和智力的发展。

还可以看到：我国古代是如何掌握哺乳时间，哺乳量的多少，具体哺乳方法，如何添加副食以及种种饮食宜忌。

由此可见，在育儿方面，我们祖先积累了非常丰富的经验。而这些宝贵经验的总结，对我国人口的繁衍昌盛又起到了积极的作用。

1［原文］凡乳母者，其血气为乳汁也。五情善恶，悉血气所生。其乳儿者，皆须性情和善，形色不恶，相貌稍通者。若求全备，不可得也。但取不狐臭、气嗽[1]、痴瘙[2]、白秃[3]、疠疡[4]、沈唇[6]、耳聋、癫痫，无此等疾者，便可饮儿。师见其身上旧灸瘢，即知有所疾，切须慎耳。(《备急千金要方·卷五上·择乳母法》)

[**注释**]

①气嗽：相当于现在的哮喘病。气，即上气。嗽，即咳嗽。

②痴蚤（chi zao 吃早）：搔抓皮肤而成疮。

③白秃：病名，出《刘涓子鬼遗方》。又名癞头疮、白秃疮，多见于小儿。

④疠疡：瘟疫、恶疮为疠，疡就是疮疡。

⑤沈唇：古病名，一种嘴唇流汁水的疾病。相当于唇疹、唇疮。

[**释义**] 乳母的乳汁是由其血气转化而成的。五情善恶，都与血气化生有关。选择乳母，要找性情善良温和、相貌端正而不丑恶的。如果要求乳母十全十美，就不容易找到了。但必须没有狐臭、没有哮喘咳嗽，没有疥疮，没有精神失常之痴呆病和风疹、隐疹等皮肤病，没有癞头疮、恶疮、唇疮、没有耳聋、鼻塞不通，没有癫痫病者，才可选作乳母。如果看到她身上有旧灸瘢痕，可知其从前曾患过疾病，必须谨慎防范才行。

[**阐释**] 慎择乳母必须有三个条件：一是性情善良温和；二是相貌端正而不丑陋；三是身体健康无病。这对今天的优生优育肯定是有指导意义的。

2 [**原文**] 母患热以乳儿，令儿变黄不能食。母怒以乳儿，令儿喜惊，发气疝，又令儿上气癫狂。母新吐下以乳儿，令儿虚羸。母醉以乳儿，令儿身热腹满。(《备急千金要方·卷五上·少小婴孺方上》)

[**释义**] 乳母患了热病给婴儿哺乳，会使新生儿发黄、不思乳食。乳母发怒后给婴儿哺乳，使儿易受惊恐，发生气疝病，还

会使婴儿发生哮喘和癫狂一类疾患。如果乳母刚患了吐下一类疾病又哺乳，会使婴儿体虚瘦弱。如果醉酒以后哺乳，会使婴儿身体发热，腹部胀满。

3［**原文**］孩子或夏中热时，因乳母沐浴多使冷水，奶得冷气，血脉皆伏见。孩儿气未定便与奶，使孩子胃毒及赤白两般恶痢。此乃是奶母之过。凡浴后可令定息良久，后气定揉与之，则全无患。（《颅囟经·上卷》）

［**释义**］夏季天气炎热，乳母多用冷水洗澡，血脉受冷收缩而肉眼难见，母乳受寒冷的影响，其质和量都发生变化。小儿吃了这样的母乳容易发生中热的疾病。另外，洗澡之后，小儿气息未定就喂奶，使孩子脾胃受损并且患赤白痢疾。这都是乳母的过错。凡洗浴之后，应当休息一段时间，等气息平定下来再轻揉乳房，然后喂奶，可保婴儿安全无病。

4［**原文**］乳母肥实，则乳浓厚，儿吮之则气体充实；乳母瘦瘠[①]，则乳清薄，儿吮之则亦清瘦体弱。壮实肥瘦，系儿终身之体格，非小故也。强悍[②]暴戾[③]，和婉[④]清静，亦习随乳母之性情……择乳母可不慎欤。（《婴童类萃·上卷》）

［**注释**］

①瘠：瘦弱。

②强悍：勇敢、凶暴。

③暴戾：罪过、乖戾、乖张。指性格粗暴、乖张。

④和婉：和顺、温和；美好。

5［**原文**］乳母能慎寒暑怒，厚味炙，庶乳汁清和，儿不致疾。否则阴阳偏胜，气血沸腾[①]，乳汁败坏，必生诸病。若屡服药饵，则脏腑阴损，多变败证，均不可

不知。(《幼幼集成·卷一》)

[注释]

①沸腾：气血运行不正常。

6 [原文] 人以脾胃为本，所当调理。小儿脾常不足，尤不可不调理也。调理之法，不专在医，唯调乳母，节饮食，慎医药，使脾胃无伤，则根本常固矣。(《幼科发挥·卷四》)

乳母者，儿之所以依为命者也。如母壮则乳多而子肥，母弱则乳少而子瘠，母安则子安，母病则子病，其干系匪①轻……乳多则绝之②，不尔③令儿吐乳也。乳少者，宜调其乳母，使乳常足，不可令儿饥……调乳母宜加减四物汤④、猪蹄汤主之。乳母忌酒、面、生冷，次及一切辛热之物。常做猪蹄汤与之甚良。乳母经闭经漏，宜请医治之，恐乳少也。(《幼科发挥·卷四》)

[注释]

①匪：不，非之意。

②绝之：意为暂不给儿吃奶。绝，即断绝。

③不尔：不然。

④加减四物汤：治妇人乳少。归身、川芎、生地、麦冬、桔梗、人参、生甘草各等分。水煎服。更用猪蹄新汲水煮烂，和汁食。

7 [原文] 凡乳儿不欲大饱，饱则令吐。凡候儿吐者，是乳太饱也，当以空乳乳之即消。(《千金翼方·卷十一》)

[释义] 凡是新生儿哺乳，都不宜太饱，因为太饱会使其吐乳。反过来说，凡是新生儿吐乳的，就是喂得太饱的缘故。应该

用空乳喂新生儿，则吐乳的症状就会消失。

8［**原文**］夏不去热乳，令儿呕逆；冬不去寒乳，令儿咳痢。(《备急千金要方·卷五》)

［**释义**］夏季喂养乳儿，应先去掉积存在近乳头部的热乳。如果不去而用热乳喂养，会使乳儿呕吐呃逆；冬天喂奶，应先去掉近乳头部的寒乳，如未去而直接喂养乳儿，则会使其产生咳嗽、泄痢等病。

9［**原文**］视儿饥饱节度，知一日中几乳为常。(《备急千金要方·卷五》)

［**释义**］观察新生儿的饮食情况，才知道一天当中该喂养几次，每次喂多少量是正常的。

［**阐释**］各个婴儿的食量是不等的，在生长的不同阶段需要量也是渐增的，必须留心观察，掌握规律。合理喂养，才能使新生儿健康地成长。

10［**原文**］儿生十日，始哺如枣核；二十日倍之；五十日如弹丸；百日如枣。若乳汁少，不得依此法，当用意少少增之。儿若早哺之及多者，令儿头面身体喜生疮。《外台秘要·卷三十五》)

［**释义**］婴儿生下第十天，哺乳量如枣核那么多；第二十日起，哺乳量增加一倍；到五十日，增加到弹丸那么多；满百日，增至枣子那么多。如果乳汁少，就不必依照以上方法，但是必须注意要慢慢增加哺乳量。如果没有按照上述方法过早及过多哺乳，会使婴儿头面身体容易生疮。

［**阐释**］现代科学认为新生儿越早哺乳越好，而产妇的初乳质量最好。不必拘泥于十日、二十日。另外，关于哺乳的量，掌握一个原则：即随着新生儿的逐渐成长，需要量也逐渐增多，才能满足其需要。

11［原文］乳母奶儿，当先以手按散其热气，勿令乳汁奔出，以令儿噎，如噎即便夺其乳，令得气息定，哺乳之，乳母与儿卧，当以臂与儿枕之，使乳与儿头平，乃可乳之，令儿不噎。母欲睡，即夺去其乳，勿令填儿鼻口。(《外台秘要·卷三十五》)

［释义］乳母喂奶时，应先用手揉按乳房部位，使热气散发，但不要乳汁流出过猛，免使新生儿噎乳。如遇噎乳就应当去掉口含的乳头，使婴儿气息平定后再哺乳……乳母与新生儿睡卧姿势哺乳，应当用臂当儿枕头，使儿头与乳头齐平，这样哺乳可使婴儿不噎。如果乳母要睡觉，必须将乳头取出儿口，不要让乳头填塞新生儿的鼻子和口腔，以免发生意外。

［阐释］去掉宿乳，即去掉与外界接触而污染了的乳汁，此发至今仍然使用。这里介绍了睡卧姿势喂奶的方法，并告戒人们：千万不能让新生儿含乳睡觉，以免乳头填儿鼻口，窒息而死。同时介绍了哺乳过急，可令儿噎，护理方法是“夺去其乳”，使气息平定后再哺乳。

12［原文］乳儿若不嗜食，勿强与之。强与之不消，复生疾病。(《备急千金要方·卷五》)

［释义］如果婴儿不想吃食物，不要勉强喂他。勉强喂养，会引起消化不良，产生某些疾病。

13［原文］三日后应开肠胃，助谷神①。可研米作厚饮②如乳酪厚薄，以大豆粒多与哋③之。哋三豆许止。日三与之，满七日乃可与哺也。(《外台秘要·卷三十五》)

［注释］

①谷神：当指谷气。

②厚饮：浓稠的米汤。

③哋：用唇舌裹食，吮吸。

［释义］新生儿三天之后，应当开开肠胃，吃点谷类食物。可把米研细，熬成浓稠的米汤，象乳酪一样，每次喂豆粒那么大，让他吮吸。每天喂三次，分量同上。到第七日才可给他哺乳。

［阐释］此处不可拘泥，应越早哺乳越好。

14［原文］若儿多睡，听之，勿强与乳，则自然长而少病。(《三因极一病症方论·卷十八》)

［释义］如果新生儿睡眠时间很多，要任他多睡，不要勉强唤醒他哺乳，这样自然健康成长，少生疾病。

15［原文］凡小儿哺乳不宜过饱，若满则溢，故令呕吐……乳母无知，但欲速得长大，更无时度；或儿睡著而更衔[1]乳，岂有厌足？受病之源，自此渐至日深，导其胃气之虚，慢惊自此而得，可不慎乎！此候但令节乳为上，甚者宜令断乳。(《小儿药证直诀注·上·下卷》)

［注释］

①衔：用嘴含。

［释义］凡是给新生儿哺乳，都不宜太饱，如果过饱就会溢乳，甚至呕吐……有的乳母无知，只想婴儿快点长大，随时喂奶，没有时间间隔；甚至婴儿睡觉还含着乳头，哪有厌足呢？致病的根源就在这里，而且日渐加深，导致胃气虚弱，慢惊风由此发生，难道能不谨慎吗！这时以节制乳食为上策，严重的还应当断乳一段时间。

16［原文］小儿啼未定，气息不调，母不可以乳饮。盖恐乳不得下，停滞胸膈，则为呕吐也。(《证治准绳·卷一》)

溢乳者，小儿初生筋骨热弱，左倾右侧，前俯后仰，在人怀抱扶持之也。乳后太饱，儿身不正，必溢出二三口也，呕乳者，节之可也；溢乳者，正抱其身可也；皆不必治。唸乳[①]者，胃病虚也，宜补之，理中汤[②]丸加藿香木瓜主之。(《幼科发挥·卷三》)

[注释]

①唸乳：《说文》不呕而吐也。

②理中汤：人参、干姜、炒白术、炙干草组成。

17 [原文] 乳哺亦不宜过饱，若宿滞不化，用消乳丸[①]治之……忍三分寒，吃七分饱。(《保婴撮要·卷一》)

[注释]

①消乳丸：缩砂仁、陈皮、荆三棱（煨）、蓬术（煨）、麦芽各半两，香附子（炒）一两。以上为末，面糊丸麻子大，每服二三丸，白汤下。

18 [原文] 或乳少以食哺儿；或乳多又将饼食哺儿；又有将柿饼黑枣哺儿者。芽儿[①]无知，任彼喂之，开口便纳。幼年之妇，见儿肯吃，喜而喂之不已……庶不知芽儿初生，肠胃脆薄，此物日积，何能克化[②]……(《婴童类萃·卷上》)

[注释]

①芽儿：古时对新生儿的称呼。

②克化：克有克服，制伏之意，在此作消化解。

19 [原文] 乳食重复，不能消克，便有生痰气逆之病。(《明医指掌·月里众疾·卷十》)

[阐释] 新生儿哺乳切忌过饱，过饱则伤胃气，使乳食蓄积胃中而不消化，造成呕吐，久之则引起慢性消化不良。给新生儿添加食物，尤应注意易于消化、营养丰富，并且逐一添加，不可

过杂，量也应由少到多。

20［**原文**］人身肠胃，以清虚为和顺，在小儿则尤要。小儿肠胃柔窄，受盛无多，且不自知饥饱，旋与旋啖。而富有之家，则有脂味充盈，恣情多啖，脾胃之病，从此变生。贫家之自则无物可食，即食亦清简有常，正得肠胃清虚至理。(《养生三要·卷二》)

六、调温法

一年四季，春夏秋冬，温热凉寒的不断变化，人人都会遇到，不足为奇。但对新生儿来说情况就不同了。他刚从温暖的母体来到世上，稚嫩的身体对外界的适应能力很差，对冷热变化尤为敏感。稍有疏忽，就会生病。而适时加减衣被，合理的户外活动，以及饮食物的冷热等，就构成了冷热的调护内容。

1［**原文**］凡小儿始生，肌肤未成，不可暖衣，暖衣则令筋骨缓弱。宜时见风日，若不见风日，则令肌肤脆软，便易中伤。皆当以故絮衣之，勿用新绵也。天和暖无风之时，令母将儿于日中嬉戏，数令见风日，则血凝气刚，肌肉牢密，堪耐风寒，不致疾病。若常藏于帷帐中，重衣温暖，譬犹阴地之草，不见风日，软脆不堪当风寒也。(《千金翼方·卷十一》)

［**释义**］新生儿肌肤娇嫩，不能穿戴过多，那样会使筋骨缓弱。宜于经常到室外见见风日，如果长期不晒太阳，不吹风，新生儿会出现肌肤适应能力差，容易生病。新生儿应当用旧棉衣裤穿戴，而不要用新丝绵。天晴时和暖无风，乳母应抱新生儿去户外阳光下嬉戏玩耍，经常让他到户外活动，则血气通利、肌肉劳密，能耐受风寒的侵袭而不易生病。假如经常藏在室内，穿得过厚过暖，就像背阴出的草，长期见不到风日，柔弱得不耐风寒

一样。

2［**原文**］儿初生，不可令衣过厚热，令儿伤皮肤，害血脉，发杂疮而黄。(《外台秘要·卷三十五》)

［**释义**］新生儿不能穿得过于厚热，那样会使其伤损皮肤，有害血脉，诱发杂疮和黄疸等疾病。

3［**原文**］凡婴幼儿初生，当随手包裹，切不可为风寒所侵。盖儿在腹中，遮护最密，及其初脱胞胎，肌肤脆嫩，极易感邪。若在夏令，自所无虑，但觉稍寒即须慎之，小儿初生，天气微凉，即大忌洗沐。恐腠理不密，元气发泄而外邪乘之也。(《景岳全书·卷三十九》)

凡小儿初生下，被寒风所吹，鼻塞，服药不得者，用天南星为末，生姜自然汁调成膏，贴囟门上，自愈。(《片玉新书·卷四》)

婴儿又当习薄衣之法，当从秋习之，不可以春夏卒[①]减其衣，则令儿中风寒。婴儿冬月，但当著夹衣及衲衣[②]之类，极寒即渐加以旧绵。(《证治准绳·卷一》)

［**注释**］

①卒：同猝，突然。

②衲（na 纳）衣：密密补缀的旧衣。

4［**原文**］婴儿又当消息[①]，无令汗出。汗出则虚损，便受风寒，昼夜寤寐[②]，皆当戒之。(《证治准绳·卷一》)

［**注释**］

①消息：斟酌，考虑损益进退。

②寤寐（wu mei 悟妹）：睡醒为寤，睡着为寐。此句指白天黑夜都睡在床上。

5［原文］绵衣太暖，则阴内销，使儿娇怯多病，略见些少风寒，便易感冒，皆保重太过之所致也。所以贫儿坚劲无疾，富儿柔脆多夭[①]者，譬之草木方生，以物覆盖紧密，不令见风日雨露，则萎黄柔弱必矣。今之昧者[②]，往往罹[③]此而不能育养其子。后之子益加珍爱，尤悔前子之不饱暖而死[④]，竟不知其过爱而反害之也。呜呼，痛哉！（《明医指掌·卷十》）

［注释］

①夭：未成年即死去。

②昧者：不明事理的人。昧，昏、糊涂。

③罹（lì 力）：遭遇、逢遇。

④前子之不饱暖而死：这里举例子，说昧者根本不明白以前子女的死因，误认为是饥寒而亡。

［阐释］古代医家把小儿穿戴过暖，提到“内消阴液”的高度认识，是很可宝贵的。通过对贫富儿的养护对比，说明一个浅显的道理：温室里是培养不出壮苗的。这给新生儿调护工作提出了有益的启示。

6［原文］衣服当随寒热加减，且令背暖为佳。亦勿令汗出，恐表虚风邪易伤，（《保婴撮要·卷一》）

下体单寒常露足，昧者重绵尚恐寒，乳哺不离犹恐哭，但见微风便感寒。（《明医指掌·卷十》）

小儿……衣服宜以故帛、故绵为之[①]。用新太暖，令肌肉缓弱，蒸热成病。不可裹足复顶，致阳气不出，多发热。（《针灸大成·卷十》）

［注释］

①故帛、故绵为之：用旧丝绸，旧丝绵做衣裤。

7［原文］过寒则气滞而血凝涩，过热则汗泄而腠理疏，以致风寒易入，疾病乃生。更忌解脱当风，易于感冒……又不可日置地间，令肚着地，以致脾宫受寒，腹痛泄泻。慎之慎之。（《幼幼集成·卷一》）

七、生活起居

要想使小儿在身体、动作、语言和智力等方面得到发展，还必须在生活起居方面精心调护。

新生儿生活的六个方面：吃、喝、拉、撒、睡、玩，古代医家提出了许多有益的建议及训诫。比如"忍三分寒，吃七分饱"，"儿新生，慎不可逆灸"。"小儿宜以菊花为枕，则清头目"。"小儿用药，贵用和平。"……以至今日，其中不少有价值的内容，仍然指导着儿科的临床和护理工作，并不继给人以新的启示。

1［原文］俚谚①曰："儿哭即儿歌，不哭不偻②。此言虽鄙③，切中其病。世俗岂知号哭者，乃小儿所以泄气之热也。（《儒门事亲·卷一》）

［注释］俚谚：民间通俗的固定语句，用简单的话反映出深刻的道理。

②偻：《词源》作干练，伶俐机灵解。

③鄙：品质低劣。

［释义］俗谚说："儿哭即儿歌，不哭不偻"，这句话虽然粗俗，但是恰中其病。世俗之人那里知道：号哭，正是小儿泄出体内的热气。

2［原文］月里频啼才是福，胎毒胎热得以神，热气随啼无蕴蓄。（《明医指掌·卷十》）

抱小儿勿泣①，恐泪入儿眼，令眼枯②。（《针灸大

成·卷十》）

［注释］

①勿泣：大人不要哭泣。

②眼枯：眼睛干涩等疾病。

3［原文］小儿宜以菊为枕，则清头目。（《针灸大成·卷十》）

小儿不宜食肉太早，伤及脾胃，免致虫积，疳积。鸡肉能生蛔虫[①]，宜忌之。非三岁以上勿食。（《针灸大成·卷十》）

［注释］

①虫：蛔虫。

4［原文］忍三分寒，吃七分饱。（《针灸大成·卷十》）

小儿勿令入神庙中，恐精神闪灼[①]，生怖畏[②]。（《针灸大成·卷十》）

［注释］

①闪灼：此指受到刺激之意。

②怖畏：恐怖畏惧，即害怕之意。

5［原文］儿新生，慎不可逆灸。灸之忍痛，动其五肪[①]，因喜成痫。是以田舍小儿[②]田舍小，任其自然，皆无此夭也。（《外科秘要·卷三十五》）

［注释］

①五脉：这里泛指全身经络血脉。

②田舍小儿：农村农家人的孩子。

［释义］儿刚生下，切忌不可无病施以灸法。灸小儿使其疼痛，并扰动其血脉搏经络，容易变成惊痫等病。所以农家小孩，

生下不灸而任其自然，反而没有这些毛病。

6［**原文**］小儿新生，无病不可针灸之。如逆针灸，则忍痛动脏，因善成痫。河洛关中[1]，土地多寒，儿喜成，其生儿三日，多逆灸以防之。吴蜀[2]地温，无此疾也。古方既传之，今人不分南北灸之，多害小儿也。(《针灸大成·卷十》)

［**注释**］

①河洛关中：现在河南、河北、山东、陕西一带。

②吴蜀：江浙及四川一带。

③《杂病源流犀烛》："筋强直不柔称为汝，口噤而角弓反张称为汝"。

7［**原文**］若屡用药饵[1]，则脏腑阴损，多致败症，可有慎欤[2]！大抵保婴之法：未病则调制乳母，既病则审治婴儿，亦必兼治其母为善。(《保婴撮要·卷一》)

［**注释**］

①药饵：内服药物。

②欤：古汉语语尾词，相当于"吗"字。

8［**原文**］初诞之儿，未可轻药。盖无情草木，气味不纯，原非娇嫩者所宜。(《幼幼集成·卷一》)

若附子、蜈蚣、全蝎诸有毒之药，不可浪用[1]。药不投症，害儿不浅……不得已而用之，亦当斟酌，中病慢已。如金石之药，取以镇惊安神，多服令儿痴呆。香、冰片，用以通窍，多服返泄真元[2]。巴豆有定祸乱而致太平之功，非制得法，反受其害矣……凡用毒剂，以甘草煎引，佐[3]之则善矣。(《婴童类萃·卷一》)

［注释］

①浪用：乱用，滥用。浪，即放纵，

②返滞真元：返，是“反”的通假字。真元，即真气、元气。它禀受于先天而赖后天荣养而滋生，为生化动力的源泉。

③佐：一剂药中起辅助作用的叫佐药。

9［原文］无病之时，不可服药。一旦有病，必请专门之良，老诚者厚者；浮诞[①]之粗工，勿信也。（《幼科发挥·卷四》）

［注释］

①浮诞：意为浮躁、善欺诈而靠不住的人。浮，不沉着。诞，欺诈、狂妄。

10［原文］小儿久病，只以补脾胃为主，补其正气，则病自愈。（《幼科发挥·卷四》）

初生小儿……俱要大人看守。盖上肩[①]三四岁哥姐，嫌新生者夺其母乳，往往有嫉妒之心。无人在旁，即挖其眼，抠[②]其嘴，击其头脑，多致损伤，不可不密为防。即各房及邻家三四岁小儿，亦不宜令其近新生者……至于猫、犬与鸡之类，亦勿令其相近，恐致惊吓。（《身世准绳·上卷》）

［注释］

①上肩：上，次序在前的。意为此之稍大者。

②抠（kou 芤）：用手指或细小的东西挖。

［阐释］生活起居的调理，在新生儿阶段是经常的、大量的，并且不能稍有差错。历代医家对此，多有训诫。

第二节　婴幼儿调护

从满月之日到三岁，是婴幼儿时期。这个时期有两个显著的生理特点：就是脏腑娇嫩，行气未充和生机蓬勃，发育迅速。尤其在一岁以前，身高、体重、头围、胸围增加很快。

这就要求医护人员在婴幼儿生活起居的各个方面精心照料。下面分为精神、教养、饮食、冷热、清洁卫生等几个方面介绍，看看古人是如何调护的。

应该指出的是：本期中有部分护理内容，与新生儿时期类似，恕不重复。另外，古代儿童的年龄分期不太统一，所以个别地方不仅限于三岁以内。

一、情志调护和教养

小儿大脑发育未全，最忌惊恐。古代医家提出种种护理措施，如不见生人或怪异之物，不闻异声，不进神庙等。“使微惊以长血脉，但不欲大惊。”

随着小儿逐渐长大，而施以不同的教育，养成良好的习惯，并发展其体力、动作、语言、智力，使之得到全面协调的发展。

至于小儿变蒸，争论很大，现在多不提它了。古代医家大部分认为变蒸发热是一种病理状态，并非小儿生长发育的自然现象。仅录数条，以供参考。

1［**原文**］养小儿常当慎惊，勿令闻大声。抱持之间安徐①，勿令怖②也。又天雷时，须塞其耳，但作余小声以乱之也。(《千金翼方·卷十一》)

［**注释**］

①安徐：安稳、徐缓。

②怖：恐怖、惊吓。

[释义] 婴幼儿要随时注意不让其受到惊吓，不要让他听到过大的声音。抱小儿时要安稳、缓慢移动，不要让他受到惊怖。打雷时，应当塞住小儿的耳朵，并且发出其它微小的声音，以遮掩雷声（以转移小儿的注意力）。

2 [原文] 小儿客杵[1]无辜，皆因客人所触，及暴露星月。小儿嫩弱，所以此候多恶。(《颅囟经·上卷》)

[注释]

①客杵：病名。由于小儿神气未定，外界异声、异物触犯刺激，而引起惊吓啼哭，甚或面色变异，兼之风痰相搏，影响脾胃，以致运化受纳失调，引起呕泻、腹痛等症。

[释义] 小儿客杵，无辜受害，都因为接触生人，以及暴露于星月之夜。小儿脏腑娇嫩，神经发育不健全，所以这个症候多凶险。

3 [原文] 凡养小儿，皆微惊以长血脉，但不欲大惊。(《外台秘要·卷三十五》)

[释义] 养育婴幼儿，都是微微使他受惊而长身体，长智慧，但不要让他受到大的惊吓。

[阐释] 这里的微惊，包括的范围相当广泛，可以说小儿见到的每一种新鲜事物，也即外界环境的丰富刺激。大惊是专指使小儿脆弱的神经受到惊吓的外界刺激，这当然对其生长发育不利。

4 [原文] 凡非常人及诸物从外来，亦惊小儿致病。欲防之法：诸有从外来人，及有异物入户，当将儿回避之，勿令见也。(《外台秘要·卷三十五》)

[释义] 凡是生人和各种怪异之物从外面来，都会使小儿受到惊吓而生病。预防的方法是：凡有陌生人和怪异之物进屋，小儿应当回避，不让其看见。

5［**原文**］儿性执拗，凡平日亲爱之人，玩弄之物，不可失也。失则心思，思则伤脾，昏睡不食。求人不得则怒，怒则伤肝。啼哭不止，此杵其心也，谓客杵成病也。平日未亲爱之人①，未见之物，不可使之见。见则惊，惊则伤心。凡未见之人不可使之近，迫近则恐，恐则伤肾，令儿成痫……为医者因儿不服药，则持针搏灸以迫之②，令儿生病。(《幼科发挥·卷二》)

［**注释**］

①未亲爱之人：此处指陌生人。

②搏灸以迫之：强迫其针灸治疗以吓唬他。

6［**原文**］不禁生人，或异物触杵，便有口噤、客杵、惊啼、厥逆之变。(《明医指掌·卷十》)

大惊猝恐，真惊也。小儿气血未充，心神怯弱，一遇惊吓，则神魂震怖，举动失常，夜则跳醒，昼则惊惕。(《笔花医镜》)

养子十岁以下，依礼小学①，而不得苦精功程，必令儿失心惊恐，及不得苦行杖罚，亦令儿得癫痫；此事大可伤怛②，但不得大散大漫，令其志荡；亦不得称赞聪明，尤不得诽毁③小儿。十一以上，得渐加严教，此养子之大经也。不依此法，令儿损伤，父母之杀儿也，不得怨天尤人。(《千金翼方·卷十一》)

［**注释**］

①小学：指文字句读之学。

②怛（da 达）：忧伤、悲苦。

③诽毁：说人坏话。

［**释义**］教养十岁以下的小儿，依照周礼应当初步学点文字

知识，但不能过于刻苦精研，因为那会使小儿感到学习之苦而恐惧。也不得大施体罚，使小儿得癫痫病，这样的事实在是令人伤悲的。但也不能放纵不管，让小儿心志摇荡，光贪玩而不务正业。也不要一味称赞其聪明，尤其不要说小儿的坏话。十一岁以后，应当逐渐严加管教，这才是教养子女的正确方法。如果不依照这种方法去做，就会使小儿身心受到伤害，而这种伤害是由父母一手造成的。当然不能怨天尤人了。

7［**原文**］儿未坐时卧以赤地……及能坐，以铁铃、木壶、杂戏之物，连以细绳置之水盆中，使一浮一沉，弄之有声。当炎暑之时，令坐其旁，掬水[①]弄铃以散诸热。手得寒水，阴气达于心中，乃不药之药也。(《儒门事亲·卷一》)

［**注释**］

①掬（ju 居）：用两手捧东西。

［**释义**］当婴儿还不能坐立时，让他睡卧在干净的地方……当其能坐立时，用铁铃、木壶等玩具用细绳系上，放在水盆之中，使玩具有的浮于水面，有的沉于水中，玩弄起来还有声响。暑天很炎热时，让小儿坐于一旁，两手捧水或者玩弄铃铛耍，可以散热祛暑。……手浸于冷水中，可使阴气直达心中，这就是虽不用药而效果远胜于医药的妙处啊！

8［**原文**］贫家之子不得纵其欲，虽不如意而不敢怒，怒少则肝病少；富家之子得纵其欲，稍不如意则怒多，怒多则肝病多矣。(《儒门事亲·卷一》)

［**释义**］穷人家的小儿一般不会放纵其欲望，虽然有不如意的事小儿也不敢发怒，少有发怒则肝病也少。富贵人家的小儿多放纵其欲望，娇生惯养，稍有不如意则爱发怒，经常发怒所以肝病也随之增多。

[阐释] 这里的贫家、富家是对比写法，并不绝对如此。

9 [原文] 婴儿半晬[①]，尻骨[②]已成，乳母当教儿学坐。婴儿二百日外，掌骨成，乳母教儿地面匍匐。婴儿三百日，髌骨[③]成，乳母教儿独立。婴儿周岁，膝骨[④]已成，乳母教儿行步……世人不能如法，往往抱儿过时，损伤筋骨，切宜戒之。(《成方切用·卷十一》)

[注释]

①晬（zui 最）：婴儿周岁为晬。

②尻骨：坐骨。

③髌骨：膝盖骨。

④膝骨：股骨及胫、腓骨等下肢骨骼。

[阐释] 按照婴儿不同的生长发育阶段，教会他坐、爬、站、行，是很符合科学的方法。而一味地抱持小儿，不让其自己活动则是有害的。

10 [原文] 抱儿者，不可令其厮打人以为欢，父母不可引其手令击已面，亦不可令其动出淫媟语[①]以詈人。此亦是初教当慎处。(《身世准绳·上卷》)

[注释]

①淫媟（xie 屑）语：脏话，不恭敬的话。

11 [原文] 小儿长寿相，体态自昭然[①]。鼻中干无涕，喉中绝没涎。头如青黛染，唇似点硃鲜。脸方花映竹，颊绽水中莲。喜引方才笑，非时手不宣。纵哭无多哭，虽眠不久眠。意同波浪静，性似镜中天[③]。此子身多吉，何忧病患缠。(《婴童类萃·卷上》)

[注释]

①昭然：明显、显著的样子。

②亶：同“揎”。挽起袖子，露出胳膊。

③性似镜中天：心性清澈澄明，毫无杂念。

［阐释］这就是古代医家认为教养得极好的儿童典型了。身体健康、容貌端正，动静得体，生活习惯良好，教养训练有素，情绪极佳。

12［原文］小儿变蒸[①]不欲惊动，勿令傍多人。儿变蒸时，或早或晚，不如法者多。凡小儿微惊者，以长血脉，但不欲大惊。(《千金翼方·卷十一》)

［注释］

①变蒸：病证名。指婴儿在生长过程中，或有身热、脉乱、汗出等症。此说始于晋代王叔和《脉经》。

［释义］小儿变蒸的时候……不要惊动他，在小儿身旁也不要多余的人。婴幼儿变蒸的时间有的早，有的晚，没有一定的成法。凡是小儿微受惊吓的，正可以长身体、长智慧，但不能受大惊大恐。

13［原文］小儿变蒸者，每变毕，即觉性情有异于前。何者？长生脏腑意智故也……(《婴童百问·卷一》)

妇人无知，惟务姑息。畏其啼哭，无所不与，积成痼疾[①]，虽悔何及？所以富贵娇养，有子多病；迨[②]至成人，筋骨柔弱。有食则不能忌口以自养，居丧则不能素食以尽礼。小节不谨，大义亦亏。(《证治准绳·五·卷一》)

［注释］

①痼疾：积久而不易治疗的病。

②迨（dai 待）：等到、到达。

二、饮食护理

婴幼儿的饮食，不论数量还是质量，都不同于新生儿时期。

但是，这个时期的胃肠消化功能仍然较差，而其本身只能被动地接受大人所喂食物，不知道选择，也不会节制饮食量，所以容易发生胃肠道疾病。

本节将涉及到婴幼儿多种主辅食物的添加，断乳的时间和方法，饮食物的冷热软硬，以及小儿的饮食宜忌。

古代医家特别强调：小儿要“儒贵有时，食贵有节”。并指出食积在婴幼儿时期的疾病中占有相当比重。

1 [**原文**] 小儿生，满三十日乃当哺[①]之。若早补之，儿不胜谷气，令儿病则多肉耗。三十日后，虽哺勿多。若不嗜食，勿强与，强与不消，澼成疾病。哺乳不进者，腹中皆有痰澼也，当以四物紫丸[②]下之。节哺乳数日，便自愈也。(《千金翼方·卷十一》)

[**注释**]

①哺：这里并非指哺乳，而是指米粉一类谷物类添加食品。哺，即喂。

②四物紫丸：代澼石、赤石脂各一两，巴豆三十枚，去皮心熬，杏仁五十枚，去皮尖熬。末之，巴豆、杏仁别捣为膏，和更捣二千杵，入少蜜同捣，密器中收之三十日。儿服如麻子一丸，与少乳汁令下。食顷得与少乳勿令多。至日中，当小下热除；若未全除，明旦更与一丸。百日儿服如小豆一丸，以此准量增减。夏月多热，喜令发疹，二三十日辄一服佳。此丸无所不治，虽下，不虚人。

[**释义**] 婴幼儿满月起就应当加喂辅食。如果添加辅食过早，小儿不能胜任谷气就会得肠胃病，并因此而消瘦。三十天以后虽然添辅食，但是无论数量、种类都不宜多。一旦婴幼儿不想吃食物，不要勉强给他吃；因为勉强吃下去也不会消化，反而引起疾病。如果母乳都不吃，腹中一定痰涎积聚，应当用四物紫丸微微下之。同时节制哺乳量几天，就能痊愈了。

2［原文］小儿衣甚寒薄，则腹中乳食不消，其大便皆酢[①]臭。此欲为癖之渐也，便将紫丸以微消之。服法先从少起，常令大便稀，勿使大下也。稀后便渐减之，失不酢臭乃止药。(《千金翼方·卷十一》)

［注释］

①酢：音义同“醋”。

［释义］小儿衣着过于单薄而受寒，引起腹中饮食不易消化，所解大便都象醋一样有酸臭气味。这就是癖病的先兆，可以用紫丸内服治疗。药的服法是先少量服，以后渐增，但以大便经常有点稀溏为度，而不能使小儿大下而腹泻得过于厉害。解稀便以后就要逐渐减少药量，一直到屎不再酸臭时才停药。

3［原文］咳逆由哺乳无度，因挟风冷伤于肺……小儿啼气未定，因而饮乳……冷乳冷哺伤于肺，搏于肺气，亦令咳逆。(《小儿药证直诀注·上·下卷》)

［释义］有一种咳逆是由于哺乳没有限度，并且兼挟有风寒伤于肺……小儿啼哭后气息还没平定下来，马上就吃乳……冷乳冷食伤了肺，并且与肺气相搏击，也能令小儿咳逆，气上逆。

4［原文］薄衣淡食，少欲寡怒。(《儒门事亲·卷一》)

［释义］婴幼儿应当穿衣服比大人稍单薄，饮食宜清淡，还应当欲求较少，不轻易发怒。

5［原文］小儿哺乳需要得法……乳后不得便与食，哺后不得便与乳。小儿脾胃怯弱，乳食相并，难以克化。周岁以上，必成乳癖[①]食癖，于腹中作疼作热，疳病[②]从此起也。(《证治准绳·五·卷一》)

［注释］

①癖（pi 匹）：对事物的偏爱成为习惯，此指偏爱到极点而

成为一种疾病。

②疳病：病证名，又称疳积。是一种由脾胃运化失常所引起的慢性营养障碍性病症。多见于五岁以内的儿童。

6［**原文**］血气俱盛，食物易消，故食无时。然肠胃尚脆而窄[①]，若稠黏、干硬、酸咸、甜辣、一切鱼肉、水果、湿面、烧、炙、煨、炒，俱是发热难化之物，皆宜禁绝。只与熟菜、白粥，非惟无病，且不纵口[②]，可以养德。此外，生栗味咸，干柿性凉，可为长阴之助。然栗太补，柿太涩，俱为难化，亦宜少与。（《证治准绳·五·卷一》）

［**注释**］

①脆而窄：形容肠胃消化能力很弱，所吃食物品种有限。

②纵口：吃东西很放纵，乱吃一气。

［**阐释**］从今天的营养学来看，婴幼儿只吃熟菜、白粥显然营养不足。但原文所要强调的是：小儿消化力弱，不宜吃干硬、稠黏、煎炒等难于消化之品。如果是营养丰富，又易于消化的食物，当然可适量给予。

7［**原文**］儿多因爱惜过当，三两岁犹未饮食[①]，致脾胃虚弱，平生多病。半年后宜煎陈米稀粥[②]、粥面，时时与之，十月后渐与稠粥烂饮以助中气[③]，自然易养少病。惟忌生冷、油腻、甜物等。（《证治准绳·五·卷一》）

［**注释**］

①三两岁犹未饮食：这里并非指两三岁根本没吃过东西，而是指一直只吃母乳，别的食物一概没有吃过。

②半年后宜煎陈米稀粥：半年，指小儿半岁。陈米：陈年的、旧的米。

③中气：泛指中焦脾胃的消化吸收、升清降浊等生理功能。

8［原文］小儿年至四、五岁，当断乳而不肯断者，宜用画眉膏[①]断乳之道，方可渐与肉食，则无痞癖[②]之患。(《证治准绳·五·卷一》)

［注释］

①画眉膏：山栀三个烧存性，雄黄、朱砂少量。右为极细末，入生麻油、轻粉各少许调匀，候儿睡着，浓抹于两眉上，醒来便不食乳。未效，加用黄丹一钱。

②痞癖：痞，即痞积。癖为古病名，首见于《诸病源候论·癖病诸候》。痞块生于两胁或两肋，时痛时止。多由饮食不节，寒痰凝聚，气血瘀阻所致。临床多见寒癖、饮癖、痰癖和悬癖。

［阐释］从上面来看，我国古代哺乳时间较长，断乳时间有两三岁的，有四五岁的。现在一般提倡母乳喂养八个月至一岁。因为伺候母乳的质量随之下降。逐渐断奶的同时要及时添加各种主辅食品，才能满足婴幼儿生长发育的需要。至于断奶方法是很多的，不必拘泥。

9［原文］小儿……韦忌生冷、油腻、甜物等。(《成方切用·卷十一》)

［阐释］本段引用宋代名医钱乙的话说小儿应忌甜物，这种认识是很可贵的。直到20世纪80年代，才研究出结果：过食甜的食物不但影响小儿的牙齿的发育，还影响食欲，甚至影响神经、体液代谢而有全身性不良影响。所以西方国家最近提出“戒糖”口号。

10［原文］流鼬放饭[①]，徒败脾而损胃。(《万氏密藏片玉心书·卷一》)

［注释］

①流歠（chuo 辍）放饭：指对饮食非常放纵，暴饮暴食，毫无节制。歠，大饮。

11［原文］小儿脾胃嫩弱，父母或以口物饲之，不能克化，必致成疾。小儿不宜食肉太早，伤及脾胃，免致虫积、疳积。（《针灸大成·卷十》）

［阐释］大人把食物嚼细再喂婴儿是不好的，第一无法锻炼婴幼儿的咀嚼功能；第二会感染细菌。早在明代就认为这样做“必致成疾”。关于添加肉食，并非要等到三岁以上才能吃，可根据情况灵活掌握。

12［原文］过食生冷中寒泻，肠鸣腹胀泄澄清，面白肢冷懒饮食，理中诃子散①堪行。（《医宗金鉴·卷五十二》）

［注释］

①理中诃子散：诃子、豆蔻、白术、人参、茯苓、木香、陈皮、炙甘草各五钱，姜汤调服。

［释义］小儿肠胃娇嫩，过吃生冷食物，容易腹胀肠鸣，泄泻清稀。久伤冷饮，则面色发白、四肢发凉、不思饮食。这是脾阳受伤，宜用温中健脾止泻的理中诃子散内服调理。

13［原文］小儿食滞任意餐，头温腹热便脓酸，嗳气恶食烦作渴，大安①承气②审宜先。（《医宗金鉴·卷五十五》）

［注释］

①大安：木香大安丸，木香、黄连、陈皮、土炒白术、麸炒枳实、山楂肉、炒神曲、炒麦芽各三钱，去心连翘、砂仁、炒莱菔各二钱。为细末，神曲糊为丸。每服一钱，陈仓米汤下。

②承气：小承气汤，大黄、麸炒枳实、姜炒厚朴，引用生

姜，水煎服。

14［原文］乳食过伤泻酸脓，噫臭腹热胀满疼，口渴恶食溺赤涩，保安[1]平胃[2]奏神功。（《医宗金鉴·卷五十二》）

［注释］

①保安：醋炒香附、缩砂仁各一两，炮白姜、醋炒青皮、陈皮、三棱、炙甘草各五钱。上为细末，面糊为丸。量儿大小与之，白汤化下。

②平胃散：炒苍术、陈皮、姜炒厚朴、炒麦芽、砂仁（研）、炙甘草。引用姜，水煎服。

15［原文］小儿养生食与乳，撙节[1]失宜积滞成，停乳伤食宜分析，因证调治保安宁。（《医宗金鉴·卷五十五》）

［注释］

①撙（zun 尊）节：从全部东西里节省下一部分。

［释义］乳和其他食品，是小儿赖以生长发育之物。胃主受纳，脾主运化。乳贵有时，食贵有节，这样才可免去积滞之患。如果乳食无度，则宿滞不消而成病。医护人员应当仔细区别是停乳还是伤食，再分别施治和施护，可保小儿身心健康。

三、冷热护理

本节内容与新生儿时期的调温法基本相同。其中特别强调："童子不衣裘帛……温暖之服，恐妨阴气。"但也有不同之处：随着逐渐长大，婴幼儿的活动范围也逐渐增大。在炎暑季节，除让其在凉处活动外，还可让他嬉戏清水。

古代医家总结出此时要"背暖肚暖足暖，要头凉心胸凉"等宝贵经验。

1［原文］凡儿不可令衣过厚，令儿伤皮肤，害血脉，发杂疮而黄。儿衣棉帛，特忌厚热，慎之慎之。（《被急千金药方·卷五·少小婴孺方上》）

［释义］婴幼儿的衣被不宜太厚、太温暖，那样会使皮肤的抗寒能力减弱，使血脉受热而生疮疡，热与湿相合则发黄。小儿衣被不宜过于厚热这一问题，特别要谨慎牢记！

2［原文］天和暖无风之时，令母将儿在日中嬉戏[①]，数[②]见风日。（《备急千金药方·卷五·少小婴孺方上》）

［注释］

①嬉戏：游戏，玩耍。

②数：频繁地、经常、多次地。

［释义］在天气晴朗、暖和无风（或微风）的时候，应带小儿到户外多晒太阳并同小儿游戏玩耍。

［阐释］远在唐代，即知道选好天气让小儿尽量多作户外活动，是难能可贵的。即可作日光浴，也可作空气浴。数见风日，能使气血健旺，肌肉坚固致密，增强皮肤的御外能力，还能增加维生素D转化，同时小儿在阳光下游戏活动，情绪良好，全身协调活动，对其健康成长非常有利。

3［原文］凡小儿偶发热者，率[①]由寒热不调，衣被单薄，柔软肌腠最易相感，感则热矣。余[②]之治此，不必用药。但于其熟睡之顷，夏以单被，冬以绵被蒙头松盖，勿壅其鼻，但以稍暖为度，使其鼻息出入皆此暖气。少顷，则微汗津津，务令上下稍透，则表里通达而热自退矣。若冬月衣被寒凉，汗不易出，则轻搂着身，赤体相贴，而上覆其面，则无有不汗出者……若寒邪甚者，两三微汗之，无有不愈。然此法惟行与寅卯[③]之际，则汗易出而效尤速。（《小儿药证直诀注·上·上卷》）

[注释]

①率：大概、大略。

②余：古代第一人称代词，我。

③寅卯：寅时为夜里三至五点，卯时为早晨五至七点。

[释义] 小儿偶尔发热的，大多数由于冷热失调，衣被过于单薄的原因。身体柔弱的，肌腠最易感寒，引起发热的症状。我治疗这种病不用药物，只等到婴幼儿熟睡的时候，夏天用单被子，冬天用绵被，松松地覆盖全身，仅留鼻孔在外，以稍暖为限度。一会儿全身上下，微汗出透，表里通达，发热症状自然消失了。如果是冬天，衣被寒冷，汗不容易出透，可以轻轻搂抱着赤体小儿，再覆盖衣被，有大人的体温和衣被保暖，则没有不出汗的……如果受寒较重，就发两三次微汗，没有不痊愈的。但必须注意，这种发汗方法只有在夜晚三点到早晨七点这段时间内，才容易出汗，而且治疗效果尤其迅速。

4 [原文] 童子不裘帛①，前哲②格言具在人耳，蔽下体之服帛，温软甚于布也。盖下体主阴，得寒凉则阴易长，得温暖则阴暗消。是以下体不与帛绢夹厚、温暖之服，恐妨阴气，实为确论。(《格致余论·慈幼论》)

[注释]

①裘帛：裘是皮衣。帛是丝织品。

②前哲：古代有道德智慧的人。

[释义] 婴幼儿的衣服不能用裘皮和丝织品。前哲的格言还在耳边回响。遮蔽下体的裤子不宜用丝织品和毛皮制品，因为丝织品比布温暖而柔和，而下半身主阴，得寒凉之气则阴精易于生长，得温暖之气则阴精反而被暗耗了，所以裤子不用丝毛制品，是恐怕妨碍阴气，这实在是正确无误的言论啊！

5 [原文] 婴儿暑中，常令在稍凉处，乳母勿禁新水，

即不宜多。(《证治准绳·五·卷一》)

厚衣过暖伤皮肤……宜足暖头凉；常以帛护囟门、风府；常以旧衣作衣，不可新。(《济众新编·卷七》)

要背暖肚暖足暖，要头凉心胸凉。(《婴童百问·卷一》)

重绵厚袄[1]，反助阳以耗阴。(《万氏秘传·玉心书卷一》)

[注释]

①袄：有衬里的上衣。

6 [原文] 父母曰：人生于温而死于寒，故父母惟恐其儿之寒。父母曰：人以食为天，饥则死，故父母惟恐其儿之饥。天下之儿得其全生者，此也；天下之儿或受其难者，亦此也。谚[1]有之曰：小儿有冻饿之患，有保暖之灾。(《温病条辨·卷六》)

[注释]

①谚：谚语，群众中流传的固定语句，用简单的话反映出深刻的道理。

四、浴儿法

本节内容与新生儿的洗浴基本相同。只是浴水的种类更加丰富，通过沐浴防治各种疾病。重复者不再选入。

1 [原文] 澡浴方

苦参、茯苓皮、苍术、桑白皮、白矾各半两、葱白少许。右药㕮细，每浴时取一两，沸水二升。浸药后通温，与儿浴之，避风于温处妙。(《颅囟经·下卷》)

引子方[1]，孩儿用药洗眼后，可更服之[2]。(《颅囟

经·下卷》)

[注释]

①引子方：知母、黄精、青葙子、地肤子、秦皮、车前子、山栀、独活各等分。上药以水五合，煎二合，去滓温服。忌食如常。

②可更服之：一部分药水用来洗眼，另一部分用来内服。并非药水先洗眼后内服。

2 [原文] 凡浴小儿汤，极须令冷热调和。冷热失所，令儿惊，亦致五脏疾。凡儿冬不可久浴，浴久则伤寒。凡儿夏不可久浴，浴久则伤热。凡儿又不可当数浴，背冷则令发痫。若不浴，又令儿毛落。(《千金翼方·卷十一》)

[释义] 凡是给婴儿洗澡，水温一定要冷热合适，如果过冷过热，会使小儿受到惊吓，甚至发展成为五脏的疾病。小儿冬天不宜过久地洗澡，洗浴过久则易受寒邪侵袭。夏天也不宜过久地洗澡，洗久了又会伤于热邪。婴幼儿还不能过于频繁的洗澡，如果背部受寒冷侵袭就容易发生癫痫。但如果一直不洗浴，又会引起小儿毛发脱落。

3 [原文] 凡寻常浴儿……汤熟添少许清浆水[①]，一捻盐，浴儿。浴讫以粉摩尔。既不畏风，又引散诸气。(《外台秘要·卷三十五》)

[注释]

①清浆水：浸米水，《千金方》、《千金翼方》作“酢浆”解。

[释义] 凡是平常给婴儿洗澡……在水里添一些清浆水，一小匙盐。洗完后用粉遍擦儿身。可以达到既不怕风吹，又引散多种邪气的目的。

4［**原文**］小儿……但当以除热汤[1]浴之，除热散粉之，除热赤膏摩之，又以脐中膏涂之。

今儿在凉处，勿禁水洗，常以新水洗，新生无疾。(《诸病源候论·卷四十五》)

［**注释**］

①除热汤：与后面除热散、除热赤膏、脐中膏，书中均未记载具体内容。

［**释义**］婴幼儿……应该用除热汤洗澡，洗后用除热散遍敷全身，用除热赤膏外敷小儿皮肤，再用脐中膏搽小儿脐部。

让小儿在阴凉的地方，不要禁止用水给他洗澡。常用于净水给小儿洗澡，可以使他不生疾病。

5［**原文**］小儿疮癣……浴方春用柳条、荆芥，夏用枣叶、槐枝，秋冬用苦参，频浴身安。(《婴童百问·卷十》)

五、生活起居调护法

严格的说，本章所有内容都可以归于此节，本节所述是除精神、饮食、冷热、浴儿之外的内容。

这节内容同新生儿时期同中有异，异中有同。请留意不同年龄的特点而采用不同的将护法，从而收到不同的效果。

古代医家还通过贫家和富家的浴儿对比，强调必须爱而不娇的道理。

1［**原文**］炙手[1]以摩尔百过，寒着更[2]热，热者更寒。小儿无病早起，常以膏摩囟上及手足心，甚避风寒。(《千金翼方·卷十一》)

［**注释**］

①炙手：即烤，先把手烤热。

②更：这里是改变，改换之意。

［释义］先把手烤热再给婴儿按摩数次，发冷的疾病可以治疗，发热的疾病也能治愈。小儿正常无病时，应早早起床，经常以膏药涂于囟门和手足心并按摩这些地方，有很好的抵御风寒侵袭之效。

［释义］小儿头面部、胸部和上肢肩部的肌肉丰满肥厚，而胳膊、腕部和小腿的肌肉细瘦，再见行走比一般小儿迟的，是因为小时候搂抱过多而受损所致。

［阐释］本节提示我们：小儿不宜搂抱过多，因为小儿的肌肉、筋骨长期得不到锻炼，甚至筋骨受损，对小儿成长发育不利。

2［原文］若小儿病，缓急①无药，不如不用庸医。但恐妻妾恠②其不医，宜汤浸蒸饼令软，丸作白丸。给其妻妾，以为真药，使儿服之以听天命，最为上药，除暴得大疾病，服药者当谨熟阴阳，无与重谋。若未病之前，从予奉养之法，亦恠不生病。纵幽微疾，虽不服药可也。（《儒门事亲·卷一》）

［注释］

①缓急；强调时间紧急。

②恠（guai 怪）：怪的异体字。责备。

第四章　温病调护

温病是感受四时不同温热病邪所引起的多种急性热病的总称。它们的共同特点是发病急速，初起即见热象偏盛，而且容易化燥伤阴。由于四时气候变化有异，所产生的病邪有较大差异，故发生的病证各具特点，因此古人把温病分为风温、春温、暑温、湿温、伏暑、秋燥、冬温、温疫、温毒等类型。多数病证还具有传染性、流行性、季节性、地区性等特点。

温病的辨证，是以温热病邪侵入人体的卫、气、营、血的由浅入深不同层次为辨证纲要。因此，护理中要根据上述特点，做到关心患者的生活起居；细致观察病情变化；及时补充水液；采用一些简便而有效的治疗措施，救治病人，促进病人尽快康复；当温病初愈时，要切实注意病后调护。当然“未病先防，即病防变”，在温病护理中更具有重要的意义，因此，应密切注意控制温病的发生、传播，从而保障人民的身体健康。

第一节　生活起居调护

病人的生活起居，饮食宜忌及思想情绪的好坏，直接影响着治疗护理效果。温病的病因，是外感温热病邪，其性质属热，大多具有程度不等的传染性。因此，温病患者居处宜通风、凉爽、安静、整洁；饮食总以清淡易于消化之品为宜；情志应保持愉快，乐观向上，以免郁结助热。

一、居处宜凉

1［**原文**］诸治热病，以饮之寒水，乃刺之；必寒衣

之，居止寒处，身寒而止也。(《素问·刺热篇》)

［释义］凡治热性病，先让病人喝些清凉饮料，以解内热，然后再用刺法；并且使病人衣服单薄些，居处宜凉爽通风，以解除表热，这样使其表里热退而身凉，病就容易痊愈了。

2［原文］暑盛之时，病人或居楼上，或卧近灶之所，必致时时出汗。虽无可迁移之处，亦必择一席稍凉之地以处之，否则神丹不救也……。人之患病于客馆道途得者，往往难治，非所得之病独重也，乃即病之后，不能如在家之安适也。(《医学源流论》)

［释义］炎热之夏季，温病患者若住楼上或炉火附近，则导致频频出汗，从而更伤阴液（温热之邪本来就会伤阴），加重病情。因此，必须尽可能选择一通风凉爽之处静养之。旅途中患温病者，常常较难治愈，这不是因为所感的病邪更重，而是患病后没有如家中一样熟悉而安适的环境静养所致。

3［原文］经云："毋伐天和"①，暑症本自汗，盛夏岂宜帷幕②遮蔽……乃令揭开窗幔③。(《顾松园医镜·下卷》)

［注释］

①毋伐天和：不违背自然界四时气候变化规律，是"天人合一"思想的具体应用之一。

②帷幕：帐子。

③窗幔：窗帘。

4［原文］霍乱①痧胀②，流行成疫，皆热气病气酝酿使然，故房中人勿太多，门窗勿闭，使气有所泄也。盖覆勿厚，总以病人不觉冷为度。昧者不知，强加衣被而致烦躁昏瞀③者甚多也，如楼居者必移清凉之所，热剧者宜铺席于阴凉干燥泥地上卧之，热气得土而自消也。凡是路途卒倒之人，纵无药赠，但能移于阴处，即一服清凉散也。(《霍乱论·治法篇》)

[注释]

①霍乱：夏秋炎暑季节，感受时行疫疠，疫毒随饮食而入，损伤脾胃，升降失司，清浊相干，临床出现以剧烈而频繁的上吐下泻，挥霍潦乱，可伴腹痛为特征的一类急性消化道疾病。因其发病急骤，病变起于顷刻之间，故名之。

②痧胀：干霍乱，霍乱中的一种类型。表现为卒然腹中绞痛，欲吐而不得吐，欲泻而不得泻，烦躁闷乱，甚则面色青惨，四肢厥冷，头汗出，脉象沉伏，干霍乱较其它一般霍乱更为严重。《霍乱燃犀说》云："干霍乱，因毒邪入于营分，周身隧络为之壅塞，故又谓之痧胀。"

③昏瞀：昏眩，神志不清。

5 **[原文]** 若道途卒倒，汤药不便，恐气脱难治，急扶荫凉处，不可卧湿冷地。(《医学入门·卷四·暑》)

[释义] 若烈日下长途行走，暑热伤人，致突然倒地，不省人事。此时求医煎药比较困难，但又恐不予及时治疗会病情加重，使元气虚脱，此时最稳妥的办法是立即把病人转移到荫凉干燥之地静卧，以待元气逐渐恢复，切不可让病人卧于阴冷潮湿之处。

[阐释] 夏季头顶烈日长途行走，中暑而卒然昏倒，此名暑厥。此由暑热蒸迫于里，热郁气机，外见厥冷，若再将病人置于湿冷处，则阴寒郁遏于表以致暑热不能外透，病情将更趋加重。

6 **[原文]** 冬夏衣被过暖，皆能致病，而夏月为尤甚，即因暖而致病矣。或又因病而反畏寒，以热郁于内而气不宣达也，再加覆盖，则轻者重而重者即死矣……亦勿

过于贪凉，迎风沐浴，夜深露坐，再至开窗，皆自弃其险而招霍乱之来也，不可不戒。(《霍乱论·治法篇》)

[释义] 冬夏如衣被过厚，皆能致病，尤以夏季为最厉害。如温热病，热邪内郁，阳气不能外达而反恶寒，若因恶寒而加厚衣被，则可使轻病转重，重病致死……人们在起居方面还当注意，不可过于贪凉、迎风沐浴、夜深露天而坐，下雨转凉宜暂时关窗。若对上述生活起居不注意调摄，则有引起霍乱的可能，不可不慎重。

二、调情志

1 [原文] 凡患急症，病人无不自危，旁人稍露张皇，病者遂谓必死，以致轻者重，而重者遂吓杀矣。盖人虽寿至百岁，未有不贪生畏死者，此人之情也，故近情之医，虽临危症，非病人耳聋者，必不当面言凶也，亲友切勿交头接耳，以增病人之惧，如女更勿颦眉[①]掩泪，以致弄假成真。(《霍乱论·治法篇》)

[注释]

①颦（pin 频）眉：皱眉。

[释义] 凡患急重病者，大多心中早已有惧怕感，探视者如表情露出紧张不安的神色，常常使病人精神负担加重，从而使病情向不利方向发展。因为贪生畏死是人之常情，因此，熟谙人情的医生，即使遇到重危病人，只要病人听力正常，则一定不会当其面讨论病情如何凶险，病人亲友也不可愁容满面，痛哭流涕，交头接耳，妄加议论病情。以免引起病人恐慌，加重思想负担，加速病情恶化。

三、饮食宜忌

1 [原文] 凡痢病通忌冷酢[①]滑，猪鸡鱼油，乳酪[②]、酥[3]、干脯[4]，酱粉咸，所食诸食，皆须大熟烂为佳。亦不得伤饱，此将息之大经也。若将息失所，圣人不救也。(《千金要方·卷十五下·热痢第七》)

［注释］

①酢（cu 醋）：醋。

②乳酪：各种乳汁表面的精华做成的半凝固食品。

③酥：油炸食物。

④干脯：肉干、蜜饯果干。

2［原文］又凡得时气病，五六日而渴欲饮水，饮不能多，不当与也。所以尔者，腹中热尚少，不能消之，便更与人作病矣。若至七八日大渴欲饮水者，犹当依证而与之，勿令极意[1]也。能饮一斗者与五升，若饮而腹满，小便涩，若喘若哕[2]者，不可与之。饮而忽然汗出者已愈也。人得病能饮水者欲愈也。(《外台秘要·卷一·诸论伤寒八家合十六首》)

［注释］

①极意：过度。

②哕：呃逆。

［释义］患时气病后五、六天，病人感觉口渴想喝水，而又不能多喝，此种病人不宜给予饮水；之所以如此，是因为病人肠胃虚寒，运化无权。此时如果给病人饮水，反致水液不消，另生他病。若患者感觉口渴难忍，极欲饮水，则宜据证情给水，只是不能过度喝水。此时应注意，患者因阳气初复，能饮一斗水的，只能给五升，以免再伤阳气。如果饮水后腹部胀满，小便不利，并有气喘、呕吐、呃逆者，为运化不及的停水之证，不能再给水喝。如饮水后突然出大汗者，为邪随汗解之佳兆。总之，温病患者如能饮水，饮水后无不适感觉，则为病将愈之象。

［阐释］原文所言“五六日而渴欲饮水”，“若至七八日大渴欲饮水者”，在时间上不必拘泥。只须辨证饮水及饮后反应即可。

3［原文］春之温病，夏之热病，病者喜食凉则从其凉，喜食温则从其温，欲水之人慎勿禁水，但饮之后，频与按摩其腹，则心下自动，若按摩其中脘，久则必痛，病人护腹，若有水结，则不敢按矣。此当禁而不禁者，轻则危，重则死，不当禁而禁者亦然。（《儒门事亲·立诸时气解利禁忌式三·一卷》）

瓜果冰凉等物，虽能涤热，过食骤食，即恐遏伏热邪不能泄越，又虑过度而反有所伤，并以撙节为妙。若口不渴，汗不出，溺不赤者，诸冷食皆在所忌也。（《霍乱论·治法篇》）

［阐释］患温热病，热势很盛时，若骤进凉物，则内热突然间被冷物所伏，里热反而更盛。冷物虽可涤热，而当禁当用唯在辨渴与不渴、有汗无汗、尿赤不赤。说明辨证施饮在温热病护理中的重要性。

4［原文］凡霍乱不可以遽与米粥饭等食，以助邪气，必所伤物尽，然后淡食，少少养之。（《医学入门·霍乱》）

［释义］霍乱患者，一般强调邪气未清时不能进食，以防再损脾胃之气，必待邪气消尽之后，才可以少量给予清淡易消化之物，以补养脾胃之气。

［阐释］霍乱病本为肠胃损伤，固然不可骤然进食。但当食或不当食，多食或少食，肥甘厚味滋养或清淡饮食，也应根据病程病势进行辨证施食。霍乱病的调护，亦可作为其他多种肠胃病调护的参考。

5［**原文**］伤寒时疫①身凉脉缓，宜进青菜汤，疏通余邪。如觉腹中宽爽，再进陈仓米②清汤，以开胃中谷气；一二日后，可进糜粥盏③许，日三四次，或四、五、六次，慎勿太过；或用陈豆豉、或清爽之物过口，或清水煮白鲞④，醋点极妙；再渐进活鲫鱼汤调理百日，方无食复劳复等症。（《珍本医书集成·十四册·寿世青编·下卷》）

［**注释**］

①伤寒时疫：是外感发热病及季节性传染病的总称。狭义的伤寒时疫，是指感寒而致的温病。

②陈仓米：即存放时间较久之米。但现在认为以新米效果更好。

③盏：浅而小的杯子或碟子。

④鲞（xiang 响）：剖开晾干的鱼。

［**释义**］伤寒热病或时行温热病，经治疗护理后热退身凉，脉缓者，最当注意饮食调理，具体方法是：初退热时宜吃新鲜绿叶蔬菜汤，以疏通余邪；如觉腹中宽舒无胀满感觉，再吃陈仓米熬的清汤，以进一步打开胃中水谷之气；吃米汤一二日后，再喝稀粥或肉汤；一天吃三、四次，每次进食量不宜太多；或用陈豆豉，或用其它清爽的食物，或用清水煮淡干鱼，少加点米醋最好；再逐渐进食些活鲫鱼汤，如此调理一百天，即可避免劳复、食复等恼人的后患。

第二节　饮水护理

温热之邪最易伤阴耗液，疾病后期尤为突出。而阴液的存亡又与温病的预后有密切联系，即谓“存得一分津液，便有一分生机。”故补液救阴的护理尤为重要。古人常以藕汁、梨汁、蔗浆、西瓜汁作为救阴补液之品。在给饮时，其清、稠、多、少，仍须辨证给予。

1［**原文**］戴人[①]常谓人曰：伤寒[②]勿忘用药，惟欲饮水最为妙药，但不可使之伤，常令揉散，乃大佳耳……奈何医者禁人饮水，至有渴死者。病人若不渴，强与水饮，亦不肯饮耳。(《儒门事亲·七卷》)

［**注释**］

①戴人：《儒门事亲》著者金元四大家之一的张子和。

②伤寒：这里是一切外感热病的总称。

2［**原文**］烦渴思饮，酌量与之……如大渴思冰水及冷饮，无论四时皆可量与。盖内热之极，得冷饮相救甚宜，能饮一升，止与半升，宁使少顷再饮。至于梨汁、藕汁、蔗浆、西瓜皆可备不时[①]之需。如不欲饮冷，当易百滚汤[②]与之，乃至不思饮，则知胃和矣。(《温疫论·论饮》)

［**注释**］

①不时：随时。

②百滚汤：煮沸时间较长的开水。

［**阐释**］饮虽作为护治温病的妙药，内热极盛，得冷饮最宜，然而特别要注意不可骤饮、多饮。梨汁、藕汁、甘蔗汁、西瓜汁既可生津止渴，又能滋养胃阴助胃气，温病用之甚宜。古人筛选出的这些汁饮，至今良效有益。

3［**原文**］杂证有精液枯涸，水不上升，咽下思饮，不及半杯。而此则思冰[①]，饮水百杯不足。缘毒火熬煎于内，非冰水不足以救其燥……庸工犹戒生冷，病家奉为至言，即温水亦不敢与。以致唇焦舌黑。(《温热经

纬·余师愚疫病篇·疫证条辨》)

[**注释**]

①此则思冰：这里的"此"是指瘟疫病而言。瘟疫之口渴为火毒内炽，故特别想吃冰冷的东西，杂证之口渴为体内津液枯涸，仅思水而不思冰。

[**阐释**] 热毒内炽，病人特别想喝冰凉的液汁，因凉能清热，故冰水也为妙药。不辨证而一味强调忌食生冷者，在此情况下反而误事。清代温病学家教人辨证饮水施护，值得深思与借鉴。

4 [**原文**] 胃液干燥，外感已净者，牛乳饮[①]主之。此以津血填津血法也。(《温病条辨·中焦篇·秋燥》)

[**注释**]

①牛乳饮：牛奶一杯，烧开后一次服完，燥渴严重者一日可服两次牛奶。

[**释义**] 胃中津液被燥气劫烁，外感症状已消失，这时可用牛乳饮，以牛的津血养病人的津血。

5 [**原文**] 瓜汤治霍乱大渴。冬瓜去瓢，水煮清汤，候凉任意饮之……无论病前病后，用以代饮，妙不可言，即温热病用之亦良。(《霍乱论·下卷》)

[**阐释**] 冬瓜祛湿泻热，止烦渴，以此熬汤代茶饮，对于霍乱及一切温病可起到护阴生津、清热除烦的作用。

6 [**原文**] 湿热症，十余日，大势已退。惟口渴汗出骨节痛……，宜元米[①]汤泡于术，隔一宿，去术煎饮。(《温热经纬·薛生白湿热病·卷四》)

[**注释**]

①元米：糯米。

[**阐释**] 糯米汤泡于术，有生津养胃，助脾胃运化功能恢复

的作用。

7［**原文**］若斑出热不解者，胃津亡也，主以甘寒……轻则如梨皮蔗浆之类。(《温热经纬·叶香岩外感温热篇》)

［**释义**］温病热入血分出现斑疹隐隐，斑出则邪已透发，理当退热，其热仍不解，故知其胃津亡，肾水不济火，当以甘寒生津之芦根汁、梨汁、蔗浆之类饮品内服，其味甘凉而性濡润，能养胃生津、除热、去烦。

8［**原文**］绿豆粥，解暑渴。用绿豆淘净，下汤煮熟，入米同煮食之。

桂浆解暑渴，去热生凉，益气消痰。官桂末一两，白蜜二两，先以水二斗①煎至一斗，候冷入瓷坛中，入桂、蜜二味，搅二百余遍，先用油纸一层，外加绵纸数层，以绳封之，每日去纸一重，七日开之，气香味美。或以密封，置井中一日，冰冷可口，每服一二杯，百病不作。(《珍本医书集成·十四册·寿世青编》)

［**注释**］

①二斗：约合800毫升。

第三节　简易疗法

温病一般来势急骤，发展迅速，易变生它病。因此，调护人员应能因地制宜地采用一些简便而有效的治疗措施（如针灸、刮痧等）抢救病人，赢得时间，早日促进康复。

一、针灸

1［**原文**］热病七日、八日，脉口动，喘而短（一本

作弦）者，急刺之，汗且自出，浅刺手大指间。（《灵枢·热病》）

［**释义**］热病已经七、八天，寸口脉躁动，并有喘息气短症状的，这是病在手太阴肺经，应立刻浅刺手拇指甲桡侧的少商穴泻热，则患者很快会汗出热退。

2［**原文**］治霍乱神秘起死灸法。

以物横度病人人中，屈之从心鸠尾飞度以下灸。先灸中央毕，更横灸左右也。又灸脊上以物围，令正当心厌。又夹脊左右一寸，各七壮。是腹背各灸三处也。（《肘后备急方·治卒霍乱诸急方第十二·二卷》）

［**释义**］治疗霍乱重症，有神秘的起死回生作用的灸法是：

灸腹背各三处，每处灸七壮。取穴法：先用绳（或线）横量病人人中，将量得的尺寸折叠，再用此尺度从病人鸠尾穴正下量，绳之末端即是该穴。先灸此穴，再横量该穴左右，灸之。背部取穴法是将此绳从鸠尾穴处向背部围一周，正对鸠尾的背脊处即是该穴，灸之。此穴左右旁开各一寸，灸之。这就是腹背各三处穴的取穴法。

3［**原文**］霍乱吐泻该死，药不可下者，用食盐填满肚脐，于盐上置艾丸灸七壮，即愈。（《寿世汇编·时症各方卷·霍乱》）

［**释义**］肚脐是任脉神阙穴所在之处，用食盐填敷于脐部，上置艾柱施灸，这种隔盐灸法一直灸到七壮，则可回阳、救逆、固脱，以治疗霍乱吐泻所致的虚脱证。

［**阐释**］上法即为隔盐灸，在具体施灸时，不必拘泥壮数，而以病人脉起、肢温、症候改善为度。

4［**原文**］京城大疫，猝然而死……看膝弯后有筋肿起，紫色无救，红色速刺出血可无患。以此救治多人，

病亦渐息。是亦医者所当知也，盖血出则疫毒外泄，故得生也。(《温热经纬·薛生白湿热病篇·四卷》)

[**释义**] 京城地方疫病流行，很多人染病后突然死亡……观察那些死者，发现患者腘窝处有筋脉肿大，若色紫则多半无救，其色红者可迅速针刺放血，出血后病可痊愈。在京城用此法救活很多人。作为医护人员应当知道放血治疗温热病的原理是使疫毒外泄，毒去而正气恢复，故可得生。

5 [**原文**] 凡霍乱痧胀，邪已入营，必有青筋，或紫筋，或现于数处，须用银针刺之，去其毒血，然后据证用药。(《霍乱论·下卷》)

[**释义**] 霍乱患者，若秽浊邪毒入于营分，阻滞经脉则可见身体某处或某几处有青筋或紫筋，此时可用针刺青筋或紫筋处放血，然后再根据病情配合药物治疗。

6 [**原文**] 腹中绞痛，无论干湿霍乱，若无医药处，则有一极效妙法，用锋利碎瓷片刺破少商穴、委中穴二处，使出紫血，即时痊愈。(《寿世汇编·时症各方卷·霍乱》)

[**阐释**] 文中用锋利碎瓷片，现可用消毒三棱针放出污血以急救处理，此法在缺医少药又患急性热病时不失为一种很好的选择。

7 [**原文**] 急痧①将死：将口撑开，看其舌处②，有黑筋三股，男左女右，刺出紫血一点，即愈。(《串雅外·卷一·起死门》)

[**注释**]

①急痧：系痧症中发作较急的一种。表现为突然昏倒、面色苍白、手足厥冷、或腹痛欲吐。多因烈日之下，长时间行走、劳动发生，与中暑密切相关。

②舌处：舌体下面。

［阐释］上法即舌底青筋放血疗痧法，又名金津玉液放痧法，适用于干呕不止或神昏不醒的痧症，或痧症刮痧后症不减，邪入心包等重症。至于原文中“看其舌有黑筋三股”放血时“男左女右”则不必拘泥。

8［原文］若头顶心一针，惟取挑破，略见微血，以泄痧毒之气而已，不可直刺。（《霍乱论·下卷》）

［释义］头顶心乃督脉百会穴所在之处，故此法为百会挑刺法。挑刺时只宜把头皮挑破一点，略见微血，便可泄毒气。注意在挑刺时，不可在此穴处直刺下针。

［阐释］百会挑刺法，用于痧症头晕头痛等证，方法简便易行。

9［原文］大头病①，肿势甚者，以砭针刺之（《医学正传·卷二·瘟疫》）

［注释］

①大头病：大头瘟，系外感温热湿毒邪所致的头面红肿的疾患，类似颜面丹毒等病症。

［释义］大头瘟，头面焮肿，甚则糜烂，可用针挑刺放血，从而解毒泻热消肿。

［阐释］中医认为：脓成才可决以刀针，因此，当大头瘟头面红肿糜烂时，才可以针刺之，并且针刺时应注意严格消毒。

10［原文］营卫之气为邪气所阻而不流通，则手足厥冷而腹痛，身有红点而隐约，此名斑痧，亦曰番痧①……宜以灯心微蘸油，点火焠②之，以灯火近肉即提起，熇爆③有声，病即松。（《霍乱论·治法篇》）

［注释］

①番痧：干霍乱。

②焠（cui 翠）：加热的一种方法。

③熇爀（he bo 赫爀）：形容火势炽盛。

［阐释］此方即民间常用的爆灯火法。有宣通营卫，以火攻毒的功效。实为类似于灸的一种温热性刺激。

11［原文］转筋起于足腓，但以好烧酒摩擦其硬处，软散即愈……一法作极咸盐汤于槽中暖渍之；一法以绵絮浸酒中煎滚取出乘热裹之……一法令病人偃卧[①]，将膝腕[②]内，以手蘸温水轻轻总拍，直待紫红筋现起，用瓷锋刺出血，立愈，此名委中[③]穴，在膝后对面。（《霍乱论·下卷》）

［注释］

①偃（yan 堰）卧：平躺着仰卧。

②膝腕：应为膝弯，即委中穴附近。

③委中：膀胱经一穴名，位于腘横纹中央。

［阐释］上述各法，不仅可治霍乱转筋，并可推而广之。凡寒湿或湿热之邪阻塞经络，皆可用上述各法以疏通经络，祛散外邪。

二、刮痧法

1［原文］刮痧法：有人因暴雨后，中阴寒痧毒之气，上为呕恶，下为胸腹绞痛，以盐汤探吐，其气愈升，其痛愈剧，因而上塞喉嗌不能出声，水药毫不可入，乃用刮痧法。择一光滑细口磁碗，另用热汤一盅，入香油一二匙，将碗口蘸油汤令其暖而且滑，两手复执其碗，其病人背心上轻轻向下刮之，以渐加重，碗干而涩则再蘸再刮。良久觉胸中胀滞下行，始能出声，顷之，腹中大响，大泻如注，其痛逐减。睡后通身瘙痒，发出疙瘩风饼遍身而愈。今有于颈臂刮痧者，亦能治病。然五脏之系咸附于背，向下刮之邪气随降，故毒深病重者，非治背不可也。(《寿世汇编·痧症》)

[阐释] 刮痧法是流行于我国民间的一种简易而有效的外治法，有宣通营卫，祛邪外出之功。不单用于痧毒，还广泛用于感冒、胃痛、宿食、腹痛、痹症等。护理人员掌握此法，能及时救治不少病患。

三、探吐法

1 **[原文]** 干霍乱：用新吸凉水二、三大碗，入炒盐两许，恣饮，以鹅翎探喉令吐，不吐再服，如吐未尽，再吐三吐乃止……此急救之良方，有起死回生之功效。(《顾松园医镜·下卷》)

[阐释] 上述干霍乱为邪在胃肠，让病人大量饮入淡盐汤，可稀释邪毒，又可补液。探吐法可排出邪毒，是一种有效的应急措施。

2 **[原文]** 盐姜汤：治伤暑霍乱，上不得吐，下不得泻，身出冷汗，危在顷刻者。

食盐一两，生姜五两切片，同炒变色，以水一大碗煎服，吐出自愈，不可热服。(《医学从众录·伤暑》)

四、简易方药

1 **[原文]** 四时瘟疫皆法：黄沙糖二杯，生姜自然汁一杯，用白滚汤一大杯调匀，乘热急服，被遮发汗即愈。(《寿世汇编·瘟疫·卷一》)

[阐释] 此法用于四时瘟疫属胃虚表寒证者更为恰当。

2 **[原文]** 风温证，热渴烦闷，昏愦不知人，不语如

尸厥，脉数者，此热邪内蕴，走窜心包络，当用……牛黄、至宝[1]之属，泄热通络。(《温热经纬·陈平伯外感温病篇》)

[**注释**]

①牛黄、至宝：牛黄即指安宫牛黄丸，系成药，由牛黄、郁金、犀角、朱砂、麝香等十一味药组成，有清热解毒、豁痰开窍的功效。至宝即至宝丹，方出于和剂局方，有犀角、琥珀、朱砂、雄黄、麝香等十一味药组成。有化浊开窍、清心解毒的功效。均为中医“凉开三宝”之一。

[**释义**] 风温之证，热邪极盛，与三焦相火相搧，内窜心包，逼乱神明，闭塞脉络，以致昏迷不语，其状如尸，应当急用牛黄丸、至宝丹内服，清心开窍，泄热通络以急救。

3 [**原文**] 湿热证，壮热口渴，舌黄或焦红，发痉，神昏谵语或笑，邪灼心包，营血已耗，宜至宝丹等味。(《温热经纬·薛生白湿热篇·四卷》)

[**释义**] 湿热病证，患者高热口渴，热灼阴液则动风抽搐，热入心包则神识昏乱，可用至宝丹等凉开三宝之类熄风止痉、开窍醒神。

[**阐释**] 安宫牛黄丸、至宝丹、紫雪丹，称为急救三宝，系中成药。护理人员必须掌握其应用，以应急需之用。

4 [**原文**] 凡觉中暑，即嚼生姜一大块，冷水送下。如已迷乱闷倒，嚼大蒜一大瓣，冷水送下。如不能嚼，即用水研灌之，立醒。路中仓卒无水渴甚，急嚼生葱二寸许，同津咽，可抵饮水二升。(《陈无择三因方》)

[**阐释**] 生姜、大蒜治疗中暑闷乱，芳香醒脾也醒脑。生葱解渴实为陈氏宝贵的临床经验，可于临床试用。

5 [**原文**] 华佗危病方治霍乱神效：白矾一钱为末，

百滚汤调服(《寿世汇编·霍乱·一卷》)

[**阐释**] 白矾性味酸咸，有收湿敛泻、清热解毒、祛痰开闭的作用，多外用，内服量宜小，一般1~3克，用于止泻开窍确有很好的疗效。

五、其他外治法

1 [**原文**] 治热暍[①]方

仰卧暍人，以热土壅脐上……脐中温即愈。

又方：张死人[②]口令通，以暖汤徐徐灌口中，小举死人头，令汤入腹中，须臾[③]即苏。(《备急千金要方·卷二十五·卒死第一》)

[**注释**]

①暍（ye 噎）：伤暑、中暑。

②死人：此指因中暑而昏迷不醒的病人。

③须臾：一会儿，形容时间很短暂。

[**释义**] 治疗中暑的办法：使病人仰卧，用热土壅填脐上以温命门，脐部得温则愈。

又法：将中暑昏厥病人的口张开，以温热开水慢慢喂入口中，再将病人头稍微抬高，令汤下腹，很快病人就会苏醒。

[**阐释**] 用热土填脐以温命门，不如直接温十四椎下陷中的命门穴。命门为元气之根本，有纳气的作用，为生命之门，故温命门有回阳救脱的作用。只是仰卧更便于观察患者的动向，但热土垫于腰部温命门未尝不可。

2 [**原文**] 再妇人病温与男子同……如热极用井底泥，蓝布浸冷，覆盖腹上等，皆是保护之意。(《温热经纬·叶香岩外感温热篇·卷三》)

[**阐释**] 此即用冷物的物理降温法。妇人胎热上犯者宜盖腹

上，无胎及男人高热宜覆盖心窝或额上。在没有冰箱等现代设备的古代，人们巧妙地利用自然界所能获得的寒冷之物给高热病人降温，这里展示了一个原汁原味的案例。

3［**原文**］以食盐一握，揉擦两手腕，两胁，两足心并心窝、背心八处，擦出许多紫血点，渐觉松快而愈。一切痧胀[①]及中暑、霍乱等症，虽垂死亦治。此第一简便良方也。（《寿世汇编·卷一·霍乱》）

［**注释**］

①痧胀：发痧、痧气，这里泛指一些夏秋季发热出疹性疾病。

［**阐释**］此法有宣通经络、清泄郁热、祛邪外出的作用。为简、便、廉、效的外治法。

第四节　病后调护

温病痊愈之后，邪热虽已解除，但机体并未完全恢复正常状态，此时及时采取一些有效而适当的调护措施，对于促使机体及早恢复健康，防止病情反复迁延都具有极重要的意义。

一、调饮食

1［**原文**］病热少愈，食肉则复，多食则遗，此其禁也。（《素问·热论》）

［**释义**］热病稍稍减轻，消化机能尚未恢复正常，这时如给以肉类难消化的食物，可促使病情再度复发；如果过量的给以其它饮食，可使余热遗留不清；所以食肉和饮食过多都是热病所当禁忌的。

2［**原文**］凡诸蒸患，多因热病患愈后，食牛羊肉及

肥腻，或酒或房，触犯而成此疾。(《诸病源候论·卷四·虚劳骨蒸候》)

［释义］凡患骨蒸劳热之病，大都由于热病初愈之后，贪吃牛羊肉及油腻之物，或因饮酒，或因房事，触犯禁忌而成。

［阐释］羊牛肉、肥腻、酒均为较难消化吸收而且生热助湿之物，热病初愈，余热未净，阴津已被耗损，导致阴虚发热，加之房劳伤肾，两热相合，损伤肾阴以致虚劳骨蒸。故热病应忌牛羊肉及肥腻、酒类的食物以及房劳。

3［原文］疫邪已退，脉证俱平……若因饮食所伤者，或吞酸作嗳，或心腹满闷而加热，此名食复，轻则损谷自愈，重则消导方愈。(《温疫论评注·下卷》)

［阐释］调护者须掌握疫证初愈食复的症状表现和调理措施。消化道症状轻的减少饮食量即可，重者必须辅以消食导滞的方法。

4［原文］时疫[①]……有愈后数日微热不思食者，此微邪在胃，正气衰弱，强与之，即为食复，有愈后十数日，脉静身凉，表里俱和[②]但不思饮食者，此中气不苏，当以粥饮迎之，得谷后即思食觉饥。久而不思食者，一法以人参一钱，煎汤与之，少引胃气，忽觉思食，便可匀服。(《温疫论评注·下卷》)

［注释］

①时疫：病名，即季节性流行病。

②表里俱和：表里脉象症候均已平和，此指邪气已净。

［释义］温疫病人初愈后，若尚有低热，不想进食，这表示还有轻微的邪气在胃，全身抵抗力也差。此时若强迫进食，可因饮食不当而使原病复发，这就叫食复……若病愈后十多天，脉象，体温等症候均已正常，机体正气逐渐恢复，但仍不思饮食，

这是胃气尚未复苏的象征，此时应当给予粥饮来引导其胃气恢复，进粥后即能知饥思食了。如长时间都不想进食的人，用人参一钱煎汤服之，以苏醒、恢复其胃气，胃气一开，就可以逐渐过渡到正常饮食了。

［**阐释**］对于了解热病愈后胃气存亡及其饮食调理方法，本条论述详尽而合理，很有临床意义。

5［**原文**］温病愈后，或一月至一年，面微赤，脉数，暮热，常思饮，不欲食者，五汁饮①主之，牛乳饮亦主之。病后肌肤枯燥，小便溺管痛，或微燥咳，或不思食，皆胃阴虚也，与益胃②、五汁辈。(《温病条辨·下焦篇》)

［**注释**］

①五汁饮：梨汁、荸荠汁、鲜苇根汁、麦冬汁、藕汁（或用蔗浆）组成，本方有滋养肺胃养阴、清热生津的作用。

②益胃：益胃汤，由沙参、麦冬、细生地、玉竹、冰糖组成。本方甘寒生津，对热病伤胃阴者饮之最宜。

［**释义**］温病治愈以后，或在一月，甚至一年的这段时间中，患者面色微微发红，脉数，傍晚微热，时常想喝水，而不想进食，这是在患病过程中热邪耗伤阴液过多，胃阴没有恢复，胃热偏盛的缘故，用五汁饮调治，或牛乳饮亦可用。患者如果皮肤干燥，或小便时尿道疼痛，或微微干咳，或不想进食，这些都是胃阴亏虚，以致津液不能外荣肌肤，下泽尿道，上润肺金的缘故。用益胃汤、五汁饮一类益胃润肺、养阴生津的方剂来调理治疗。胃阴恢复，自然能食。

［**阐释**］瘥后伤阴，宜用养阴清热、润燥生津类的饮料调理。

二、宜静养

1［**原文**］时疫愈后数日，先自足浮肿，小便如常，

虽通身浮肿而不喘，别无所苦，此气复也……但静养，节饮食，不药自愈。(《温疫论·下卷》)

[**释义**] 若温疫病愈后数天，先从足浮肿，渐致周身浮肿，小便正常又不兼见喘证，余无它证，这种浮肿是因为七情不节，气机郁滞而引起的气肿。此种浮肿只是暂时现象，不须服药，只要静心调养，身心放松，不久后必能自愈。

2 [**原文**] 时疫下后，气血俱虚，神思不清，唯向里床睡，似寐非寐①，似寤非寤②，呼之不应，此正气夺，与其服药不当，莫如静守虚回，而神思自清，语言渐朗。(《温疫论·上卷》)

[**注释**]

①寐：睡着。

②寤（wù 误）：睡醒。

[**阐释**] 凡温疫病人的病室宜安静，少人探视，减少思虑，断绝妄想。正虚气夺的病人，有时静养比什么药物都有效。

3 [**原文**] 盖战汗而解，邪退正虚，阳从汗泄，故渐肤冷，未必成脱证，此时宜令病者安舒静卧，以养阳气来复。旁人切勿惊惶，频频呼唤，扰其元神，使其烦躁。(《温热经纬·叶香岩外感温热篇》)

[**释义**] 战汗是邪正剧烈交争的表现，战而汗出则热退，标志着正胜邪却，病邪已解。战汗后阳气一时不足，不能敷布于体表肌肤，故往往在战汗后一昼夜的时间内，肌肤较凉，这是战汗后的一种暂时现象，不足为奇，更不能据此而认为是脱证。此时应嘱咐病人卧床静养，以促使阳气自渐来复，旁人切勿因此种类似虚脱的症状而惊慌失措，频频呼唤，这样做反而会扰动元气，使病人烦躁不安而加重病情。

4 [**原文**] 疫邪已退，脉证俱平，但元气未复，或因梳洗沐浴，或因多言妄动，遂致发热，前证复起，唯脉不沉为辨，此谓劳复……治法：轻则静养可复，重则大补气血。候真气一回，血脉融和，表里通畅，所陷之火，随气输泄，自然热退，而前证自除矣。(《温疫论·下卷》)

[释义] 疫邪已退，症状与脉象都已正常，但患者的元气尚未恢复。此时如因梳头沐浴或讲话过多，活动频繁而导致发热，从前的症状又再出现，只是脉象不沉实可资辨别，这种情况称劳复……护理治疗的方法，轻者静养则可恢复，重者须大补气血。等待正气恢复，经脉中气血运行正常，表里通畅，所陷入的火邪也随着正气的旺盛而向外输泄，热邪自然消退，而前证自行消除矣。

5 [原文] 瘥后多言，余热未净，譬如灭火，其火已息，犹存余焰也。(《温热经纬·余师愚疫病篇·卷四》)

[阐释] 温热病人愈后，若言语过多，不可指责病者，应当体谅他们，因为这是由于余热扰心而致。更要好言劝告：安卧静养，对康复保健最为有利。

6 [原文] 瘥后早犯女色而病者，名女劳复。(《温热经纬·余师愚疫病篇·卷四》)

[阐释] 房劳伤肾精，精伤正更不足，邪热再次发作，故疾病恢复如初。可采取多种措施预防之，不让其复发。

第五节 预 防

温病大多具有不同程度的传染性，可经口鼻、飞沫及接触等多种途径在人群中传播流行，因此，防患于未然是温病护理中的一个重要环节。温病的发生：一方面是感受温热病邪，另一方面是患者本身正气虚弱。因此加强身体锻炼，注意精神、饮食、起居的调养，使“本气”强盛，再配合一些相应的预防措施，则“正气存内，邪不可干”，古代的预防方法颇多，如预先服药法、避瘟粉粉身法、药浴、药熏、雄黄涂鼻、避免与患者密切接触等等，均可供临床和科研的参考。下面依时代顺序将各法列举于后。

1［**原文**］夫时气病者，此皆因岁时不和，温凉失节，人感乖戾①之气而生病者，多相染易，故预服药及为方法以防之。(《诸病源候论·九卷·时气病诸候》)

［**注释**］

①乖戾：疫疠之气，形容猛烈反常的气，有传染性。

［**释义**］时气这种病，是由于一年之中气候反常，冷热失调，人们感受乖戾之气，因而发病，多能相互传染。因此需要预先服药及用其它方法，进行预防。

［**原文**］疫气之发，大则流行天下，次则一方，次则一乡，次则偏著全家。(《医学正传·二卷》)

［**阐释**］早在隋代古人就认识到温病大多有传染性，主张用内服药或其它方法预防。温病学派产生后，预防、护理及救治方法日臻完善。

2［**原文**］避温粉粉身

川芎、苍术、白芷、藁本、零陵香①各等分捣筛为散，和米粉粉身。若欲多时，加药增粉用之。(《外台秘要·卷四》)

［**注释**］

①零陵香：中药名，别名陵草，有祛风散寒止痛之功。

［**释义**］在温病流行之时，可用上述五味药物捣碎，过筛，用极细的药末和米粉混匀扑洒周身，有预防瘟疫，免遭传染的

作用。

［阐释］以上五味有辛温散寒、芳香止痛、防止风邪外侵的作用，粉身可防接触性传染。

3［原文］避瘟疫时气

雄黄二两研，丹砂一两研　菖蒲一两切，右为末，同研匀，以水调涂五心及额上、鼻中、耳门，避瘟甚验。(《普济方·一五一卷》)

［阐释］上述各药有解毒避秽杀虫之功。涂鼻中可防瘟邪至口鼻而入，但用量不宜过多。

4［原文］白茅香、茅香、兰草并煎汤浴，避疫气。(《本草纲目·主治第三卷》)

［阐释］用诸香药草煎汤洗浴，取其气味芳香以避秽毒，有较好的预防疫病传染的功效。

5［原文］初病人衣蒸过，则一家不染。(《本草纲目·主治第三卷·温疫》)

［阐释］明代李时珍就注意将病人用过的衣被等物均要高温消毒，及早预防，避免传染更多的人，真是难能可贵。

6［原文］如想心如日等法，盖胆属少阳，为中正之官，少阳气壮则脏气赖以俱壮，而邪不能入，此强中御邪之法也。凡探视诊疾，事有不容已者，但知此诸法，则虽入最秽之地，自可保其无虑。(《景岳全书·十三卷·避疫法》)

［释义］接触瘟疫病人，不要惧怕，要胆大气壮。应当想到心如太阳一样，太阳光艳一照，阴霾妖邪自散。胆属少阳，为中正之官，胆气壮则脏腑之正气也壮。壮则能御邪，邪气不入脏腑。只要胆大气壮，即使到瘟疫流行的地方去也不用顾虑。

[阐释] 医务人员既不惧怕传染，又要掌握科学而恰当的预防方法，这样才能做好对传染病的调护工作，医护人员自身必要的防护措施绝不可少。

7 [原文] 气出于脑谓嚏之，或张鼻以泄之，或受气于室，则泄气于外，而大吸精气以易之，则邪从鼻出而毒气自散，此却邪于外之法也。

《医镜》[①]曰："男子病邪气出于口……其相对坐立之间，必须识其向背[②]，或以雄黄末涂鼻孔中，行动从容，察位而入[③]。凡入病家，此亦医人之不可不知也。(《景岳全书·杂证谟·十三卷》)

[注释]

①《医镜》：据中国医籍考载《史载之指南方》有《卢氏医镜》佚、《蒋氏医镜》佚，《医镜》四卷，宇泰先生著。

②识其向背：找到与病人呼吸之气相背离的地方，即避免与病人面对面地呼吸。

③察位而入：选择适当的位置入坐。

8 [原文]《本草》载："三人触雾晨行，饮酒者独不病。"故北人度岭，率相勉饮酒，而迁客羁士[①]，往往醺酣以自适……谓可以避瘴[②]。殊不知少则益，而多则滋瘴之源也……可见酒之为物，能避瘴以生人，亦能滋瘴以害人。(《景岳全书·十四卷·瘴气》)

[注释]

①迁客羁（jì激）士：外出途中羁留的旅客。

②瘴：地方性传染病，多发生在岭南广东一带，俗称山岚瘴气。

[阐释] 嚏法、察位而坐、少少饮酒均是预防呼吸道传染的好方法。不过应注意饮酒不宜过多，多则生热酿湿，反致邪入。

9［原文］凡时行瘟疫……病苟不避除，多致传染。

治时气相染易者，即须回避，将息饮食之类。不得传食。但一受病，全家不安，有此相染。（《普济方·时气门·一百五十一卷》）

［阐释］瘟疫患者的食具应与常人分开，不得交叉使用；病人吃过的东西更不能让别人去吃，即文中所谓“不得传食”，强调邪从口入的预防方法。为较早提出的饮食隔离法。古代虽没有传染隔离病房，但对预防传染的措施还是尽其当时条件而用之。

10［原文］瘟疫乃天地之邪气……故避之之法，唯在节欲、节劳、或于房室劳倦之后，尤不可近，仍勿忍饥以受其气。（《景岳全书·杂证谟·十三卷》）

《千金方》[①]云：宦[②]游吴蜀[③]，体上常须三两处灸之。勿令灸疮暂瘥，则瘴疠温疟毒不能着人。故吴蜀多行灸法。故云：若要安，三里常不干。（《针灸大成·卷九》）

［注释］

①《千金方》：指唐代孙思邈著的《急备千金要方》。

②宦（huan 唤）：此指封建时期的官吏而言。

③吴蜀：古代地名，吴即今江浙一带；蜀即今之四川及云南、贵州以北一带。

［释义］《千金方》说：官宦们到吴蜀一带去，常常在体表选择一些具有强壮作用的穴位行灸法，并使灸疮一直不愈，以防止疫邪侵入。此因吴蜀一带雨湿较盛，常有瘟疫流行，故用灸强壮穴以增强人体正气的方法预防。所以人们常说：若要身体健康无病，则可在胃经的足三里处常做灸法，就是这个道理。

［阐释］《内经》说：“正气存内，邪不可干。”调理饮食、节欲、节劳、灸足三里穴均是扶正祛邪和预防疾病的积极措施。

11［原文］神效沃雪汤①治时气行疫疠恶气相传，服之，如汤沃雪，如疫气正传染，清晨进一服为佳。（《证治准绳·三册·一发长幼疾状相似为疫》）

［注释］

①神效沃雪汤：由苍术、厚朴、防风、干姜、白芍、甘草组成。

［阐释］上方辛温芳香，燥湿醒脾，用于预防湿温一类疾病有效。

12［原文］天时潮湿，室内宜焚大黄、茵陈之类，亦可解秽气，或以艾卷为绳，点之亦佳。（《霍乱论·治法篇》）

辟瘟丹：苍术末、红枣捣和丸，弹子大。时烧之能令疫不染。（《寿世汇编·时症各方·卷一·瘟疫》

［释义］避瘟丹有预防瘟毒传染的功效，将苍术研末与大枣共捣细末，再做成弹子大小的药丸。当瘟疫流行时，焚烧药丸以其辛香的烟气消毒杀菌，能预防瘟疫。

13［原文］食井中，每交夏令，宜入明矾、雄精①之整块者，解水毒而避虺②也，水缸内宜浸石菖蒲根、降香。（《霍乱论·治法篇》）

［注释］

①雄精：品质最好，赤如鸡冠，明澈不臭的上等雄黄矿石。

②虺（hui 汇）：毒蛇、毒虫之类。

［阐释］明矾、雄黄有解毒杀虫的功效，投于井中和水缸以解毒避秽，有很好的效果，目前偏远农村中还偶尔有人使用。明矾还有澄清浊水的效果。但两种药物不宜多用、过用，因有一定的毒副作用。

14［原文］凡入病家，不宜空腹，饮雄黄酒一杯，再以香油[①]调雄黄末、苍术末，涂鼻孔则不染。出则以纸捻探鼻中得嚏更好。(《疫痧草·避疫法》)

［注释］

①香油：芝麻油，有芳香润滑的营养保健作用。

［阐释］主张用药涂鼻预防呼吸道传染的医家较多，如《普济方·一五一卷·时气门》、《串雅外编·一卷》、《寿世汇编·时症各方·卷一》等等，其方大同小异，此不赘述。古人用药涂鼻和探鼻作嚏法，预防呼吸道传染，是十分科学有效保护医护人员健康的方法，较之戴口罩更为方便有效，并可消除病人和医生之间的隔阂。

15［原文］盖因弟发病而使兄他居之为妙乎。(《疫痧草·辨论疫邪迅速一感即发》)

凡患瘟疫时症，亟宜隔离分房别舍，另置病人于一室，平人勿与同住，亲朋不使入室，只留一、二身体壮实者以服侍病人。(《医药卫生录·病室部》)

［阐释］古人对传染病的隔离预防已很重视，虽然没有传染病医院，但已提出避免接触，不同食、同住、回避等法，这些都是在当时条件下行之有效很好的预防措施。